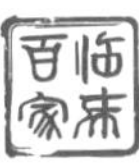

中国医学临床百家·病例精解

早中孕期妊娠合并相关疑难疾病

病例精解

金　力　陈蔚琳　沈建中　主编

Cases

科学技术文献出版社
SCIENTIFIC AND TECHNICAL DOCUMENTATION PRESS
·北京·

图书在版编目（CIP）数据

早中孕期妊娠合并相关疑难疾病病例精解 / 金力，陈蔚琳，沈建中主编. -- 北京 ：科学技术文献出版社，2024. 6. -- ISBN 978-7-5235-1430-6

Ⅰ. R714. 25

中国国家版本馆 CIP 数据核字第 2024LT2618 号

早中孕期妊娠合并相关疑难疾病病例精解

策划编辑：袁婴婴　责任编辑：袁婴婴　责任校对：张吲哚　责任出版：张志平

出 版 者　科学技术文献出版社
地　　址　北京市复兴路15号　邮编 100038
编 务 部　(010) 58882938，58882087 (传真)
发 行 部　(010) 58882868，58882870 (传真)
邮 购 部　(010) 58882873
官方网址　www.stdp.com.cn
发 行 者　科学技术文献出版社发行　全国各地新华书店经销
印 刷 者　北京地大彩印有限公司
版　　次　2024 年 6 月第 1 版　2024 年 6 月第 1 次印刷
开　　本　787 × 1092　1/16
字　　数　202千
印　　张　18.75
书　　号　ISBN 978-7-5235-1430-6
定　　价　138.00元

编委会

主　编　金　力　陈蔚琳　沈建中

副主编　陈素文　赵绍杰　陈秀娟

编　委（按姓氏拼音排序）

曹冬焱　北京协和医院

陈素文　首都医科大学附属北京妇产医院

陈蔚琳　北京协和医院

陈秀娟　福建省妇幼保健院

付晨薇　北京协和医院

黄君婷　北京协和医院

金　力　北京协和医院

李　雷　北京协和医院

林风宁　福建省妇幼保健院

刘　倩　北京协和医院

沈建中　北京协和医院

徐　硕　首都医科大学附属北京妇产医院

张宪军　河北省衡水市哈励逊国际和平医院

赵绍杰　江南大学附属妇产医院

主编简介

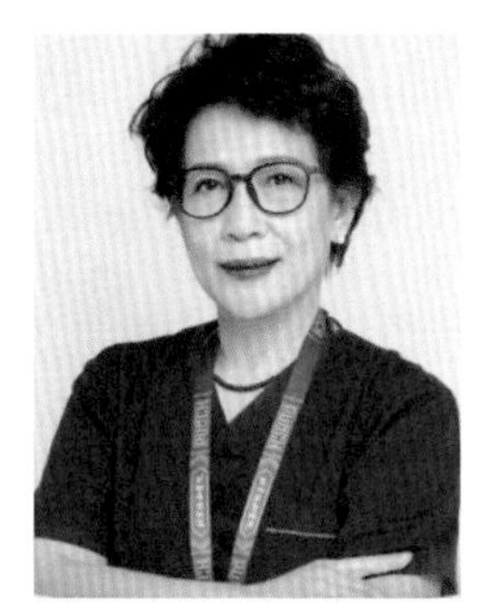

金力 北京协和医院妇产科主任医师，博士生导师。现任中华医学会妇产科学分会计划生育学组组长、中国医师协会妇产科医师分会生育调控学组主任委员、全国卫生产业企业管理协会计划生育与优生专业委员会副主任委员、国家卫生计生委能力建设和继续教育妇产科学专家委员会委员。国家卫生健康委员会百姓健康电视频道妇幼健康频道专家委员会常务委员。国家卫生健康委员会百姓健康频道——“健康中国行动”核心科普专家库特聘专家。

从事妇产科工作30余年，主要研究方向为生殖健康与妇科疾病的发生与预防，对剖宫产瘢痕妊娠、子宫腺肌病及子宫肌瘤的发生机制、生殖道HPV感染等方面均有着深入的研究。擅长不孕与优生优育、习惯性流产等疑难杂症的诊治，发表论著60余篇，负责国家自然科学基金多项。负责撰写了《剖宫产术后子宫瘢痕妊娠诊治专家共识（2016）》，并参与编写了多项其他共识。担任《中华妇产科杂志》《中国计划生育杂志》等杂志编委。

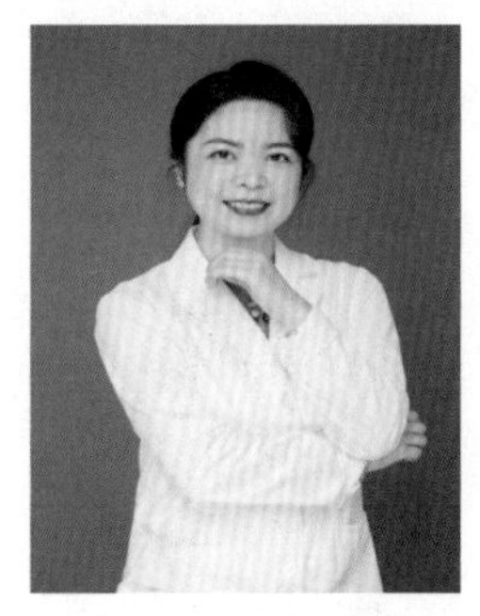

陈蔚琳 北京协和医院妇产科主任医师，博士。现任中华医学会妇产科学分会计划生育学组委员兼秘书，中国医师协会妇产科医师分会生育调控学组副主任委员。长期工作在妇产科一线，致力于妇女全生命周期生殖健康工作。参与编写了《剖宫产术后子宫瘢痕妊娠诊治专家共识（2016）》《实用妇科内分泌学》《西氏内科学》等，并参与翻译了《威廉姆斯妇科学（第3版）》，发表论著多篇。

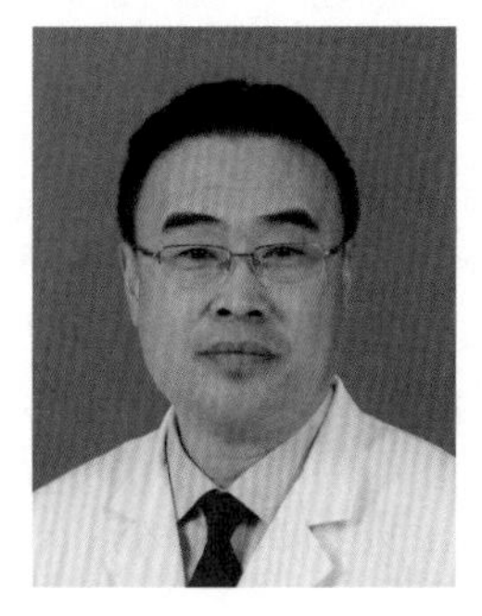

沈建中 北京协和医院心内科副主任医师，博士。毕业于中国协和医科大学临床医学专业，历任北京协和医院大内科住院医师、总住院医师、心内科主治医师。2009—2011年、2016年在美国克利夫兰医学中心交流学习和进行博士后研究，从事高血压和动脉粥样硬化基础研究，发表论文数篇。擅长心内科疾病的诊断和治疗。

前言

本书集结了近几年来临床中遇到的早中孕期发生的各种常见病例、疑难病例、罕见病例，包括各种类型的异位妊娠、流产、宫颈机能不全，以及早中孕期合并的心内科、免疫科、血液科等内科合并症，妇科肿瘤、生殖道罕见畸形、各种病毒感染等共15篇53个病例。病例由北京协和医院及全国其他相关三甲医院的专家精心挑选并推荐。本书分享了早中孕期罕见的、难处理的、具有代表性的病例诊治经验，同时扩展了其他相关学科领域，并结合病例进行分析、总结，从理论基础及最新进展等方面深入浅出、有针对性地解读和点评，可以帮助临床医生更好地解决临床问题，遇到类似病例能举一反三，避免不恰当的处理带来不好的预后，对提高基层医生疑难病例的临床诊疗技术水平具有重要的临床意义和实用价值。

本书历经2年编撰，在出版之际，由衷感谢参与本书编写的各位同道和朋友，也希望广大读者在阅读本书过程中多提宝贵意见，促使我们不断完善、充实本书，以期再版。

金力

2024年4月8日

目 录

第一篇 各种类型的异位妊娠

第二篇 剖宫产瘢痕妊娠

第三篇 早中孕期习惯性流产

第四篇　中孕期双胎妊娠

第五篇　妊娠合并宫颈机能不全

第六篇　早中孕妊娠合并心脏病

第七篇　妊娠期高血压疾病

第八篇　妊娠合并自身免疫性疾病

第九篇　宫内早中孕期合并血液系统疾病

第十篇　妊娠剧吐合并 Wernicke 脑病

第十一篇　妊娠合并宫颈病变

第十二篇　妊娠合并滋养细胞疾病

第十三篇　妊娠合并卵巢肿瘤

第十四篇　早中孕期合并生殖道畸形

第十五篇　妊娠与感染

第一篇
各种类型的异位妊娠

异位妊娠破裂可导致内出血、失血性休克，以致危及生命。异位妊娠是孕妇死亡的第二大原因，占所有妊娠相关死亡的 4% ~ 10%。同时会破坏育龄妇女的生育功能。为了预防严重并发症的发生，早期诊断十分必要。如何早期诊断宫外孕，对于保护育龄妇女的生育功能甚至生命至关重要，也是妇产科医生最应该熟练掌握的基本功。

001 输卵管间质部妊娠

病历摘要

【主诉和现病史】患者，44 岁。停经 49 天，发现胎囊位置异常 1 天。末次月经（last menstrual period，LMP）为 2020-01-02。

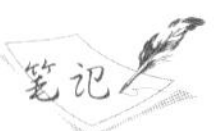

患者停经 30^+ 天自测尿hCG阳性，无腹痛及阴道出血。停经48天，因要求流产就诊外院，查超声提示左宫角部见妊娠囊 2.0 cm × 1.5 cm × 1.1 cm，内见胎芽 0.68 cm，胎心可见，考虑宫角妊娠，为进一步诊治就诊我院。

【既往史】体健，G2P1，1998 年自然分娩 1 次，人工流产 2 次，月经规律，初潮 15 岁，7 天 /25 ～ 26 天，量中，无痛经。

【入院查体】生命体征平稳，心肺腹未见明显异常。

【妇科查体】外阴已婚型；阴道畅，少量暗红色出血；宫颈常大、光、无举摆痛，宫颈口无组织物阻塞；宫体前位，增大如孕 7 周，质软，活动度可，左侧宫角饱满，轻压痛；附件未触及明显异常。

【辅助检查】（2020-02-20）查血人绒毛膜促性腺激素（human chorionic gonadotropin，hCG）58 554.5 IU/L，经腹超声检查提示子宫前位 7.2 cm × 5.4 cm × 4.1 cm，肌层回声不均，左宫角外凸，左宫角见妊娠囊 2.3 cm × 1.7 cm × 1.5 cm，似与宫腔不相通，胎芽 0.8 cm，见胎心，胎囊周边肌层菲薄，彩色多普勒血流显像（color doppler flow imaging，CDFI）周边可见条状血流信号。双侧附件区均未见异常。提示左输卵管间质部妊娠与左宫角妊娠待鉴别（活胎）。

【诊断】左输卵管间质部妊娠？左宫角妊娠？

【治疗经过】入院后完善术前准备，考虑异位妊娠可能性大，血 hCG 较高，遂行腹腔镜探查术 + 诊断性刮宫术。术中腹腔镜下见左侧宫角膨隆，左侧输卵管间质部可见包块，主要位于左侧圆韧带外侧，直径约 3 cm，表面可见迂曲怒张的血管，浆膜层薄，腹腔镜监护下吸宫两周（包括左侧宫角），感左宫角深，宫腔四壁闻及肌声，无明显出血。仔细检查宫内容物，可见蜕膜组织及少许破

碎的绒毛组织。腹腔镜下见左侧输卵管间质部包块依然存在，考虑左侧输卵管间质部妊娠，少许位于左侧宫角，通过宫腔负压吸引，无法去除全部妊娠组织，遂行腹腔镜下左侧宫角楔形切除 + 左侧输卵管切除术 + 子宫修补术 + 氨甲蝶呤（methotrexate，MTX）左侧宫角注射术。手术顺利，术后血 hCG 下降满意，如期出院。术后病理：宫腔刮出物（纤维渗出物）中可见绒毛及蜕膜组织；左侧输卵管及部分左宫角可见绒毛、蜕膜及少许平滑肌组织。

临床讨论

如何鉴别输卵管间质部妊娠和Ⅱ型宫角妊娠仍然是一个让临床医生困惑的问题，这需要借助超声、盆腔 MRI，甚至腹腔镜探查来判断。

1. 输卵管间质部妊娠与Ⅱ型宫角妊娠鉴别诊断

（1）输卵管间质部妊娠（图 1-1）：①孕囊种植在子宫输卵管交界处及子宫圆韧带外侧，与宫腔不相通。②全部孕囊均无子宫内膜包绕；孕囊与宫腔之间可见 1 ～ 9 mm 间质线。③孕囊靠近浆膜层且肌层不完整，厚度多小于 5 mm。典型的影像学表现：输卵管间质部可见，但不具备输卵管间质线征，即从子宫内膜外侧角穿过肌层到达异位孕囊或出血性肿块的细回声线，被认为代表输卵管近端管腔，是输卵管间质部妊娠罕见但相对特异的影像学表现。因宫角妊娠包绕孕囊的宫角肌层通常菲薄，终止妊娠前难以确认是否伴有胎盘植入。MRI 对软组织的分辨率高，可清晰显示宫角是否外凸、妊娠囊与子宫圆韧带的关系、包绕孕囊的宫角肌层厚度，以及是否有胎盘植入、宫角部子宫浆膜层是否完整等。

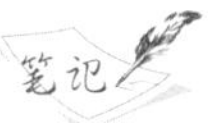

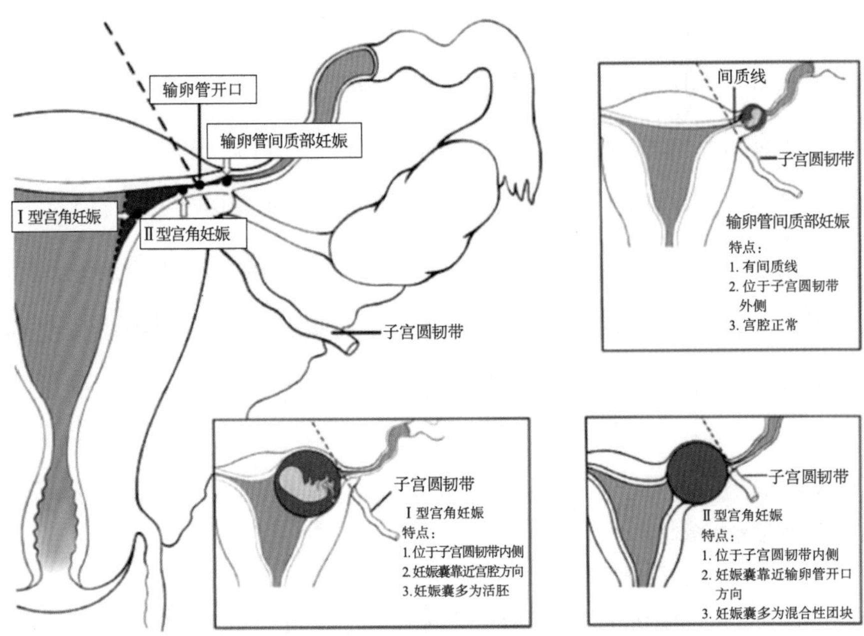

图 1-1　输卵管间质部妊娠与宫角妊娠鉴别诊断

（2）宫角妊娠（图 1-1）：①孕囊种植在子宫输卵管交界处及子宫圆韧带内侧的宫角内，与宫腔相通，是子宫特殊部位妊娠，也是异位妊娠的一种。②孕囊部分被蜕膜包绕，部分被肌层包绕，肌层厚度大于 5 mm。③间质线征阴性。按照孕囊生长趋势，宫角妊娠可以分成两种类型。

1）Ⅰ型：孕囊绝大部分在宫腔内生长，宫角部外凸不明显，子宫角部肌层破裂风险低，妊娠或可至中晚期。典型的影像学表现为：①孕囊位于一侧宫角内，周围可见环绕血流。②孕囊大部分位于宫腔并有蜕膜包绕，小部分被宫角肌层包绕且宫角最薄处肌层厚度大于 5 mm，该侧宫角没有明显外凸。③可见正常输卵管间质部结构。

2）Ⅱ型：孕囊主要向宫角外生长，宫角部有明显外凸，子宫角部肌层破裂和大出血风险高。典型的影像学表现为：①孕囊

位于一侧宫角内，周围可见环绕血流。②孕囊小部分位于宫腔并有蜕膜包绕，大部分被宫角肌层包绕且宫角肌层厚度仍大于5 mm，该侧宫角明显外凸，严重者患侧宫角向外膨隆极明显，似与宫体分离。腹腔镜检查Ⅱ型宫角妊娠时可见子宫外形不对称增大，患侧宫角处明显外凸，血管丰富，孕囊种植在子宫输卵管交界处及子宫圆韧带内侧的宫角处。

2. 输卵管间质部妊娠与Ⅱ型宫角妊娠手术方式及再次妊娠风险不同

（1）输卵管间质部妊娠：争取在破裂前手术，避免可能威胁生命的大出血，开腹或腹腔镜手术应做子宫角部楔形切除及患侧输卵管切除。因妊娠囊位于输卵管间质，对于患侧宫角影响较小，再次妊娠宫角破裂的风险较宫角妊娠切除患侧宫角者低。

（2）Ⅱ型宫角妊娠：Ⅱ型宫角妊娠时，只有少部分孕囊在宫腔内，绝大部分妊娠组织不能通过负压吸宫术清除，而且Ⅱ型宫角妊娠时，常常伴有胎盘植入，子宫破裂大出血风险高，需宫腔镜或腹腔镜辅助，必要时开腹止血。Ⅱ型宫角妊娠早期孕囊较小时，可在超声或宫内可视系统监视下试行“定点清除式”负压吸宫术，必要时在腹腔镜监视下清宫。残留胚胎物通常位于宫角近输卵管开口处，如患者无明显腹痛且阴道流血不多，病情稳定，超声未提示有明显的腹腔内出血，残留胚胎物平均直径不超过30 mm，血清 β-hCG 水平＜ 1000 ～ 2000 IU/L，在患者知情同意的情况下，可按照输卵管异位妊娠进行保守治疗。腹腔镜手术治疗宫角妊娠多见于以下情况：①妊娠囊造成宫角明显凸起，难以经阴道及宫腔内处理，可采用腹腔镜下宫角切开取胚术，术后患侧宫角处为瘢痕子宫，再次妊娠时子宫破裂风险较输卵管间质部

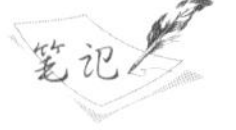

妊娠者高，建议再次妊娠间隔 2 年。②腹腔镜监护下行负压吸宫术或宫腔镜手术，一旦术中出现宫角处穿孔，立即行手术修补。妊娠 12 周以上的宫角妊娠患者，因大出血风险高，建议行开腹手术。

病例点评

该患者术前超声提示宫角外凸见妊娠囊，因似与宫腔不相通，我们考虑不除外输卵管间质部妊娠可能，所以选择腹腔镜探查术 + 诊断性刮宫术。术中见左宫角膨隆，同侧输卵管间质部包块，主要位于左侧子宫圆韧带外侧；诊断性刮宫虽可见少许破碎绒毛组织，但仍考虑左侧输卵管间质部妊娠，少许位于左宫角，遂行腹腔镜下左侧宫角楔形切除 + 左侧输卵管切除术。

参考文献

[1] 中华医学会计划生育学分会 . 宫角妊娠诊治专家共识 . 中国实用妇科与产科杂志，2020，36（4）：329-332.

[2] 谢幸，孔北华，段涛 . 中华妇产科学 . 9 版 . 北京：人民卫生出版社，2018：78.

（徐硕　陈素文）

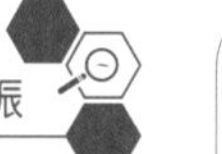

002　宫角妊娠

病历摘要

【主诉和现病史】患者，41 岁。停经 3^+ 个月，发现胎儿停育 3 天。LMP 2017-03-09，据孕期超声推算末次月经为 2017 年 5 月 15 日。7^+ 周前自测尿 hCG 弱阳性，3^+ 周前出现小腹坠胀不适，就诊外院查 B 超提示宫内早孕活胎 10^+ 周，因孕酮低予以黄体酮保胎治疗，下腹坠胀无明显缓解；1 周前超声提示宫内活胎头臀长 5.6 cm，继续黄体酮保胎治疗。3 天前无明显诱因自觉阴道排液，色清，无阴道出血。我院急诊超声检查提示胎死宫内，左侧宫角胎盘着床待排，羊水偏少，同时行早破水试验结果阳性，建议住院治疗。

【既往史】体健。

【妇科查体】外阴已婚型，发育良好；阴道通畅；宫颈轻度糜烂，可见宫颈横行陈旧裂伤；子宫前位，如孕 13 周大小，质软，活动好，无压痛；双附件未触及明显异常。

【辅助检查】经腹超声提示子宫前位增大，宫底部回声不均，左侧宫角似向外膨隆，大小为 7.0 cm × 4.2 cm，该处可见胎盘组织回声，较厚处约 2.4 cm，局部浆肌层菲薄，似与胎盘分界不清，胎盘右侧与宫腔间可见低回声带，宽约 0.5 cm，宫腔内可见胎儿轮廓，胎心胎动未见，双项径 2.6 cm，股骨长 1.3 cm，羊水最大深度 2.4 cm，盆腔未见明显游离液，双附件区未见异常，提示胎死宫内（左侧宫角胎盘着床待排），子宫形态异常待排，羊水偏少。

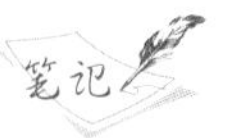

【诊断】宫角妊娠？稽留流产（停经 13 周）；胎盘植入？

【治疗经过】入院后复查超声提示横切子宫中段可见隔样回声，宽约 0.4 cm，部分处可见胎盘样回声，胎心胎动未见，胎盘位于左宫底，未见明显肌层回声，CDFI 可见其周边丰富血流信号，RI=0.49，提示胎盘植入可能性大，胎死宫内，子宫纵隔不除外。盆腔 MRI 提示左侧宫底胎盘植入可能，局部肌层菲薄，最薄处约 1.5 mm，膀胱等周围组织脏器未见侵入。拟定手术为子宫动脉栓塞术后行超声监护下钳刮术，备开腹手术。

患者术前一日晨自解大便后突感轻微胸闷，腹痛较前稍加重，伴肛门坠胀，查体血压 70/50 mmHg，心率 117 次 / 分，患者神情轻微淡漠，贫血貌，四肢湿冷，腹部移动性浊音可疑阳性，床旁超声提示盆腹腔多量游离液。考虑子宫破裂、腹腔内出血、失血性休克，拟行开腹探查术，考虑腹腔内出血、出血性休克诊断明确，立即抢救，同时行开腹探查术。

入手术室，患者呼之能应，面色苍白，查体：腹部膨隆，血压 75/50 mmHg，心率 120 次 / 分，全麻及深静脉置管，扩容治疗，持续多巴胺及去甲肾上腺素泵入维持血压；输血红细胞（red blood cell，RBC）4 U，血浆 400 mL。术中见腹腔内大量积血及凝血块，子宫左侧宫角胎盘着床处可见长 4 cm 破口，立即钳夹破口，子宫左侧宫角膨大明显，直径 8 cm，浆膜层呈紫蓝色，盆腹腔内大量积血及凝血块。双手夹闭双侧子宫动脉，迅速清除宫角破口内组织物，清出部分胎盘组织及完整胎儿肢体，由于胎盘植入子宫肌层，钳夹困难，胎盘植入处仍有出血，遂行左侧宫角切除 + 左侧输卵管切除。术中患者创面及缝合处均有血，考虑有大失血引起凝血功能障碍的可能，输新鲜冰冻血浆纠正凝血功能，

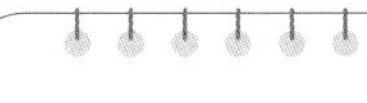

子宫收缩差，同时给予促子宫收缩治疗。

术中血压 110/60 mmHg，心率 72 次 / 分，尿量 800 mL，继续输血 RBC 2 U、血浆 200 mL 治疗。台上探查术野无明显活动性出血，清理盆腹腔内的积血及凝血，手术顺利结束，术中出血 200 mL，清除积血及积血块 2800 mL。

修正临床诊断：子宫破裂、失血性休克、宫角妊娠、胎盘植入、稽留流产（停经 13^+ 周）。

术后头孢曲松联合奥硝唑抗感染治疗。恢复后体温正常，术后第 5 天拔除盆腔引流管，HGB 88 g/L，hCG 78.21 IU/L。复查 B 超示子宫前位，宫体大小为 8.5 cm × 7.8 cm × 4.5 cm，肌层回声不均，右宫底肌层见非均质回声，范围约 3.8 cm × 4.7 cm × 2.7 cm，未见血流信号，宫腔居中，内膜厚 1.1 cm，回声不均。宫底非均质回声考虑术后改变及少量积血，予以口服中成药治疗。患者术后第 8 天出院，术后 40^+ 天月经复潮，复查超声内膜 0.8 cm，回声欠均，余未见异常。

临床讨论

1. 宫角妊娠的结局

宫角妊娠的结局有 3 种，第一种情况为胚胎发育不良，自然流产；第二种情况为孕囊向宫腔生长，妊娠或可延至晚期甚至自然分娩；第三种情况是孕囊向宫腔外扩展生长，使宫角膨胀外凸，宫角部肌层组织逐渐变薄，最终导致血运丰富的宫角部肌层破裂，发生致命的大出血。

宫角破裂时可出现剧烈腹痛及休克症状。因其部位近宫腔，

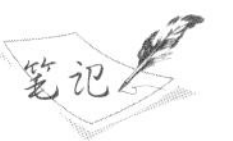

空间相对较大，肌层较厚，其妊娠可以维持较长时间，肌层破裂大出血时间较输卵管间质部妊娠晚，对孕产妇生命威胁更大。输卵管间质部妊娠破裂平均时间为妊娠 12 ～ 16 周，宫角妊娠破裂时间可达中孕晚期甚至孕晚期。

2. Ⅰ型宫角妊娠的处理

Ⅰ型宫角妊娠时，部分患者或可妊娠至足月并经阴道分娩，但部分患者仍有较高的流产风险和子宫角破裂的风险。

Ⅰ型宫角妊娠的患者要求继续妊娠时，应详细告知患者及家属妊娠期间可能发生的风险，并严密监测孕囊生长趋势，注意宫角处肌层的厚度及宫角膨隆外凸的情况，注意是否存在胎盘植入或早剥等，必要时可尽早终止妊娠。

Ⅰ型宫角妊娠的患者要求终止妊娠时，由于妊娠囊大部分在宫腔内，可以采用负压吸引术或药物流产。终止宫角妊娠建议由有经验的医生在超声或宫内可视系统监视下行“定点清除式”负压吸宫术，必要时在腹腔镜监视下清宫。清宫术中如果发现妊娠组织仍有较多在宫腔外无法清除，或者发生宫角穿孔、大出血时可行腹腔镜下病灶清除和宫角修补术。宫腔镜多用于Ⅰ型宫角妊娠清宫术后部分胚胎物残留或伴有部分胎盘植入时。如Ⅰ型宫角妊娠清宫术后残留组织少（最大径线≤ 10 mm），血清 β-hCG 较低并呈进行性下降，可等待残留组织自然吸收或排出。

病例点评

考虑患者为Ⅰ型宫角妊娠，胎盘着床一侧宫角，虽然妊娠囊向宫腔内生长，且胎儿已停育，但着床于宫角处的胎盘发生了植

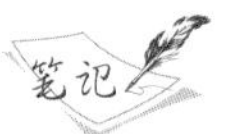

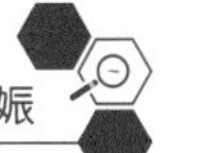

入，导致宫角处肌层菲薄、血流丰富，因此发生了子宫破裂，病情十分凶险。

参考文献

[1] 曹泽毅 . 中华妇产科学 . 3 版 . 北京：人民卫生出版社，2014：1312.

[2] WALID M S，HEATON R L. Diagnosis and laparoscopic treatment of cornual ectopic pregnancy. GMS Ger Med Sci，2010，8：16.

（徐硕　陈素文）

003 子宫下段妊娠

病历摘要

【主诉和现病史】患者，29 岁。停经 59 天，超声提示胎囊位置异常 7 天。LMP 2019-11-21。停经 46 天自测尿 hCG 阳性，无腹痛及阴道出血，停经 52 天外院超声提示宫内早孕，宫腔下段近宫颈内口处见胎囊 1.5 cm × 2.0 cm × 0.9 cm，考虑子宫下段妊娠，建议手术，为进一步诊治就诊我院。查血 hCG 57 167.12 IU/L，超声提示宫腔内妊娠囊 2.5 cm × 3.3 cm × 0.9 cm，内见胎芽 0.9 cm，胎心搏动可见，胎囊下缘达宫颈内口。考虑胎囊位置过低，子宫下段妊娠，要求流产，收入院。

【既往史】体健，G0P0，月经规律，初潮 12 岁，6 ～ 7 天 / 32 ～ 35 天，经量中等，无痛经。

【入院查体】生命体征平稳，心肺腹未见明显异常。

【妇科查体】外阴已婚型；阴道畅，少量暗红色出血；宫颈常大、光、无举摆痛，宫颈口无组织物阻塞；宫体前位，增大如孕 8 周，质软，活动度可，无压痛；附件未触及明显异常。

【辅助检查】血 hCG 57 167.12 IU/L。超声检查（2020-01-19）：子宫前位 7.2 cm × 6.9 cm × 5.9 cm，宫腔内见妊娠囊 2.5 cm × 3.3 cm × 0.9 cm，内见胎芽长约 0.9 cm，胎心搏动可见，胎囊下缘达宫颈内口。双侧附件区未见异常。

【诊断】子宫下段妊娠。

【治疗经过】入院后行 B 超下宫腔镜手术，术中宫颈管未见

占位性病变，子宫前壁下段紧邻宫颈内口上方见胎囊样组织附着，宫腔形态正常，宫底见大量蜕膜组织，未见明显妊娠组织，双侧输卵管开口可见。手术顺利，胎囊如孕 7 周，宫颈内口上方前壁偏左见一凹陷，大小 1.5 cm × 1.0 cm × 0.5 cm，其内见少许绒毛样组织，电极切除残留妊娠物。患者术后恢复良好，血 hCG 下降满意，术后 1^+ 个月恢复月经如常。术后病理：宫腔刮出物可见绒毛组织。

临床讨论

1. 病例特点

患者既往无剖宫产史，无子宫手术史，术前超声及宫腔镜探查可见孕囊着床于宫颈内口峡部，考虑子宫下段妊娠。

2. 疾病特点

子宫下段妊娠即子宫峡部妊娠。子宫峡部妊娠是指孕卵种植于组织学内口以上、解剖学内口以下的峡部，其不同于宫颈妊娠，后者孕卵种植于组织学内口以下的宫颈黏膜，但由于两者着床部位毗邻，其临床症状及体征相似。子宫峡部妊娠多见于瘢痕子宫、多次宫腔操作致子宫内膜缺如及瘢痕形成。亦有部分患者会由于受精卵游走过快或发育迟缓降至子宫峡部着床。

子宫峡部妊娠常有少量阴道不规则流血、腹痛等不适，易与先兆流产、稽留流产等相混淆。若 B 超提示：①子宫腔内无胚囊。②子宫下段膨隆，其内可见胚囊或不均质强回声。③彩超提示该处血流丰富，应考虑子宫峡部妊娠的可能性。

子宫峡部妊娠盲目清宫可能导致难以控制的大出血，常见保

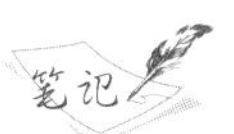

守治疗方法包括：MTX 局部或全身使用，米非司酮治疗后再行清宫。现通过子宫动脉栓塞术及术后清宫或结合宫腔镜治疗达到满意效果，减少了出血及子宫切除风险。

病例点评

本例患者为初次妊娠，超声发现妊娠囊位于子宫下段，其实也是宫内早孕，只是位置偏低，这种情况，临床不一定要终止妊娠，需要动态关注妊娠囊着床的位置，随着孕周增大，妊娠囊如着床在宫颈内口，有可能将来发展为低置胎盘或前置胎盘。如果有剖宫产史，应警惕子宫瘢痕妊娠并与子宫颈妊娠鉴别诊断。

（徐硕　陈素文）

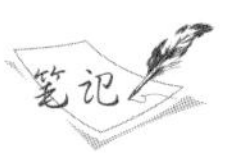

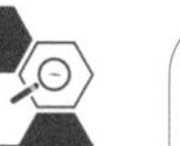

004　宫颈妊娠

病历摘要

【主诉和现病史】患者，30 岁。停经 45 天，阴道少量出血 7 天。LMP 2019-07-15，停经 30^+ 天自测尿 hCG 阳性，7 天前少量阴道出血，褐色，无明显腹痛，无组织物排出，2 天前就诊我院。门诊 B 超提示，宫腔居中，内膜厚 1.4 cm，回声不均，宫腔底部呈分离状，宽约 0.5 cm，宫腔下段及宫颈管内见妊娠囊样回声 3.9 cm × 0.5 cm × 1.5 cm，形态不规则，其内未见明显胎芽样回声，CDFI 胎囊上缘见较丰富血流信号，周边可见条状血流信号。血 hCG 20 454.2 IU/L。考虑宫颈妊娠收入院。

【既往史】体健，G0P0，月经规律，初潮 12 岁，7 天 /31 天，经量中等，无痛经。

【入院查体】生命体征平稳，心肺腹未见明显异常。

【妇科查体】外阴已婚型；阴道畅，少量暗红色出血；宫颈稍肥大、光、无举摆痛，宫颈口无组织物阻塞；宫体后位，增大如孕 5^+ 周，质软，活动度可，无压痛；附件未触及明显异常。

【辅助检查】血 hCG 20 454.2 IU/L。妇科经阴道 B 超（2019-08-29）提示：子宫后位 5.2 cm × 4.6 cm × 4.2 cm，宫腔居中，内膜厚 1.4 cm，回声不均，宫腔底部呈分离状，宽约 0.5 cm，宫腔下段及宫颈管内见妊娠囊样回声 3.9 cm × 0.5 cm × 1.5 cm，形态不规则，其内未见明显胎芽样回声，CDFI 胎囊上缘见较丰富血流信号，周边可见条状血流信号。双侧附件区未见异常。提示宫颈妊娠？与难免流产待鉴别。

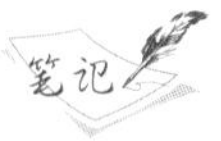

【诊断】宫颈妊娠？

【治疗经过】入院当日急诊行双侧子宫动脉栓塞术，术后立即行B超下宫腔镜手术，术中见宫颈管膨大，宫颈管内有胎囊样组织及少许凝血块附着，宫腔形态尚正常，双侧输卵管开口可见。手术顺利，术后病理：宫颈妊娠组织绒毛及蜕膜组织，术后监测血hCG下降满意。

术后26天月经复潮，经量减少至原月经量的1/3，经期、周期均无变化，无痛经。保守治疗后经量无明显改善，B超提示子宫前位3.6 cm × 2.9 cm × 2.2 cm，宫腔居中，内膜厚约0.3 cm，回声不均，边界毛糙。行子宫双侧输卵管造影提示双侧输卵管通畅，宫腔狭长，考虑宫腔粘连可能。

术后1年以宫腔粘连再次入院行宫腔镜手术，术中见宫颈管细长，黏膜未见异常，内口可见纤维状粘连，分离粘连后探针探宫腔深6^{+} cm，宫颈外口至宫颈内口（宫颈管）长4 cm，宫腔深约2 cm，宫底肌层厚约0.5^{+} cm。宫腔狭窄形态失常，呈细桶状，宫腔两侧壁明显肌性粘连内聚，粘连面积约占宫腔面积的2/3，右侧为重，双侧宫角显示欠佳，两侧输卵管开口不可见，内膜薄，色粉白。术中诊断：幼稚子宫、宫腔粘连（重度，21分）。手术困难，术后宫腔仍呈狭长状，双侧宫角及输卵管开口可见，考虑患者幼稚子宫，肌壁薄，继续手术有子宫穿孔风险，向患者家属交代病情并停止手术，术后给予人工周期，促子宫内膜生长。

临床讨论

受精卵着床和发育在宫颈管内者称为宫颈妊娠（cervical

pregnancy），宫颈妊娠极罕见，发病率为 1/8600 ～ 1/12 400。近年来辅助生殖技术大量应用，宫颈妊娠的发病率有所增高，其多见于经产妇，主要症状为无痛性阴道流血或血性分泌物，流血量一般由少到多，也可为间歇性阴道大量出血。诊断标准：①妇科检查发现在膨大的宫颈上方为正常大小的子宫。②妊娠产物完全在宫颈管内。③分段刮宫，宫腔内未发现任何妊娠产物。

该患者虽然没有流产及生育史，此次妊娠为自然受孕，但因子宫畸形，为幼稚子宫，宫颈管较长，受精卵在宫颈处着床，因此诊断为宫颈妊娠。

病例点评

本病易误诊为难免流产，应提高警惕，发现宫颈特异性改变，需要明确诊断。确诊后可行宫颈管搔刮术或行宫颈管吸刮术，术前应做好输血准备或术前行子宫动脉栓塞术以减少术中出血。术后可用纱布条填塞宫颈管创面，或应用小水囊压迫止血，若止血效果欠佳可行双侧腔内动脉结扎。

参考文献

[1] BOUYER J，COSTE J，FERNANDEZ H，et al. Sites of ectopic pregnancy：a 10 year population-based study of 1800 cases. Hum Reprod，2002，17：3224-3230.

[2] MESOGITIS S，PILALIS A，DASKALAKIS G，et al. Management of early viable cervical pregnancy. BJOG，2005，112：409-411.

[3] FOWLER M L，WANG D，CHIA V，et al. Management of cervical ectopic pregnancies：a scoping review. Obstet Gynecol，2021，138：33-41.

[4] ZAKARIA M A，ABDALLAH M E，SHAVELL V I，et al. Conservative management of cervical ectopic pregnancy：utility of uterine artery embolization.

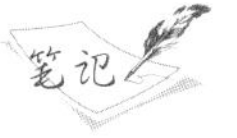

Fertil Steril，2011，95：872-876.

[5] WANG Y，XU B，DAI S，et al. An efficient conservative treatment modality for cervical pregnancy：angiographic uterine artery embolization followed by immediate curettage. Am J Obstet Gynecol，2011，204（1）：31. e1- e7.

（徐硕　陈素文）

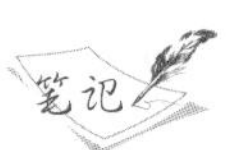

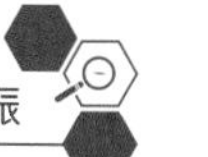

005　腹腔妊娠

病历摘要

【主诉和现病史】患者，30 岁。停经 50 天，阴道出血 1 次。LMP 2020-03-08，停经 30 天阴道出血 1 次，量少，色暗红，无腹痛，无组织物排出，停经 34 天自测尿 hCG 阳性，无明显早孕反应。停经 40 天就诊我院门诊，查血 hCG 997.7 IU/L，超声提示宫腔居中内膜厚 0.9 cm。停经 49 天再次就诊我院门诊查血 hCG 4389.3 IU/L，超声提示宫腔呈分离状，宽约 0.1 cm，单层内膜厚约 0.1 cm。考虑异位妊娠？患者无腹痛及阴道出血，停经 50 天，门诊行诊断性刮宫术，术中肉眼未见明显绒毛组织，复查超声提示宫颈左后方见囊实性回声，范围 1.4 cm × 1.4 cm × 1.2 cm，内见暗区直径 0.6 cm，考虑异位妊娠收入院。

【既往史】体健，G1P1，2019 年剖宫产 1 次，月经规律，初潮 12 岁，6 天 /28 天，量中等，无痛经。

【入院查体】生命体征平稳，心肺未见明显异常，腹软，无压痛及反跳痛，移动性浊音阴性。

【妇科查体】外阴已婚型；阴道通畅；宫颈常大、光、无举摆痛；宫体前位、常大、质软、活动度可、无压痛；双侧附件区未触及明显异常。

【辅助检查】血 hCG 4389.3 IU/L。经阴道超声（2020-04-20）：子宫前位 3.9 cm × 3.4 cm × 2.8 cm，肌层回声均质，宫腔居中，内膜厚约 0.9 cm，右卵巢 3.4 cm，回声未见异常；左卵巢 2.0 cm，

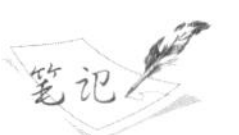

回声未见异常，CDFI 未见明显异常血流信号。盆腔未见明显游离液。经阴道超声（2020-04-26）：子宫前位 4.2 cm × 4.7 cm × 2.9 cm，肌层回声均质，宫腔呈分离状，宽约 0.1 cm，单层内膜厚约 0.1 cm，右卵巢 2.8 cm，回声未见异常；左卵巢 3.8 cm，内见一囊腔直径约 2.4 cm，界清，透声好，CDFI 未见明显异常血流信号。盆腔未见明显游离液。经阴道超声（2020-04-27）：子宫前位 4.7 cm × 3.6 cm × 3.1 cm，肌层回声均质，宫腔居中，内膜厚约 0.4 cm，右卵巢 2.8 cm，回声未见异常；左卵巢 3.0 cm，内见一囊腔直径约 2.3 cm，界清，透声好。宫颈左后方可见囊实性回声，范围 1.4 cm × 1.4 cm × 1.2 cm，内见暗区直径约 0.6 cm，CDFI 周边见条形血流信号。子宫后方见液性暗区约 0.8 cm。提示宫颈左后方囊实性回声（宫外孕包块待除外）。

【诊断】异位妊娠；瘢痕子宫。

【治疗经过】入院后复查血 hCG 5056 IU/L，考虑异位妊娠诊断明确，行腹腔镜探查术，术中见双侧输卵管及双侧卵巢未见明显异常，左侧子宫骶韧带外上方盆壁腹膜内见一直径约 1.5 cm 病灶，镜下似可见绒毛组织，盆腔游离暗红色血液约 20 mL，考虑腹腔妊娠，行腹腔镜下腹腔妊娠物切除术，可见绒毛组织，给予 MTX 50 mg 稀释后喷洒于腹腔妊娠病灶处。手术顺利，术后恢复良好，血 hCG 下降满意。术后病理：宫腔刮出物为蜕膜组织，腹腔妊娠组织见绒毛。

临床讨论

腹腔妊娠（abdominal pregnancy）为胚胎或胎儿位于输卵管、

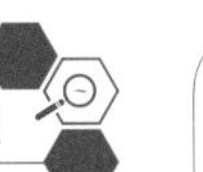

卵巢及阔韧带以外的腹腔内。发病率约为 1 ∶ 15 000，母体死亡率约为5%，胎儿存活率仅为1‰。腹腔妊娠分为原发性与继发性。

（1）原发性腹腔妊娠是指受精卵直接种植于腹膜、肠系膜、大网膜等处，极少见。诊断标准：①双侧输卵管和卵巢正常，无近期妊娠的证据；②无子宫腹膜瘘形成；③妊娠只存在于腹腔内，无输卵管妊娠等的可能性。

（2）继发性腹腔妊娠为输卵管妊娠流产或破裂后胚胎排入腹腔或阔韧带内，多数已死亡，偶有存活者。存活胚胎的绒毛组织附着于原位或排至腹腔后重新种植，可继续生长发育，形成继发性腹腔妊娠。

病例点评

患者停经 50 余天，血 hCG ＞ 3500 IU/L，阴道超声在子宫内外均未见妊娠囊，高度警惕异位妊娠可能，遂行诊断性刮宫术，术中未见绒毛，术后血 hCG 仍上升，结合超声提示宫颈后方可疑宫外孕包块，考虑异位妊娠诊断明确，但异位妊娠的具体位置在手术探查前很难明确。该患者术中探查双侧输卵管及卵巢外观未见异常，左侧子宫骶韧带外上方盆壁腹膜内见异位妊娠病灶，由于患者术前无腹痛、无任何症状，考虑此患者为原发性腹腔妊娠。

参考文献

[1] BOUYER J，COSTE J，FERNANDEZ H，et al. Sites of ectopic pregnancy：a 10 year population-based study of 1800 cases. Hum Reprod，2002，17（12）：3224.

（徐硕　陈素文）

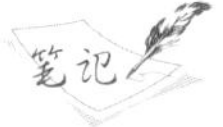

006 卵巢妊娠

病历摘要

【主诉和现病史】患者，28 岁。停经 40 天，腹痛 2 天，加重半天。LMP 2020-02-21，停经 34 天自测尿 hCG 阳性，停经 38 天无明显诱因出现间断下腹坠痛不适，休息后可缓解，无阴道出血，无明显早孕反应，无肛门坠胀不适，未就诊。半天前腹痛加重，休息后无缓解，无阴道出血，无肛门坠胀不适，遂就诊我院急诊查血 hCG 2912.8 IU/L，HGB 111 g/L。超声提示左附件区非均质回声包块 10.3 cm × 8.7 cm × 4.1 cm，内见暗区 0.9 cm × 0.7 cm × 0.7 cm，内见卵黄囊，未见清晰胎芽，考虑异位妊娠？急诊入院。

【既往史】体健，G1P0，2014 年人工流产 1 次；月经规律，初潮 16 岁，6 ～ 7 天 /30 天，量中，无痛经。

【入院查体】体温 37.1 ℃，脉搏 103 次 / 分，血压 119/87 mmHg，心肺未见明显异常，腹部尚平软，下腹压痛及反跳痛，左下腹为著，左侧腹肌紧张、移动性浊音。

【妇科查体】外阴已婚型；阴道畅；宫颈常大、光、有举摆痛；宫体前位，常大，质软，活动欠佳，有压痛；附件左下腹肌紧张，内诊不满意，左侧附件区可触及包块约 10 cm，压痛明显，活动欠佳；右侧附件区未触及明显包块，有压痛及反跳痛。

【辅助检查】血 hCG 2912.8 IU/L。妇科经阴道超声（2020-04-01）：子宫前位 5.1 cm × 4.4 cm × 3.7 cm，内膜厚 1.0 cm，左附件区可见非均质回声包块 10.3 cm × 8.7 cm × 4.1 cm，内见暗区大小约

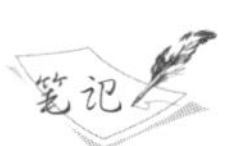

0.9 cm × 0.7 cm × 0.7 cm，内见卵黄囊，未见清晰胎芽，CDFI 其内未见明显血流信号。子宫后方液性暗区约 4.1 cm。提示左附件区非均质回声包块（宫外孕包块可能），盆腔积液。

【诊断】异位妊娠?

【治疗经过】结合患者病史，考虑异位妊娠可能性大，查体：血压 110/80 mmHg，脉搏 100 次 / 分，左下腹肌紧张，压痛 / 反跳痛（+），宫颈有举摆痛，左附件区可触及包块，压痛明显；超声提示盆腔有游离液，入院后急查 HGB 为 91 g/L，考虑腹腔内出血，估算休克指数为 0.8，出血量约 800 mL，失血性休克（代偿期），出血原因考虑异位妊娠破裂可能性大。手术指征明确，立即完善术前准备，急诊行腹腔镜探查 + 诊断性刮宫术。

诊断性刮宫术中宫腔刮出物为少许破碎内膜组织，未见绒毛，送病理检查。立即行腹腔镜探查术，术中见盆腹腔大量积血，启动自体血回输，左卵巢囊性增大约 4 cm × 3 cm，表面有破裂口约 3 cm，伴活动性出血，破口处可见一紫蓝色包块约 3 cm，双侧输卵管外观未见明显异常。术中诊断：左侧卵巢妊娠。遂行左卵巢妊娠切除术 + 左卵巢修补术。卵巢妊娠组织见绒毛，术中盆腹腔积血约 950 mL，自体血回输约 250 mL。手术顺利，术后病理：宫腔刮出物为蜕膜样组织，左卵巢妊娠组织见绒毛；术后血 hCG 下降满意，患者如期出院。

临床讨论

卵巢妊娠（ovarian pregnancy）为受精卵在卵巢着床和发育，发病率为 1 ∶ 50 000 ～ 1 ∶ 7000。诊断标准：①双侧输卵管正

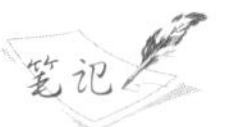

常。②胚泡位于卵巢组织内。③卵巢及胚泡以卵巢固有韧带与子宫相连。④胚泡壁上有卵巢组织。临床表现与输卵管妊娠极相似，绝大多数在早期破裂，破裂后可引起腹腔内大量出血，甚至休克。术前往往诊断为输卵管妊娠或误诊为卵巢黄体破裂，术中仔细探查方能明确诊断。卵巢妊娠治疗方法为手术治疗，根据病灶范围选择术式，可行患侧卵巢部分切除、卵巢楔形切除、卵巢切除术或患侧附件切除术。

病例点评

此患者术中探查为卵巢妊娠，因为卵巢组织缺乏弹性、血运丰富，胚胎植入之后在早期就容易出现破裂引起腹腔内出血，且出血较凶险，有时凝血块包绕卵巢组织，形成较大的附件区包块，因此及时诊断和积极手术治疗十分重要。

参考文献

[1] COMSTOCK C，HUSTON K，LEE W. The ultrasonographic appearance of ovarian ectopic pregnancies. Obstet Gynecol，2005，105（1）：42.

（徐硕　陈素文）

007 残角子宫妊娠

病历摘要

【主诉和现病史】患者，17 岁。停经 45 天，间断右下腹疼痛 10 余天。LMP 2019-12-23。停经 40 天自测尿 hCG 阳性，外院多次超声提示宫内未见妊娠囊，右附件区不均质包块，血 hCG 1760 IU/L，考虑异位妊娠可能，建议手术治疗，患者拒绝，遂就诊我院。复查血 hCG 2665.2 IU/L，超声提示子宫内膜厚约 1.3 cm，右附件区见非均质回声，范围 2.4 cm × 1.8 cm × 1.9 cm，内见暗区，长径约 0.8 cm，CDFI 周边见点条状血流信号。盆腔未见明显游离液。间断右下腹疼痛不适 10 余天，无肛门坠胀不适，无阴道出血。

【既往史】体健，G1P0，2019 年药流 1 次未清宫。

【入院查体】生命体征平稳，心肺未见明显异常，腹软，无压痛及反跳痛，移动性浊音阴性。

【妇科查体】外阴已婚型；阴道畅；宫颈常大、光、无举摆痛；宫体前位，常大，质软，活动度可，无压痛；右侧附件区增厚，似可触及包块，轻压痛，无明显反跳痛，左侧附件区未触及明显异常。

【辅助检查】血 hCG 2665.2 IU/L。妇科经阴道超声（2020-02-05）：子宫前位 4.8 cm × 3.1 cm × 3.9 cm，子宫内膜厚约 1.3 cm。右附件区见非均质回声，范围 2.4 cm × 1.8 cm × 1.9 cm，内见暗区，长径约 0.8 cm，CDFI 周边见点条状血流信号。盆腔未见明显游离液。考虑异位妊娠可能。

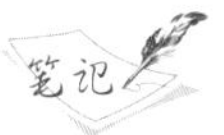

【诊断】异位妊娠？

【治疗经过】入院当日行诊断性刮宫术，术中宫腔刮出物肉眼未见绒毛组织，少许蜕膜组织送病理检查，术前血 hCG 2124.41 IU/L，术后查血 hCG 1929.4 IU/L，复查妇科经阴道超声（2020-2-7）提示子宫前位 5.1 cm × 4.8 cm × 3.2 cm，宫腔分离宽约 0.8 cm，单层内膜厚约 0.2 cm。右附件区见非均质回声，范围 2.2 cm × 2.4 cm × 1.7 cm 内见暗区，长径约 0.8 cm，CDFI 周边见点条状血流信号。盆腔未见明显游离液。考虑异位妊娠诊断明确，诊断性刮宫术后第一日行腹腔镜探查术，术中见左侧单角子宫，前位，子宫右侧中段可见右侧残角子宫相连，直径约 2.5 cm，似有囊性感，其外侧连接右侧圆韧带及右侧输卵管，右侧输卵管壶腹部膨大，表面呈蓝紫色，术中诊断：右输卵管壶腹部妊娠，左侧单角子宫，右侧残角子宫，切除右侧残角子宫及右侧输卵管，台下剖视标本，残角子宫内见内膜及绒毛组织，右侧输卵管壶腹部见积血块，内未见明显绒毛，术后修正诊断为：右侧残角子宫妊娠。术后恢复好，血 hCG 下降满意，如期出院。术后病理：宫腔刮出物为蜕膜样组织；右残角子宫、妊娠组织及右侧输卵管：输卵管及少许子宫壁组织，子宫内膜侧可见滋养细胞。

临床讨论

1. 残角子宫妊娠的诊断

残角子宫妊娠为受精卵种植于残角子宫内并生长发育。其发生率很低，约 1/40 000 ～ 1/10 000。子宫是由一对副中肾管发育并融合而成。如果副中肾管中段未合并，仅一侧副中肾管发育为

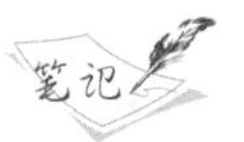

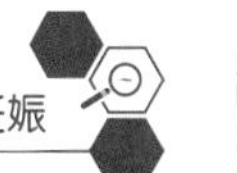

功能较正常的单角子宫，另一侧停止发育，下段缺如而形成残角子宫，它无峡部也无宫颈。由于残角子宫肌层发育不良，若诊治不及时，常在妊娠中晚期发生子宫破裂，导致严重的内出血，甚至危及患者的生命。因此，早期诊断、及时处理尤为重要。残角子宫妊娠症状与输卵管异位妊娠相似，可有停经、下腹痛、不规则阴道流血。妇科查体可在子宫旁可扪及包块，质地较软，边界清楚，多与子宫相连。残角子宫妊娠在破裂前常无明显症状，因此，其早期诊断较困难，过去的诊断率不到 5%。近年来随着超声设备的不断改进和超声医生的诊断水平不断提高，其诊断率有所上升。目前，残角子宫妊娠的诊断主要依靠超声，特别是阴道超声的协助。超声检查提示子宫轮廓呈不对称的双角状，妊娠囊周围有正常肌层结构，妊娠侧宫腔与正常宫颈管不相连。

2. 鉴别诊断

（1）宫角部或输卵管间质部妊娠：超声提示孕囊位于宫角部，可向宫外凸起，但孕囊外上部肌层较薄或不完整，孕囊内侧与宫腔相通，宫腔形态基本正常，而残角妊娠其孕囊周围的肌层较厚且较完整，孕囊与一侧单角子宫宫腔不相关。

（2）双角子宫单侧宫腔妊娠：超声提示孕囊周围有内膜向宫颈方向延伸，并与之相连，而残角妊娠其孕囊下缘位置高，其下方没有正常的宫颈（内膜）相连。

3. 治疗

残角子宫妊娠，一旦确诊，应尽早治疗。手术特别是腹腔镜手术是最好的选择，宜行残角子宫切除术，并行同侧输卵管切除术，以免该侧输卵管再次发生异位妊娠。某些学者认为，如果患者生命体征平稳，可予以 MTX 杀胚治疗，但目前已少用，因为

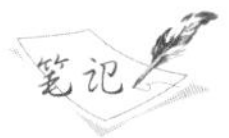

即使药物治疗成功，畸形子宫仍然存在，仍有可能再次发生残角子宫妊娠，最终仍需切除残角子宫。

病例点评

术中残角子宫处理方式的选择：虽然术中探查残角子宫侧的输卵管妊娠，但仍然建议切除残角子宫＋患侧输卵管，不建议单纯切除患侧输卵管，否则术后可能再次发生残角子宫妊娠、内膜异位症，或发生继发性痛经。

参考文献

[1] BLANDINE HAMET，CHRISTINE HOEFFEL，VASSILI FAGUE，et al. Pregnancy in a rudimentaryhorn：multicenter's MRI features of a rare condition. Multicenter Study，2022，47（12）：4195-4204.

[2] KAVEH M，MEHDIZADEH KASHI A，SADEGI K，et al. Pregnancy in non-communicating rudimentary horn of a unicornuate uterus. Int J Fertil Steril，2018，11（4）：318-320.

[3] PARVEEN R. Detection and management of pregnancy in rudimentary horn of uterus. J Coll Physicians Surg Pak，2019，29（6）：S70-S72.

[4] LAI Y J，LIN C H，HOU W C，et al. Pregnancy in a noncommunicating rudimentary horn of a unicornuate uterus：prerupture diagnosis and management. Taiwan J Obstet Gynecol，2016，55（4）：604-606.

（徐硕　陈素文）

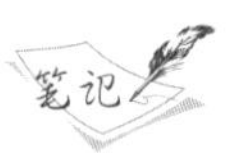

第二篇 剖宫产瘢痕妊娠

剖宫产瘢痕妊娠（cesarean scar pregnancy，CSP），是指妊娠囊着床于子宫切口瘢痕处的一种特殊类型的异位妊娠。近年来其发生率有逐渐增加的趋势，国外报道 CSP 的发生率为 1 ：2216 ～ 1 ：1800。若漏诊为宫内早孕，行人工流产术可能导致患者严重出血，甚至失血性休克等，继续妊娠也有胎盘植入、子宫破裂、子宫切除的可能，甚至危及患者生命，给女性健康造成巨大威胁。因此，早诊断、早终止、早清除显得尤为重要。

008 剖宫产瘢痕妊娠漏诊

病历摘要

【主诉和现病史】患者，42 岁，G6P1，剖宫产史。LMP 1998-

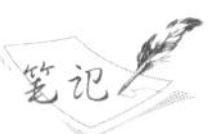

03-10，1998 年 5 月 1 日急诊入院。停经 52 天于外院验尿妊娠试验阳性，外院超声检查提示宫内早孕，子宫肌瘤。因非计划妊娠，患者要求终止妊娠。于我院门诊行电吸人工流产术时，刚扩宫口就有鲜血自宫颈口涌出，立即停止操作，并迅速按摩子宫，阴道填塞纱布，同时开通静脉通路，应用止血药，迅速转入病房，急诊收入院。

【既往史】既往剖宫产术后 13 年、产后曾行人工流产 4 次。子宫肌瘤史。

【治疗经过】患者紧急入院，查阴道出血仍不止，并出现休克症状，测血压 90/50 mmHg，脉搏 130 次 / 分，纠正休克并紧急行子宫动脉造影，结果显示：左侧子宫动脉血管分支相当于子宫下段水平动脉供血区，造影剂外溢，遂行子宫动脉栓塞，用明胶海绵颗粒栓塞双侧子宫动脉，术后阴道出血停止。栓塞后盆腔超声检查发现子宫前壁下段有 3.9 cm × 2.9 cm 混合回声，局部膨大凸向膀胱，子宫下段前壁仅厚 1 mm，提示子宫剖宫产瘢痕妊娠，清宫手术风险大。β -hCG 58 700 IU/L。栓塞后急查血常规 HGB 8.0 g/L。因患者 42 岁，无生育要求，又有子宫肌瘤，坚决要求切除子宫，故于栓塞术后 3 天行子宫全切除术。术中见子宫下段增宽，约 7 cm × 4 cm，子宫前壁非常薄弱，在钳夹子宫主韧带时，破入子宫下段包块内。肉眼检查切除的子宫标本，宫腔内未见妊娠组织，子宫下段近宫颈内口可见一红褐色区域，似为凝血，组织略糟脆，面积约 7 cm × 4 cm，红褐色区侵及深肌层（图 8-1、图 8-2）。镜下可见子宫下段及宫颈上段肌壁内有少量早期绒毛组织及片状出血，提示子宫下段早期妊娠合并胎盘绒毛植入。

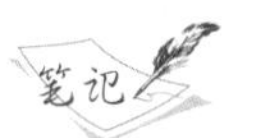

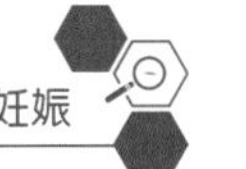

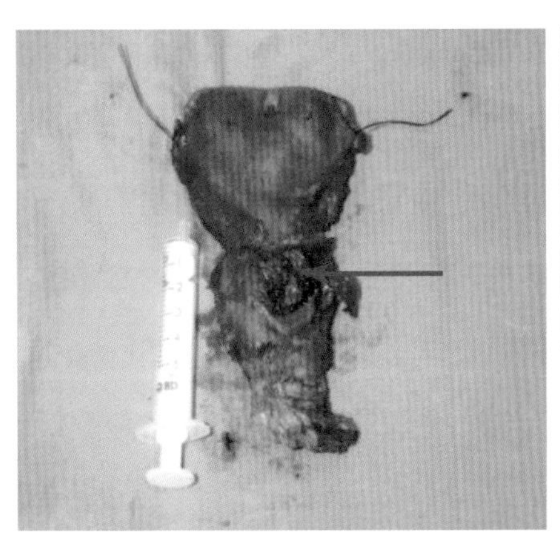

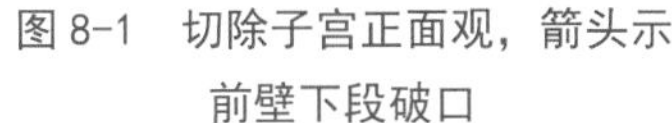

图 8-1　切除子宫正面观，箭头示前壁下段破口

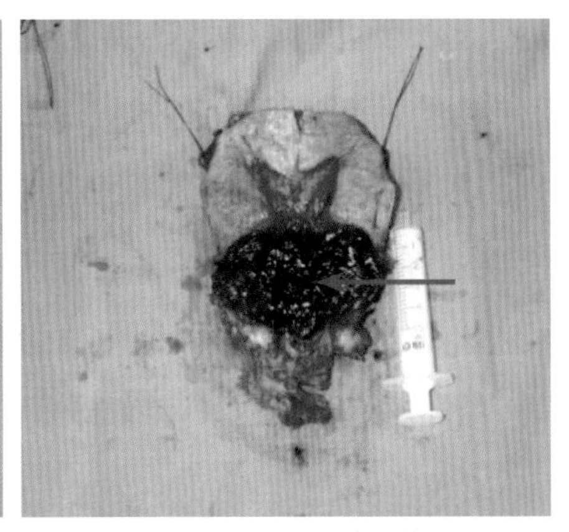

图 8-2　切除子宫叶形剖开后正面观，箭头示下段褐色血块，浆膜层消失

【出院诊断】剖宫产子宫瘢痕妊娠；人工流产术大出血，失血性休克；继发中度贫血。

【术后随诊】术后次日血清 β-hCG 降至 331 IU/L。随诊 6 个月，患者一般情况好。

临床讨论

1. 病例特点

本病例特点：① 42 岁，剖宫产术后 13 年发生 CSP，之前也有意外妊娠，但并不是 CSP。②本例患者系 1998 年发生的 1 例早孕子宫下段瘢痕妊娠合并子宫肌瘤，当时大家对 CSP 尚未认识，警惕性不高。术前并未诊断，外院超声误诊为早孕合并子宫肌瘤，故在门诊手术室行负压人工流产手术，结果在探针探宫颈口时就发生大出血和失血性休克，最终通过急诊子宫动脉栓塞术止血后再行盆腔超声才明确诊断。③因年龄及子宫肌瘤，患者要求切除子宫，这样根治了本例 CSP。

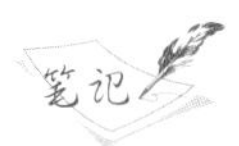

2. CSP 的发生与剖宫产的关系

没有报道证实 CSP 的发生率与前次剖宫产距本次妊娠间隔时间有关，此外剖宫产的次数和 CSP 发生率无关，另外也有病例发生在试管婴儿移植后。所以只要有剖宫产史的，均有可能发生 CSP。因此要提高警惕，凡是剖宫产史再次妊娠者在孕 5 ～ 6 周时，都建议行盆腔超声评估妊娠囊与前次剖宫产瘢痕的关系。

3. CSP 发生的原因

导致受精卵在前次剖宫产的瘢痕位置着床的原因，目前还不十分清楚。CSP 和前置胎盘的形成有共同点，即受精卵滋养层发育迟缓而导致受精卵着床时间延迟，着床于子宫下段。没有瘢痕者可发展成前置胎盘，有瘢痕者则可能侵入瘢痕组织形成瘢痕妊娠。妊娠物侵入瘢痕组织的原因可能是：子宫下段剖宫产切口处缺少血供，造成纤维化和修复不全，局部缺氧应激环境会刺激细胞滋养细胞进一步侵入肌层深部，从而导致妊娠物侵入该处内膜及肌层。

病例点评

本例患者因 42 岁，无生育要求，故要求行子宫切除术。该例子宫切除患者也是我们医院第一例因 CSP 行子宫切除的患者，通过切下的子宫标本，可以清楚显示瘢痕妊娠的凶险性。

参考文献

[1] SHUFARO Y，NADJARI M. Implantation of a gestational sac in a cesarean section scar. Fertil Steril，2001，75（6）：1217.

[2] AYOUBI J M，FANCHIN R，MEDDOUN M，et al. Conservative treatment of complicated cesarean scar pregnancy. Acta Obstet Gynecol Scand，2001，80（5）：469-470.

[3] IMBAR T，BLOOM A，USHAKOV F，et al. Uterine artery embolization to control hemorrhage after termination of pregnancy implanted in a cesarean delivery scar. J Ultrasound Med，2003，22（10）：1111-1115.

[4] MATSUO K，SHIMOYA K，SHINKAI T，et al. Uterine rupture of cesarean scar related to spontaneous abortion in the first trimester. J Obstet Gynaecol Res，2004，30（1）：34-36.

[5] JURKOVIC D，HILLABY K，WOELFER B，et al. First-trimester diagnosis and management of pregnancies implanted into the lower uterine segment Cesarean section scar. Ultrasound Obstet Gynecol，2003，21（3）：220-227.

[6] SEOW K M，HUANG L W，LIN Y H，et al. Cesarean scar pregnancy：issues in management. Ultrasound Obstet Gynecol，2004，23（3）：247-253.

[7] MAYMON R，HALPERIN R，MENDLOVIC S，et al. Ectopic pregnancies in Caesarean section scars：the 8 year experience of one medical centre. Hum Reprod，2004，19（2）：278-284.

[8] CHOU M M，HWANG J I，TSENG J J，et al. Cesarean scar pregnancy：quantitative assessment of uterine neovascularization with 3-dimensional color power Doppler imaging and successful treatment with uterine artery embolization. Am J Obstet Gynecol，2004，190（3）：866-868.

[9] SEOW K M，HUANG L W，LIN Y H，et al. Cesarean scar pregnancy：issues in management. Ultrasound Obstet Gynecol，2004，23（3）：247-253.

[10] 金力，范光升，郎景和．剖宫产术后瘢痕妊娠的早期诊断与治疗．生殖与避孕，2005，25（10）：630-634.

[11] 谭莉，姜玉新．子宫剖宫产切口处早期妊娠伴胎盘植入的超声诊断和介入治疗．中国超声影像学杂志，2004，13（11）：828-830.

（金力）

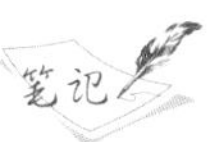

009　剖宫产瘢痕妊娠一

病历摘要

【主诉和现病史】患者，30 岁。停经 50⁺ 天，外院流产术后 7 天，伴阴道淋漓出血。LMP 2019-10-15，停经 30⁺ 天自测尿 hCG 阳性，于外院行人工流产术失败（具体不详），遂于外院入院行药物流产，仅有少量阴道出血，轻微腹痛，未流产，无组织物排出。12 月 7 日复查超声提示宫内见胎囊 4.1 cm × 1.9 cm × 2.2 cm，未见胎心，当地医院建议行宫腔镜检查，患者拒绝。就诊另外一家医院复查 B 超提示宫内早孕，也建议手术，患者仍拒绝。12 月 11 日遂就诊我院门诊。

【既往史】体健，G4P1，剖宫产 1 次，流产 3 次，2 次药流后清宫，1 次人工流产。吸烟史 10⁺ 年，平均每日 4 ～ 5 根。月经规律，初潮 13 岁，经期自剖宫产后延长，经量无明显变化，12 ～ 13 天 /28 天，量中等，无痛经。

【入院查体】生命体征平稳，心、肺、腹未见明显异常。

【妇科查体】外阴已婚型；阴道畅，少量暗红色出血；宫颈常大、轻度糜烂、无举摆痛，宫颈口无组织物阻塞；宫体后位，如孕 7⁺ 周，质软，活动度可，无压痛；附件未触及明显异常。

【辅助检查】2019 年 12 月 11 日（入院当天）查血 hCG 29 190.9 IU/L，经阴道妇科 B 超提示子宫前位 7.9 cm × 6.3 cm × 5.3 cm，宫腔内妊娠囊 5.7 cm × 1.1 cm × 2.1 cm，内部回声杂乱，未见清晰胎芽，部分妊娠囊位于剖宫产切口处，CDFI 两者间可见血流

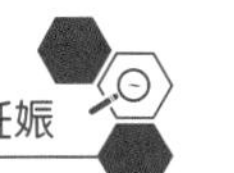

信号，子宫前壁下段较薄处肌层厚约 2.0 mm，双侧附件区未见异常，考虑宫内早孕（剖宫产瘢痕妊娠可能）。

【诊断】剖宫产瘢痕妊娠？瘢痕子宫；外院人工流产失败；外院药物流产失败；多次流产史。

【治疗经过】入院后行 B 超下宫腔镜手术，术中见子宫前壁下段宫颈内口上方处有一外凸憩室，机化妊娠组织附着于宫腔下段至憩室部位，宫腔形态大致正常。切除瘢痕处妊娠组织可见绒毛，送病理检查，再次探查宫腔，见宫颈内口上方子宫前壁憩室较大，大小为 2.5 cm × 2 cm × 1.5 cm。术后第二天复查 B 超提示子宫前壁下段间见非均质回声，范围 1.7 cm × 3.1 cm × 1.7 cm，未见明显血流信号，其前方浆肌层较薄处约 2.7 mm，内膜厚 0.5 cm，术后血 hCG 下降满意，结合病史考虑非均质回声为少量积血。术后病理：剖宫产瘢痕妊娠组织可见绒毛及蜕膜组织，部分退变。

临床讨论

1. 诊断相关问题

剖宫产瘢痕部位妊娠诊断的主要手段是经阴道 B 超检查，其图像特点：①宫腔内及宫颈管内无妊娠囊。②妊娠囊位于子宫峡部前壁，超声下可见原始心管搏动或者仅见混合性回声包块。③子宫前壁肌层连续性中断，妊娠囊与膀胱壁之间的肌层明显变薄，甚至消失。④彩色多普勒超声可显示妊娠囊周边高速低阻血流信号。

《剖宫产术后子宫瘢痕妊娠诊治专家共识（2016）》中表示，可根据超声检查显示的着床于子宫前壁瘢痕处妊娠囊的生长方向

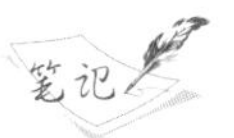

及子宫前壁妊娠囊与膀胱间子宫肌层的厚度进行分型。此分型方法有利于临床的实际操作。Ⅰ型：①妊娠囊部分着床于子宫瘢痕处，部分或大部分位于宫腔内，少数甚或达宫底部宫腔。②妊娠囊明显变形、拉长、下端成锐角。③妊娠囊与膀胱间子宫肌层变薄，厚度＞3 mm。④ CDFI：瘢痕处见滋养层血流信号（低阻血流）。Ⅱ型：①妊娠囊部分着床于子宫瘢痕处，部分或大部分位于宫腔内，少数甚或达宫底部宫腔。②妊娠囊明显变形、拉长、下端成锐角。③妊娠囊与膀胱间子宫肌层变薄，厚度≤3 mm。④ CDFI：瘢痕处见滋养层血流信号（低阻血流）。Ⅲ型：①妊娠囊完全着床于子宫瘢痕处肌层并向膀胱方向外凸。②宫腔及子宫颈管内空虚。③妊娠囊与膀胱之间子宫肌层明显变薄，甚或缺失，厚度≤3 mm。④ CDFI：瘢痕处见滋养层血流信号（低阻血流）。其中，Ⅲ型中还有1种超声表现特殊的CSP，即包块型，其声像图的特点：①位于子宫下段瘢痕处的混合回声（呈囊实性）包块，有时呈类实性；包块向膀胱方向隆起。②包块与膀胱间子宫肌层明显变薄，甚或缺失。③ CDFI：包块周边见较丰富的血流信号，可为低阻血流，少数也可仅见少许血流信号或无血流信号。包块型多见于CSP流产后（如药物流产后或负压吸引术后）子宫瘢痕处妊娠物残留并出血所致。常误诊为宫颈妊娠、难免流产或不全流产，有时也被误诊为正常早孕而行人工流产导致大出血或流产后反复出血。

2. 鉴别诊断

需要与以下情况进行鉴别：①子宫颈妊娠：孕囊着床于宫颈管内，可探及滋养血管血流，有时查体见宫颈呈筒状增粗，色泽红紫。②难免流产：孕囊可下移至宫腔下段或宫颈管内，特点是

笔记

宫腔下段或宫颈管无法探及滋养血管血流。③妊娠滋养细胞疾病：CSP 自然流产或人工流产后形成子宫下段包块时，容易和妊娠滋养细胞疾病混淆，后者的特点是血 hCG 较高，可能没有明确的近期流产病史。

3. 避免过度诊断

随着对 CSP 认识的深入，一些过度诊断问题也逐渐浮出水面。仅仅依靠超声根据孕囊位于剖宫产瘢痕处就做出 CSP 诊断是不准确的，必须通过彩色多普勒血管超声，看到来自瘢痕处的胎盘样低阻血流，才可以诊断。这样可以避免一些过度诊断的情况，如着床于子宫后壁的下段妊娠，还有孕囊下垂至瘢痕处而胎盘血流来自瘢痕上方的肌层。万事过犹不及，过度诊断会给患者带来不必要的选择性妊娠终止，也让本可以行单纯电吸人工流产术的患者接受不必要的干预。

4. 血 β-hCG 值对 CSP 诊断和治疗的临床价值

血 β-hCG 值反映胚胎的活性，CSP 与正常早孕相似，与相对应的妊娠周数基本是符合的，所以无法通过它进行 CSP 的诊断，但通过血 β-hCG 值结合超声检查可与妊娠滋养细胞疾病进行鉴别诊断。血 β-hCG 的检测是评价治疗效果最为关键的因素。所有行保留生育功能治疗的患者均需密切随诊，监测血 β-hCG 直到正常为止。血 β-hCG 转为正常的时间随所选治疗方法的不同而不同。异位病灶切除或行刮宫术者血 β-hCG 转为正常时间快（15 ～ 55 天），行 MTX 药物保守治疗者需时间长（56 ～ 188 天）。动态监测血 β-hCG 值，是确定治疗方案或疗效随访的重要指标。

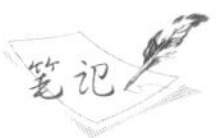

病例点评

患者流产失败，既往有剖宫产史，高度怀疑剖宫产瘢痕妊娠，但外院的多次超声均未提示胎囊位置是否异常。终止妊娠前超声对于胎囊位置的判断非常重要，另外超声检查除了关注胎囊位置外，还需要关注前壁肌层的连续性、肌层厚度、血流情况，以及血流是来自子宫前或是后壁。

（徐硕　陈素文）

010　剖宫产瘢痕妊娠二

病历摘要

【主诉和现病史】患者，41岁。停经54天，发现胎囊位置异常3天。平素月经规律，5天/30天，量中，无痛经，LMP 2021-06-20。患者停经51天就诊于当地妇幼保健院，无异常阴道出血、流液，查血hCG阳性，超声提示宫腔下段见胎囊4.0 cm×1.9 cm，深入前壁中下段肌层，前壁肌层较薄处约4 mm，周围可见粗大血管，可探及动脉及静脉频谱，R：0.36，其内见胎芽，未见胎心搏动，胎囊距剖宫产切口约1.4 cm。提示剖宫产瘢痕妊娠可能，建议上级医院就诊，遂就诊我院，复查血hCG 5851.591 IU/L，复查超声，宫腔下段可见妊娠囊，范围约3.6 cm×1.7 cm×1.7 cm，内见胎芽，长径0.6 cm，胎心搏动未见，妊娠囊部分突向子宫前壁下段肌层内，子宫下段较薄处约0.7 cm，CDFI妊娠囊与子宫前壁下段肌层间可见丰富血流信号。提示剖宫产瘢痕妊娠，建议入院治疗。现患者无阴道流血、流液，无腹部不适，门诊以“剖宫产瘢痕妊娠”收入院。

【既往史】体健，G6P1。2005年因脐带绕颈3周行剖宫产。流产5次（2006年、2008年、2010年、2012年、2019年均行人工流产）。

【妇科查体】外阴已婚型；阴道通畅；宫颈光，触血（–）；子宫前位，增大如孕7周左右，质软，活动可，无压痛；双附件未见明显异常。

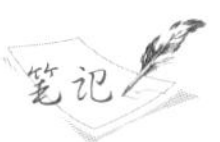

【辅助检查】血 β-hCG（2021-08-13）4014 IU/L。妇科超声（2021-08-11）提示子宫后位，子宫体大小约 8.0 cm × 6.3 cm × 5.4 cm，肌层回声不均，左侧壁可见低回声结节，直径约 2.7 cm。右卵巢长径约 2.2 cm，回声未见异常。左卵巢长径约 2.6 cm，回声未见异常。检查提示宫内早孕（胚胎停育与瘢痕妊娠可能性大）、子宫肌瘤。

【诊断】剖宫产瘢痕妊娠；瘢痕子宫；子宫肌瘤；轻度贫血；多次人工流产术史。

【治疗经过】入院当日行介入治疗，术中见造影示双侧子宫动脉迂曲呈螺旋状，子宫下段切口处可见妊娠囊，大小约 3.0 cm × 4.0 cm，血供丰富，斑片状造影剂浓染。介入治疗后行 B 超宫腔镜宫腔异物（瘢痕妊娠）取出 + 宫腔组织吸引术 + 宫腔球囊放置术，宫腔检查镜下：子宫前壁中段至下段宫颈内口水平见胎囊样组织附着。B 超监测下 7 号吸管负压于 40 ～ 50 kPa，吸刮宫腔及宫腔下段 2 周，吸出绒毛组织。宫颈外口可见少许活动性出血，给予缩宫素 10 IU 入壶、10 IU 入液，卡前列素氨丁三醇 250 μg 宫颈注射，促进子宫收缩。再次置镜探查：宫颈内口水平见子宫前壁及左侧壁剖宫产切口憩室约 3 cm × 2.5 cm × 1.5 cm，憩室内前壁偏左处见一纵行束状肌性粘连带，于粘连带左侧憩室内见残留部分妊娠物，环状电极切开此处粘连带，分次切除残留妊娠物，憩室内有少许渗血，B 超下见宫腔线清晰，未见明显异常回声。观察 2 分钟，B 超下见宫腔下段暗区逐渐增大，宫口见活动性鲜红色流血，立即用艾利斯钳钳夹宫颈 3 点、9 点位置阻断子宫动脉下行支，见宫口仍有少量活动性出血，将 18 号 Foley 尿管置入宫腔下段憩室水平，注入 0.9% 氯化钠注射液 20 mL，宫口

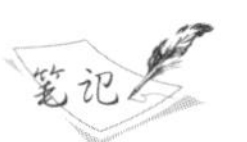

出血停止，松开艾利斯钳，观察 2 分钟，见引流管内有少量出血，宫腔下段球囊左侧出现暗区并逐渐增大。于床旁超声指导下再次放置宫腔球囊于憩室处，宫腔下段偏左侧可见液性暗区，范围约 2.6 cm × 2.2 cm × 1.5 cm，肌层较薄处约 1.7 mm，连续性尚可，可见暗区范围逐渐增大，子宫后方可见液性暗区，厚径约 1.5 cm，未见明显增加。考虑患者憩室偏向左侧，球囊压迫止血效果不佳，且引流不畅，术中出血估计约 260 mL，立即行二次介入治疗，回介入室后清理阴道内积血量约 200 mL。血常规结果回报 HGB 73 g/L，输注悬浮红细胞 400 mL+ 血浆 200 mL，复查 HGB 91 g/L。二次介入术后超声：宫腔下段偏左侧见不规则暗区，范围约 5.3 cm × 4.5 cm × 1.9 cm，内见絮状回声，CDFI 周边未见明显血流信号。子宫前壁下段较薄处厚约 1.9 mm。检查过程中子宫周边、双侧髂窝及上腹未见明显游离液。

术后第二天复查超声示宫体大小约 7.5 cm × 4.8 cm × 4.7 cm，宫腔上段内膜厚约 1.5 cm，回声不均。宫腔中下段可见非均质回声，范围约 3.6 cm × 4.5 cm × 3.7 cm，边界毛糙，与肌层分界尚清晰，子宫前壁下段较薄处约 2.1 mm，CDFI 与壁间可见条状血流信号，盆腔未见明显游离液。β-hCG 426.51 IU/L。下段不均质回声考虑积血可能性大，但因存在少量血流信号，不除外少许胚胎物残留，因宫腔镜术中出血较多，肌层菲薄，且已行二次介入，不考虑再次手术，给予口服中药保守治疗，定期复查血 hCG 逐渐降至正常，超声示非均质回声逐渐缩小且无血流信号。患者术后 50 天月经恢复，月经后复查超声内膜 0.5 cm，回声不均，下段切口憩室，余无异常。

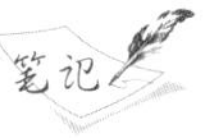

临床讨论

1. 剖宫产瘢痕妊娠的治疗

由于大多数 CSP 预后凶险，一旦确诊，多建议终止妊娠。根据患者年龄、超声分型及对生育要求等，选择具体终止妊娠方法。《剖宫产术后子宫瘢痕妊娠诊治专家共识（2016）》中详细介绍了各种治疗方法的适应证。

（1）药物治疗：MTX 无论是全身还是局部抑或两者联合，均能有效抑制妊娠的发展，成功保留子宫，但单纯药物治疗 hCG 下降缓慢、妊娠物包块吸收慢。局部用药特点是可以迅速阻断妊娠发展，局部与全身联合应用后血 β-hCG 转阴时间较长，平均在 60 天以上。MTX 单剂量为 50 mg/（kg · m^2），给药途径为肌内注射。妊娠物包块＞ 3 cm，单纯 MTX 治疗可能失败，治疗过程中出现大出血、包块不缩小、血 β-hCG 值继续上升等现象。

（2）子宫动脉栓塞术可有效、快速止血，成功保留子宫，保留生育功能。但在无条件行子宫动脉栓塞术的情况下，子宫切开妊娠物取出术及瘢痕修补术，以及子宫切除术也不失为紧急处理的有效方法。选择性子宫动脉栓塞术是用新鲜的明胶海绵颗粒导入子宫动脉，迅速引起血小板凝集，形成血栓，从末梢处开始栓塞至主干，闭塞整个动脉管腔，不破坏毛细血管网，使子宫通过其他交通支获得血供。栓塞后 14 ～ 21 天血栓开始吸收，3 个月后吸收完全，所以可在子宫动脉栓塞后一周内行清宫术。术中还可以联合血管内或孕囊内注射 MTX。特别适用于 hCG 高的患者。预防性子宫动脉栓塞能使清宫术中出血减少，或栓塞后联合药物、手术或期待治疗均可获得成功。

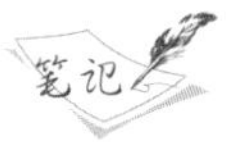

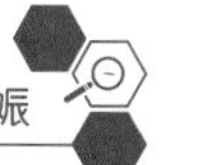

（3）刮宫术在治疗 CSP 的注意事项：无论是药物治疗后或是子宫动脉栓塞后，是否行刮宫手术，应依据子宫前壁瘢痕处肌层的厚度等具体情况而定，如果妊娠物与膀胱之间的子宫肌层已经很薄，甚至已达到膀胱－子宫之间的空间或已凸向膀胱，则为绝对禁忌。如行刮宫手术应在超声指导下或腹腔镜监视下并由有经验的医生实施手术。

（4）手术切除局部病灶加子宫瘢痕修补是治疗 CSP 的最佳选择，特别是用于预防再次 CSP 具有重要作用，但是应该先试行药物治疗或子宫动脉栓塞治疗再实施，还是直接行手术治疗，还有待更多的临床资料证明。

（5）子宫切除术是在紧急情况下治疗 CSP 的应急手段。对于保守治疗失败、发生无法控制的阴道大出血的情况下，为抢救孕妇生命才行子宫切除术。

2. 剖宫产瘢痕妊娠易发生大出血的原因

由于子宫峡部肌层较薄弱，加之剖宫产切口瘢痕缺乏收缩能力，CSP 在流产或刮宫时断裂的血管不能自然关闭，可发生致命的大出血，尤其多次流产、子宫下段肌层菲薄、妊娠合并子宫肌瘤时更容易发生大出血。

3. 治疗后的生育管理

CSP 患者再次妊娠面临着种种风险，特别是再次 CSP。所以，对于无生育要求的妇女，推荐使用长期且有效的避孕方法，以避免 CSP 的发生。所有的避孕方法均适用，根据患者的生育要求可选择复方短效口服避孕药、宫内节育器、皮下埋植剂、阴道避孕环、输卵管结扎术等。瘢痕子宫是宫内节育器放置时的高危情况，放置时较困难者，建议超声引导下进行，以避免宫内节育器嵌入

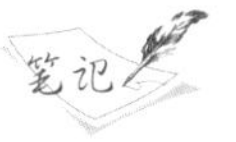

子宫瘢痕的缺损处。对于有生育要求的妇女，建议治愈半年后再妊娠，并告知再次妊娠有发生 CSP、胎盘植入、晚孕期子宫破裂的风险。

病例点评

该患者的诊断明确，考虑为Ⅱ型剖宫产瘢痕妊娠，拟行宫腔镜手术，因超声提示下段切口处肌层菲薄、血流丰富，术前做了双侧子宫动脉栓塞术，预防术中出血，但术中仍然发生了难以控制的出血，促宫缩 / 球囊压迫及阻断子宫动脉下行支均止血无效，以至于急诊行了二次子宫动脉栓塞术，出血得以控制。

参考文献

[1] 中华医学会妇产科学分会计划生育学组 . 剖宫产术后子宫瘢痕妊娠诊治专家共识（2016）. 中华妇产科杂志，2016，51（8）：568-572.

（徐硕　陈素文）

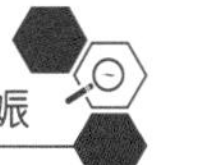

011　中孕期剖宫产瘢痕妊娠

病历摘要

【主诉和现病史】患者，31 岁，主因“停经 18^{+5} 周，要求终止妊娠”于2019年1月8日入院。患者平素月经规律，周期28天，LMP 2018-08-30，2018 年 9 月 30 日自测尿妊娠试验阳性，因社会因素要求终止妊娠。遂于 2018 年 12 月 30 日外院给予利凡诺羊膜腔内引产，注射利凡诺 100 mg，同时服用米非司酮 50 mg bid，48 小时未临产，予以米索前列醇 1 片含服，72 小时引产失败。2018 年 1 月 4 日再次给予利凡诺羊膜腔内引产，米非司酮 6 片口服，48 小时后给予米索前列醇含服及阴道后穹隆塞药、静脉滴注缩宫素。2018 年 1 月 7 日阴道后穹隆塞卡前列甲酯栓 1 枚。3 天前出现阴道流血，量少，2 天前阴道流血增多，量似月经量，淡红色，仍无明显宫缩。今日就诊于我院。门诊测体温 37.4 ℃，因“孕 18^{+5} 周，先兆流产，药物引产失败，剖宫产史”，收住入院。妊娠后精神食欲可，夜间睡眠可，大小便正常。

【既往史】G2P1，剖宫产史，2004 年因胎膜早破行子宫下段剖宫产。

【入院查体】一般状况可，体温 36.8 ℃，脉搏 98 次 / 分，呼吸 18 次 / 分，血压 110/62 mmHg。

【妇科检查】宫颈：轻度炎症，外口闭，未见赘生物；宫体：宫底脐下三指，质地中等，形状规则，无压痛。

【辅助检查】血常规（2019-01-11）：HGB 84.0 g/L；中性粒细

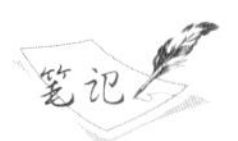

胞百分比 76.3%；白细胞 9.2×10^9/L。超敏 C 反应蛋白 61 mg/L。降钙素原 0.18 ng/mL。胰岛素样生长因子结合蛋白阴性；羊齿状结晶阴性。弥散性血管内凝血（disseminated intravascular coagulation，DIC）指标：抗凝血酶Ⅲ 70.9%，D- 二聚体 1.36 mg/L，纤维蛋白原 4.62 g/L。盆腔超声检查：提示胎死宫内、瘢痕妊娠可能、胎盘部分植入，胎头位于耻骨上，宫高 163 mm，宫腔中下段见胎儿回声，双顶径 31 mm，头围 120 mm，腹围 100 mm，胎心未见。羊水深 10 mm。胎盘位于子宫右前壁下段，厚度 26 mm，分期 0，胎盘下缘距宫口约 26 mm，切口处肌层回声消失，边缘紧贴浆膜层，与膀胱分界不清，内见较多不规则无回声，长度约 37 mm，部分右后壁胎盘后方肌层回声消失，边缘紧贴浆膜层，内见较多小无回声，呈奶酪状，长约 38 mm。CDFI 示血流信号丰富；残余宫颈长约 20 mm（图 11-1）。

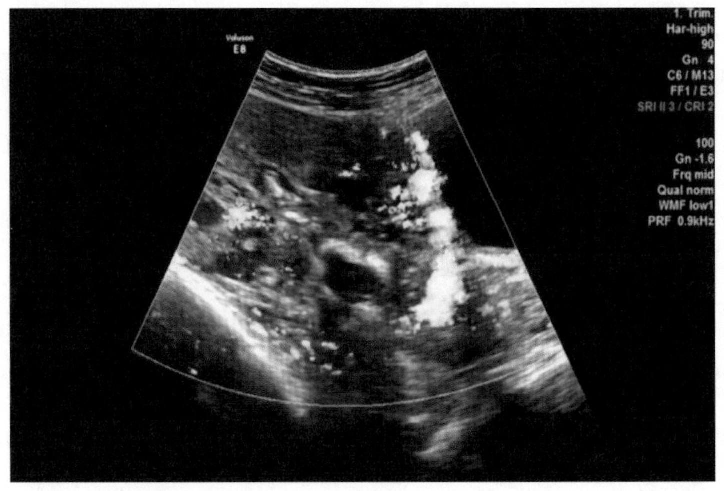

图 11-1　CDFI 示血流信号丰富，胎盘植入？

【诊断】宫内中孕 18^{+5} 周，瘢痕妊娠；先兆流产；药物引产失败；死胎；胎盘植入？中度贫血。

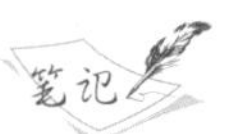

【治疗经过】患者入院时血象及体温高，不排除感染可能，给予哌拉西林他唑巴坦 3.375 g q6h 抗感染治疗后，排除手术禁忌证后于 2019 年 1 月 10 日在局部麻醉下行双侧子宫动脉栓塞术，手术经过顺利，患者无特殊不适（图 11-2、图 11-3）。

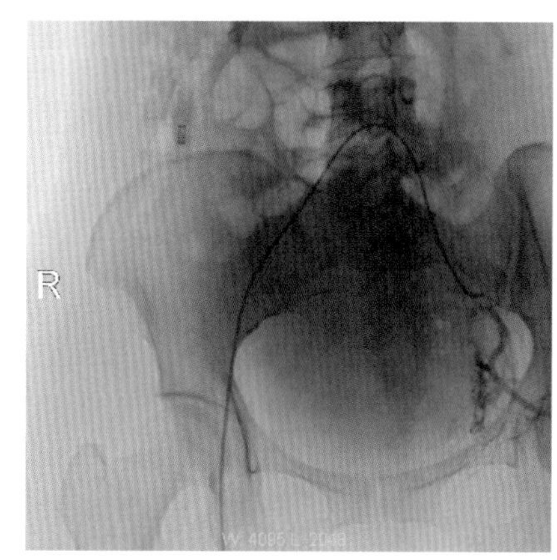

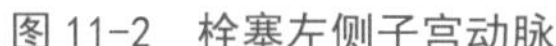
图 11-2 栓塞左侧子宫动脉

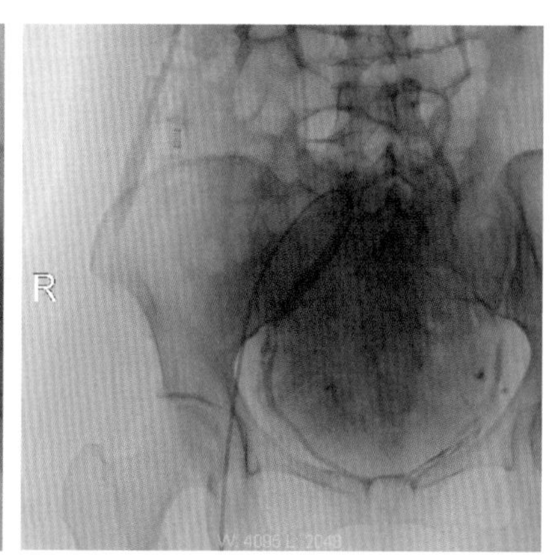

图 11-3 栓塞右侧子宫动脉

2019 年 1 月 11 日在全身麻醉下行经腹剖宫取胎术 + 子宫瘢痕妊娠病灶切除术 + 膀胱修补术。术中见子宫体如孕 18 周大小，宫体下段膨大明显，肌层菲薄，膀胱子宫返折处浆膜面完整，表面呈紫蓝色，浆膜层内布满怒张血管，紫蓝色区域上界达子宫下段原切口瘢痕，下界达瘢痕下 5 cm 处；宫体下段右后侧壁见 5 cm × 4 cm 紫蓝色区域，与右侧子宫动静脉相连，紫蓝色区域内组织松软，内见怒张血管。术中检查膀胱剥离面，见膀胱底部分肌层受损，部分肌层组织糟脆，给予亚甲蓝膀胱灌注，膀胱黏膜完整，无破裂；考虑膀胱肌层受损，请泌尿外科会诊，行膀胱修补术，手术过程顺利，术中出血共计 2400 mL，输悬浮少白细胞红细胞 900 mL，血浆 400 mL，术后继续输血，输悬浮少白细胞红细胞 300 mL，血浆 400 mL，予以保留尿管、抗感染、止血、补液对症处理。顺利恢复出院。

临床讨论

1. 病例特点

（1）患者因孕 18^{+5} 周，外院引产失败，要求进一步引产。

（2）我院门诊彩超提示胎死宫内。

（3）患者既往有 1 次剖宫产史，2 次利凡诺及多种药物联合应用，但引产均以失败告终。

（4）入院后有发热、感染迹象，抗生素治疗控制感染。

（5）术前患者 HGB 84 g/L，中度贫血，因预估术中出血较多，为术前纠正贫血，给予输悬浮少白细胞红细胞 3.0 U。

（6）超声会诊提示瘢痕妊娠，可能胎盘部分植入，建议术前行 MRI 检查以进一步评估膀胱与子宫的关系及手术风险，但患者及家属拒绝 MRI 检查。

（7）子宫动脉栓塞后行小剖宫产术。术中出血量多，伴有膀胱壁的损伤。

2. 诊断思路

本例患者的治疗方案主要是手术治疗，方案有以下两个：①子宫动脉栓塞术后剖宫取胎术：瘢痕妊娠、胎盘植入在剖宫取胎术中仍会出现难以控制的大出血甚至失血性休克，危及生命可能，也可能出现胎盘残留、子宫破裂、膀胱损伤等，必要时请泌尿外科医生上台。如术中胎盘难以剥离，则有保留部分胎盘的可能，但保留胎盘术后仍有感染、出血、再次开腹行子宫切除可能；或行胎盘局部病灶切除术，但有子宫切口愈合不良、缝合困难，仍需行子宫切除可能。考虑患者较年轻，术中需尽量考虑保留子宫。②子宫动脉栓塞术后子宫切除术：切除子宫手术难度大、

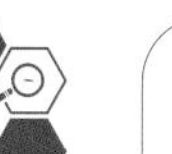

损伤大，存在伤口愈合不良、大出血、感染等风险。对于上述两种手术方式，均有可能出现难以控制的大出血、DIC、膀胱损伤、输尿管损伤，影响以后生活的质量，甚至危及生命，必要时请泌尿外科同时上台手术治疗。本例经与患者及家属沟通后，要求子宫动脉栓塞术后剖宫取胎术（备子宫切除术）。

本例患者为继发早孕的瘢痕妊娠，胎盘植入为凶险性前置胎盘，因其血供丰富（不仅仅是子宫动脉），术前预防性子宫动脉栓塞并不能完全阻断胎盘供血，术中仍有出血大的可能，约 2400 mL。因此，对于中晚孕的继发于剖宫产瘢痕妊娠的胎盘植入，凶险性前置胎盘的处理应是多科室多团队共同合作，止血手段要多方位，以应对无法控制的大出血和脏器损伤修补等紧急情况的发生。

病例点评

中孕期药物引产失败要积极评估并寻找失败的原因。最常见的原因是羊水过少，其次是胎盘问题，应进一步超声检查，避免多次、多种引产药物的不规范使用。

继发于剖宫产瘢痕妊娠的中孕，为宫内中孕、胎盘植入、凶险性前置胎盘，处理比较棘手。有学者认为，剖宫产瘢痕部位妊娠囊紧临宫腔，所以有孕足月的可能，故可以采用期待疗法至足月妊娠。但据文献报道 6 例采取期待治疗的患者中，4 例发生子宫破裂及 DIC 等严重后果，其中 3 例切除子宫，仅 2 例成功，故大多数学者并不赞成此种处理办法，因此中期妊娠发现子宫瘢痕部位胎盘植入，风险基本等同足月。但对于不得不终止的中期妊

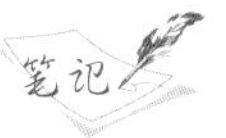

娠，应采取积极的治疗，全面评估后进行安全引产。先行子宫动脉介入造影，尽可能栓塞阻断子宫供血，可同时局部加用 MTX 注入化疗，促进胎盘坏死，进一步减少子宫出血；随后采取相应引产方法，胎儿娩出后，视胎盘娩出情况采取清宫术或开腹切开瘢痕取出胎盘，后者是相对安全和彻底的方法，不仅能保证完整取出胎盘，同时可以修补前次剖宫产瘢痕部位的裂隙或缺陷。或胎盘保留原位，择期处理。同时强调需要妇科肿瘤、泌尿外科、麻醉科、血库、ICU 等多科合作，降低术中并发症的发生，促进术后恢复。

参考文献

[1] 马京梅，杨慧霞．美国妇产科医师学会与美国母胎医学会胎盘植入指南（2018 年 12 月）的更新．中华围产医学杂志，2019（3）：213-214.

（赵绍杰）

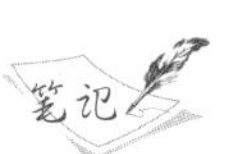

第三篇 早中孕期习惯性流产

妊娠在12周末前终止者，为早期流产（early abortion）。习惯性流产（habitual abortion）指连续自然流产3次或3次以上者。近年有学者将连续2次流产者称为复发性自然流产（recurrent spontaneous abortion，RSA）。有的患者以为试管婴儿就万无一失了，结果也发生了胚胎停育。那么，临床医生如何来帮助她们排忧解难呢？让我们从病例说起。

012 子宫腺肌病与不良妊娠结局

病历摘要

【主诉和现病史】患者，37岁，停经2个月，发现停育，要求手术。既往月经7天/30天，LMP 2019-11-28，量中，痛经（+）。

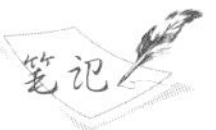

因高龄、子宫内膜异位症于2020年11月上海某医院行三代试管婴儿（in vito fertilization，IVF），之后一直阴道内用雪诺酮保胎治疗，入院前1周超声发现胚胎停育，要求手术而入院。

【既往史】G2P0，既往于2019年胚胎停育1次，胚胎染色体为21-三体综合征（二代IVF）。

【辅助检查】盆腔超声检查：子宫增大，宫腔中上段见孕囊，大小为3.1 cm × 2.5 cm × 1.1 cm，未见胎芽及胎心搏动。肌壁间多发中低回声，最大位于右后壁，大小为5.4 cm × 4.3 cm，回声不均。双侧附件区无异常。

【诊断】宫内早孕，胚胎停育：子宫腺肌病？

【治疗经过】患者于2021年2月2日全麻超声引导下清宫术，术中见子宫后壁明显增厚2.58 cm，前壁1.01 cm，子宫后壁血流明显减少。妊娠囊着床在子宫后壁腺肌瘤处（图12-1）。术后病理诊断：（宫腔内容物）退变的早期绒毛及蜕膜组织，部分绒毛间质高度水肿，Ki-67（index 5%），P57（–）。

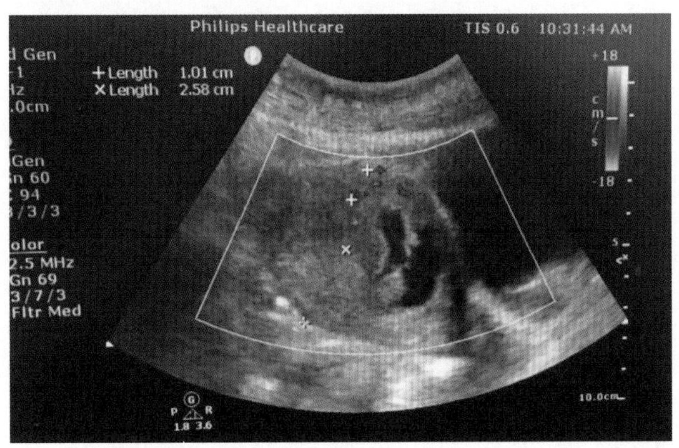

图12-1　胚胎着床处位于后壁腺肌瘤部位

术后18天复查盆腔超声提示子宫4.8 cm × 5.4 cm × 4.9 cm，内膜厚约0.7 cm，子宫肌层回声不均，见多个低回声，较大者位

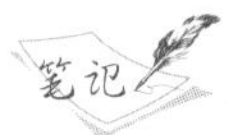

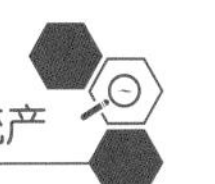

于右侧壁，大小为 3.3 cm × 3.2 cm × 2.8 cm，CDFI 示周边内部可见少许条状血流信号，提示子宫腺肌瘤，多发肌瘤。术后 34 天月经恢复正常。

临床讨论

1. 病例特点

本病例特点：①高龄，一次 IVF 为 21- 三体综合征孕史。②本次妊娠选择三代 IVF，但仍然停育。③术中发现妊娠囊着床在子宫后壁，正好是腺肌瘤的部位。④术后病理：绒毛水肿，P57（–）。

2. 疾病诊疗思路

（1）关于胚胎停止发育的原因分析与排查是临床的热点与难点。本例患者因为是三代试管婴儿，原因筛查相对缩小。患者 IVF 之前，已对免疫系统疾病及甲状腺功能进行了筛查，未见异常。术中超声发现子宫后壁增厚，局部腺肌瘤，妊娠囊着床在腺肌瘤处，那么这是否会导致胚胎停育呢？

（2）子宫腺肌病（adenomyosis，AM）为子宫内膜腺体和间质侵入子宫肌层所致子宫局灶或弥漫性增大为主要改变的激素依赖性疾病。表现为进行性加重的痛经、经量增多、不育等严重危害妇女身心健康。而且这种器质性改变会对妊娠结局产生不良影响，对 IVF 产生不利影响，降低妊娠率和活产率，增加流产率。因此对患有 AM 妇女孕前和产前管理是非常重要的。

（3）本例患者因高龄和子宫内膜异位症，行三代 IVF 之后积极给予孕激素治疗，结果还是发生停育，因此，不能除外妊娠囊正好着床在子宫后壁、局部血供不足，导致胚胎营养不良而停止

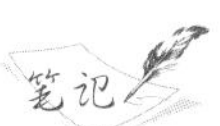

发育。

（4）对于 AM 要注意早期诊断，早期干预，以便获得最佳妊娠效果。早期 AM 患者的临床症状具有不典型性，在一定程度上增加了疾病确诊的难度。最近研究提示，通过测量子宫内膜－肌层连接带（JZ），以及子宫肌壁厚度等可早期诊断。Sofic 等认为，JZ 厚度是诊断早期子宫腺肌病的良好指标。通过超声，特别是 3D 超声或 MRI 都有较好的诊断价值。

（5）经阴道三维超声（3D-TVS）对 AM 的早期诊断：目前，3D-TVS 用于诊断 AM，其冠状面的子宫重建技术为观测 AM 子宫提供了全新的视野。3D-TVS 的优势在于它能够对 JZ 厚度进行测量，提供定量评判标准。正常 JZ 形态规则，厚度随雌激素、孕激素的变化而呈周期性改变，一般＜ 5 mm。AM 患者常出现 JZ 增厚或中断等表现。JZ_{max} ≥ 8 mm 或最大 JZ 厚度与最小的差值 JZ_{dif} ≥ 4 mm 提示 AM。

（6）MRI 诊断 AM 的特点：2D-TVS 是诊断 AM 最常用的影像学方法，诊断特异度较低。MRI 诊断 AM 的敏感度和特异度较高，JZ 厚度测量的准确度高，可减少局部病灶的遗漏。MRI 在通过定量测量 JZ 厚度诊断 AM 上与 3D-TVS 具有相似的准确性，均为 89%。相比于 3D-TVS，MRI 软组织分辨力更高，它能准确显示增厚 JZ 内的异位微小内膜岛和出血病灶，尤其适用于难以确诊的 AM，故 3D-TVS 并不能完全代替 MRI。JZ 厚度至少为 12 mm 是确定是否存在 AM 最常见的 MRI 标准。

（7）AM JZ 厚度测量的临床意义：JZ 厚度测量具有早期诊断 AM 优势的同时，还有助于评估患者生育能力，因此有望成为诊断早期 AM 及监测药物作用情况的重复指标。JZ 异常不仅与 AM

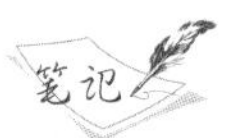

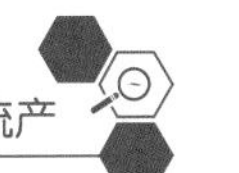

相关，也会造成复发性流产、不孕及一系列产科疾病。

（8）正常子宫肌层的厚度平均在 1 cm 左右，AM 患者的子宫肌层厚度明显增加，增厚的肌层会对妊娠产生不良影响，韩国学者通过测量子宫肌层增厚对体外受精－胚胎移植取卵术（in vitro insemination embryo transfer egg retrieval，IVF-ET）效果的研究证明了这一点。该研究根据子宫肌层厚度分为 Group A（＜ 2.00 cm）、Group B（2.00 ～ 2.49 cm）、Group C（ ≥ 2.50 cm），共 413 例 AM 患者，551 个 IVF-ET 周期。在 Group C 中，植入率、临床妊娠率和活产率显著降低，但流产率明显升高。在 Group B 中，超声提示 AM 的病例，如子宫肌层回声不均、子宫肌层囊肿、子宫内膜－肌层连接带清晰度差的患者，具有较低的着床率、临床妊娠率和活产率，流产率相对较高。因此，如果经阴道超声显示子宫肌层增厚超过 2.50 cm，提示将对 IVF-ET 结果产生不良影响。即使有轻微的增厚（2.00 ～ 2.49 cm），超声检查结果提示 AM 的存在也与 IVF-ET 的不良结果有关。

（9）有子宫内膜异位症的不孕患者体外受精后，用促性腺激素释放激素类似物（gonadotropin releasing hormone antagonist，GnRH-a）进行预处理可以改善子宫微环境和着床率。GnRH-a 是 AM 患者的常用药物，可减轻痛经、缩小子宫；可利用 JZ 厚度变化来反映 GnRH-a 起效情况，帮助临床医生评估患者治疗后的生育能力。Luciano 等在研究中提到，3D-TVS 对药物治疗后的 AM 患者诊断准确率会降低至 60%，说明药物会影响 JZ 厚度。需要注意的是，JZ 厚度还会受到年龄、肌层收缩、月经周期和宫腔操作的影响。在女性 20 ～ 50 岁，JZ 厚度随着年龄增长而变大。在应用 3D-TVS 或 MRI 对 JZ 厚度进行评估时，首先应避开月经期；

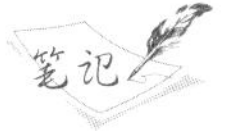

其次，患者近期未接受宫腔操作或 GnRH-a 等激素类药物治疗。应用 GnRH-a 改善 AM 的不良妊娠结局，疗程的选择与评价的方法需根据子宫肌层的厚度和 JZ 厚度进一步评估。

（10）妊娠后应用孕激素类药物支持：孕激素类药物作用于孕激素受体，具有抗雌激素、促凋亡及抗炎作用，并能抗神经血管生成和抑制子宫平滑肌收缩。但子宫内膜异位症和 AM 患者存在孕激素抵抗，因此，对于 AM 患者，早孕后孕激素保胎开始时间要早，剂量要大，时间要长，要联合多种给药途径，保持孕激素血药浓度的稳定。

病例点评

子宫腺肌病导致不良妊娠结局的研究近几年逐渐增多，临床也越来越重视，育龄妇女如果长期痛经要警惕有无子宫腺肌病，如果怀疑可以用超声进一步明确诊断，对于肌壁明显增厚的，特别是超过 2 cm 的患者，建议积极预处理，待肌壁变薄、内膜异位灶萎缩再妊娠，同时积极保胎治疗，这有利于改善妊娠结局。MRI 或 3D 超声对早期诊断子宫腺肌病具有重要的临床价值。

参考文献

[1] SOLIMAN A M，YANG H，DU E X，et al. The direct and indirect costs associated with endometriosis：a systematic literature review. Hum Reprod，2016，31（4）：712-722.

[2] NNOAHAM K E，HUMMELSHOJ L，WEBSTER P，et al. Impact of endometriosis on quality of life and work productivity：a multicenter study across ten countries. Fertil Steril，2011，96（2）：366-373. e8.

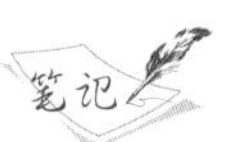

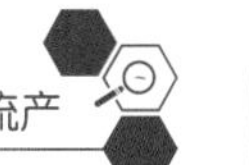

[3] HUDELIST G, FRITZER N, THOMAS A, et al. Diagnostic delay for endometriosis in Austria and Germany: causes and possible consequences. Hum Reprod, 2012, 27 (12): 3412-3416.

[4] BUGGIO L, MONTI E, GATTEI U, et al. Adenomyosis: fertility and obstetric outcome. A comprehensive literature review. Minerva Ginecol, 2018, 70 (3): 295-302.

[5] PINZAUTI S, LAZZERI L, TOSTI C, et al. Transvaginal sonographic features of diffuse adenomyosis in 18-30-year-old nulligravid women without endometriosis: association with symptoms. Ultrasound Obstet Gynecol, 2015, 46 (6): 730-736.

[6] BROSENS I, PIJNENBORG R, BENAGIANO G. Defective myometrial spiral artery remodelling as a cause of major obstetrical syndromes in endometriosis and adenomyosis. Placenta, 2013, 34 (2): 100-105.

[7] GARCÍA-SOLARES J, DONNEZ J, DONNEZ O, et al. Pathogenesis of uterine adenomyosis: invagination or metaplasia?. Fertil Steril, 2018, 109 (3): 371-379.

[8] YOUM H S, CHOI Y S, HAN H D. In vitro fertilization and embryo transfer outcomes in relation to myometrial thickness. J Assist Reprod Genet, 2011, 28(11): 1135-1140.

[9] ROCHA T P, ANDRES M P, BORRELLI G M, et al. Fertility-sparing treatment of adenomyosis in patients with infertility: a systematic review of current options. Reprod Sci, 2018, 25 (4): 480-486.

[10] 史精华，金力，冷金花，等．子宫腺肌病子宫平滑肌细胞中钾离子通道 mRNA 的表达及雌、孕激素对其的影响．中华妇产科杂志，2015，50（11）：843-847.

[11] VANNUCCINI S, TOSTI C, CARMONA F, et al. Pathogenesis of adenomyosis: an update on molecular mechanisms. Reprod Biomed Online, 2017, 35 (5): 592-601.

[12] TEMPLEMAN C, MARSHALL S F, URSIN G, et al. Adenomyosis and endometriosis in the California Teachers Study. Fertil Steril, 2008, 90 (2): 415-424.

（黄君婷　金力）

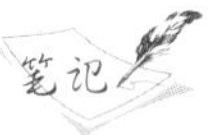

013 多囊卵巢综合征与反复流产一

病历摘要

【主诉和现病史】患者，30岁，G2P0，因孕史不良分别于2020年11月11日和2021年2月26日就诊。患者既往月经7天/30～60天，量中，痛经（轻）。

【既往史】2019年2月孕7周，胚胎停育，自然流产。2020年1月孕8周胚胎停育，行清宫术，绒毛染色体分析正常。外院发现胰岛素升高。自觉近一年来面部脂溢，脱发明显。患者既往有冠心病病史。

【家族史】家族糖尿病病史。

【入院查体】身高165 cm，体重69.0 kg，体重指数（body mass index，BMI）25.5 kg/m^2，腰围88 cm。面部脂溢，头发偏少，前胸背部中度痤疮。

【辅助检查】空腹血糖5.4 mmol/L；空腹胰岛素14.0 μIU/mL；胰岛素抵抗指数3.36；促卵泡激素7.39 IU/L；促黄体生成素5.12 IU/L；雌二醇32 pg/mL；泌乳素18.9 ng/mL；睾酮0.43 ng/mL；硫酸脱氢表雄酮225 μg/dL；性激素结合球蛋白21.7 nmol/L；总胆固醇5.90 mmol/L；甘油三酯0.54 mmol/L；高密度脂蛋白胆固醇1.54 mmol/L；低密度脂蛋白胆固醇3.72 mmol/L；丙氨酸氨基转移酶13 U/L；25-羟维生素D_3 5.1 ng/mL。

【诊断】多囊卵巢综合征、高脂血症、胰岛素抵抗、维生素D缺乏、反复流产。

【治疗经过】辅助检查结果提示血脂代谢异常，胰岛素抵抗，查体提示面部脂溢、脱发，月经经常后推，以及家族中有糖尿病病史，因此建议低脂、低热量饮食，每天坚持有氧运动半个小时以上，减体重，同时每日晚餐前服用格华止 1 片，因 25- 羟维生素 D_3 异常，建议开始补充维生素 D 和钙片，每日坚持晒太阳，补充多种维生素片爱乐维。经过 3 个月的调整，体重减少 3.5 kg，血脂恢复正常，并继续服用格华止，开始备孕。体重 59 kg，BMI 21.6 kg/m^2。

【复诊随访】LMP 2021-05-19，2021 年 6 月 14 日自测尿妊娠试验阳性。2021 年 6 月 15 日验血 hCG 36.29IU/L，雌二醇（E_2）215 pg/mL，孕酮 23.11 ng/mL，口服地屈孕酮 2 片，2 次 / 日，12 周停药。2021 年 6 月 16 日血促甲状腺激素（thyroid stimulating hormone，TSH）6.72 mIU/mL，优甲乐控制至＜ 2.5 mIU/mL。已于 2022 年 2 月（39^{+4} 周）顺利分娩一男婴。

临床讨论

1. 病例特点

（1）30 岁，2 次胚胎停育史，1 次绒毛染色体分析正常。

（2）询问病史发现月经稀发，近来脂溢明显，背部痤疮。

（3）超重，胰岛素抵抗，血脂代谢异常。

（4）家族糖尿病史。

2. 疾病分析

（1）本例患者有 PCOS、高雄激素血症（以下简称“高雄”）、胰岛素抵抗及超重，这些均可能导致不孕或不良妊娠结局。临床需要注意患者的高雄临床表现，既简单又直观，而血中的雄激素并没

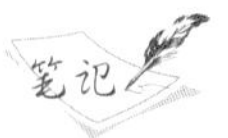

有升高，因此询问病史及查体观察患者是发现问题的关键。目前肥胖已被确定为自发性流产的危险因素，尽管其机制尚不清楚。研究发现 BMI ≥ 25 kg/m^2 的女性与 BMI 较低的女性相比，整倍体流产的发生率显著增加，尽管她们的平均年龄相似。也有研究显示在超重和肥胖女性流产中，正常胚胎核型显著增加（BMI ≥ 25 kg/m^2）。这些结果表明，超重和肥胖人群流产的风险与胚胎非整倍体相关。

（2）胰岛素抵抗的诊断：胰岛素抵抗是指胰岛素效应器官或部位对其转运和利用葡萄糖作用不敏感的一种病理生理状态。目前采用空腹血糖（fasting blood glucose，FBG）与空腹血浆胰岛素（fasting insulin，FINS）水平来判断。文献和临床将空腹胰岛素水平高于 15 mIU/mL 判断为胰岛素抵抗。2018 年国内《多囊卵巢综合征诊治内分泌专家共识》指出，由于检测方法和人群的差异，建议将 FINS 水平高于当地正常参考值的 2 ～ 5 倍者判断为胰岛素抵抗和高胰岛素血症。空腹胰岛素正常或轻度升高不能排除胰岛素抵抗。稳态模型法：稳态模型评估的胰岛素抵抗指数（HOMA-IR）= 空腹胰岛素（μU/mL）× 空腹血糖（mmol/dL）/22.5，高于 2.21 可判断为胰岛素抵抗。应就诊内分泌门诊，进一步明确诊断。

（3）代谢紊乱 – 代谢综合征也是 IR 的重要临床体现，PCOS 常合并代谢综合征。该患者除了临床表现的脂溢、脱发外，LDL 升高，IR。2018 年国内内分泌专家共识建议 PCOS 综合干预的手段及效果有：①运动减体重。②低脂、低热量饮食。③口服二甲双胍改善胰岛素抵抗。

（4）孕激素保胎治疗开始要早，剂量要够，时间要长。

（5）该例患者依从性特别好，结合她的病史，检查结果，帮助她分析了发生 2 次胚胎停育的原因，发现了主要问题，讲解了高雄、

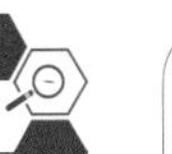

胰岛素抵抗、肥胖对妊娠不良结局的影响。患者能理解其重要性，并按照要求积极进行生活饮食方式的调整及药物治疗。3 个月后复查，所有异常指标转为正常，面部高雄症状明显改善，体重减少了 3 kg。备孕过程非常顺利，发现早孕积极保胎干预，已足月分娩。

病例点评

通过该病例，我们强调一定要详细询问病史，首先最应该关注的就是患者的月经周期，要精准掌握月经周期的长短，有无月经稀发，同时要查体、观察患者有无高雄激素血症的临床表现，然后根据情况，进行相关的化验检查。只有经过细致排查才能更好地帮助患者寻找发生反复胚胎停育的原因。因此，很多“不明原因的反复流产”是我们没有认识到导致流产的真正“原因”。

参考文献

[1] WANG Q，LUO L，LEI Q，et al. Low aneuploidy rate in early pregnancy loss abortuses from patients with polycystic ovary syndrome. Reprod Biomed Online，2016，33（1）：85-92.

[2] KROON B，HARRISON K，MARTIN N，et al. Miscarriage karyotype and its relationship with maternal body mass index，age，and mode of conception. Fertil Steril，2011，95（5）：1827-1829.

[3] LASHEN H，FEAR K，STURDEE D W. Obesity is associated with increased risk of first trimester and recurrent miscarriage：matched case-control study. Hum Reprod，2004，19（7）：1644-1646.

[4] KRISTENSEN J，VESTERGAARD M，WISBORG K，et al. Pre-pregnancy weight and the risk of stillbirth and neonatal death. BJOG，2005，112（4）：403-408.

（黄君婷　金力）

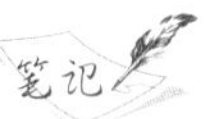

014 多囊卵巢综合征与反复流产二

病历摘要

【主诉和现病史】患者，41 岁，G4P0，LMP 2020-12-7，EDC 2021-9-13。停经 43 天患者自查尿妊娠试纸（+），阴道少量出血，故要求保胎治疗。患者月经 7 天 / 35 ～ 40 天，量中，痛经（–）。患者 2021 年 1 月 12 日（36 天）查 P 31.8 ng/mL，β-hCG 1111.0 mIU/mL。2021 年 1 月 15 日少量出血，β-hCG 5386 mIU/mL，E_2 202 pg/mL，孕酮 27.49 ng/mL。因 3 次胚胎停育史，开始黄体酮 40 mg qd 肌内注射（上午 8：00），地屈孕酮 20 mg qd（18：00—19：00）。2021 年 1 月 20 日（45 天）β-hCG 19765 mIU/mL，P 35.93 ng/mL，E_2 658 pg/mL，孕 8 周，仍偶有少量阴道流血，改为中午加服地屈孕酮 20 mg，服药 3 天，出血止。2021 年 2 月 24 日超声提示宫内早孕，可见胎芽及胎心。孕 11 周开始逐渐减量地屈孕酮，13 周停药。孕期平顺，已足月顺产。

【既往史和其他病史】患者分别于 2014 年、2017 年、2020 年早孕胚胎停育清宫 3 次，绒毛染色体检查均未见异常；孕前体检发现 TSH 4.18 mU/L、抗甲状腺过氧化物酶抗体（anti-thyroid peroxidase antibody，Anti-TPO）83.2 kU/L，就诊于我院给予口服优甲乐 50 μg/d，共 2 个月，之后因胚胎停育停药，2021 年 1 月 2 日查 TSH 3.21IU/mL，游离甲状腺素（FT_4）1.02 ng/dL，游离三碘甲状腺原氨酸（FT_3）2.98 pg/mL，抗甲状腺过氧化物酶抗体（anti-thyroid peroxidase antibody，Anti-TPO）21 IU/mL，抗甲

状腺球蛋白抗体（A-TG）492 IU/mL，1 月 27 日开始口服优甲乐 25 μg/d。曾针对反复流产，做过其他方面的化验检查，基本未发现异常。因发现面部脂溢、轻度痤疮，服用优思明 6 个月，每天坚持运动半个小时，少吃甜食和热量高的食物，患者因年龄较大，希望经过调整积极准备 IVF。

临床讨论

（1）本例患者为反复 3 次胚胎停育，均发生在妊娠 8 周之内，每次胚胎染色体均正常，说明存在其他因素。

（2）患者既往检查反复流产原因的化验结果基本正常，那么导致患者反复胚胎停育的主要原因可能是什么呢？是不明原因吗？询问患者的月经史，发现患者有月经稀发，面部有雄激素升高的临床表现。从性激素化验检查中并未发现患者雄激素升高，但有面部痤疮、脂溢、月经稀发、反复流产，提示高雄激素可能是导致患者反复流产的主要原因。所谓不明原因的反复流产，实际是我们是否认识到其与流产的相互关系，临床中需要仔细询问病史，关注月经周期和临床表现。

（3）建议每天运动至少半个小时以上，少吃热量高的食物，患者 BMI 正常，因此运动、控制高热量饮食对于消耗内脏脂肪、降低雄激素具有重要的辅助调节功能。同时口服避孕药抑制卵巢功能、降低体内游离睾酮，改善内分泌微环境。本例患者在服用 3 个月的避孕药后，雄激素增高的临床表现得到明显改善。在服用 6 个月后，停药准备试管婴儿的等待中，自然受孕。

（4）孕激素保胎是非常必要的，开始时间要早，剂量要够，

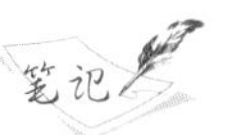

持续时间要待胎盘建立，12 周开始停药。最终患者如愿以偿到足月分娩。

病例点评

对于反复流产或不明原因的流产，在临床分析、查找病因的同时，要注重患者的月经史、查体等基本临床特征，如身高、体重、BMI 等，关注面部、身体有无雄激素升高的临床表现。这些在临床中经常被忽视，但确是导致反复流产的主要原因。

参考文献

[1] WU L，FANG Q，WANG M，et al. Effect of weight loss on pregnancy outcomes，neuronal-reproductive-metabolic hormones and gene expression profiles in granulosa cells in obese infertile PCOS patients undergoing IVF-ET. Front Endocrinol（Lausanne），2022，13：954428.

[2] FERNANDO M，ELLERY S J，MARQUINA C，et al. Vitamin D-binding protein in pregnancy and reproductive health. Nutrients，2020，20，12（5）：1489.

[3] COLLÉE J，MAWET M，TEBACHE L，et al. Polycystic ovarian syndrome and infertility：overview and insights of the putative treatments. Gynecol Endocrinol，2022，37（10）：869-874.

（黄君婷　金力）

第四篇
中孕期双胎妊娠

近年来，随着辅助生育技术的应用，双胎甚至多胎妊娠发生率明显增加。双胎或多胎妊娠并发症的发生率明显高于单胎妊娠，如妊娠期高血压、贫血、胎膜早破、早产及胎儿畸形等。临床中经常会遇到双胎之一发生胎膜早破或发现胎儿畸形，处理起来非常棘手……

015　双胎妊娠中孕期流产与多囊卵巢综合征

病历摘要

【主诉和现病史】患者，30岁，G1P0。2020年12月30日急诊

入院，宫内孕 20^{+1} 周，下腹发紧 10 天。平素月经欠规律，7 天 / 1 ～ 3 个月，量中，痛经（–），LMP 2020-08-11，预产期 2021 年 5 月 18 日。患者于 2020 年 8 月来我院行促排卵后妊娠。建档产检，孕期平顺。胎儿颈部半透明组织厚度（nuchal-translucency thickness，NT）0.10 cm，无创产前检测（non-invasive prenatal test，NIPT）低风险。2020 年 12 月 2 日中孕超声提示胎儿 1 位于下方，双顶径 3.4 cm，头围 12.3 cm，腹围 10.7 cm，股骨长 2.0 cm，胎心规律，胎盘右前壁，下缘距宫颈内口约 3.1 cm，脐带胎盘入口靠近胎盘右侧边缘，羊水 3.3 cm。胎儿 2 位于上方，双顶径 3.5 cm，头围 12.4 cm，腹围 10.5 cm，股骨长 1.9 cm，胎心规律，胎盘前壁，下缘远离宫颈内口，羊水 3.8 cm。2020 年 12 月 21 日劳累后自觉下腹发紧，伴坠胀感至今，每天 3 ～ 4 次，夜间明显。2020 年 12 月 30 日就诊我院门诊，活动后自觉下腹发紧较前频繁，2 ～ 3 次 / 小时，无明显痛感；宫颈超声：宫颈长度约 2.2 ～ 2.8 cm，宫颈内口似有扩张，前后宽度 2.0 cm。建议住院观察。近期精神可，饮食、睡眠一般，偶有尿频、便秘，体重孕期增加 2 kg。

【既往史】多囊卵巢综合征病史 13 年，孕前口服达英 -35。适龄婚育，否认高血压、冠心病、糖尿病等慢性病史。

【家族史】父亲糖尿病、高血压。

【入院查体】体温 36.5 ℃，脉搏 74 次 / 分，呼吸 18 次 / 分，血压 122/73 mmHg，血氧饱和度 99%，身高 158 cm，体重 78 kg，BMI 31.24 kg/m^2。宫底脐与剑突之间，胎心率 140 ～ 145 次 / 分，偶及宫缩。

【辅助检查】（2020-12-30）宫颈超声检查（经会阴）：宫颈长度偏短为 2.2 ～ 2.8 cm，宫颈内口似有扩张，前后宽度 2.0 cm。

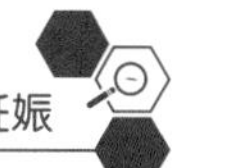

【入院诊断】宫内孕 20^{+1} 周，G1P0；双胎妊娠；先兆流产？多囊卵巢综合征。

【治疗经过】患者入院后，常有下腹紧缩感，未及明显宫缩，动态超声监测宫颈情况及宫内胎儿情况。2021 年 1 月 11 日宫内孕 21^{+6} 周，阴道超声：宫颈内口呈漏斗状扩张，动态观察，扩张范围时有变化，最大时长约 3.0 cm，最宽处约 2.0 cm；最小时长约 1.3 cm，最宽处约 1.2 cm。宫颈闭合长度约 0.6 ～ 2.6 cm。宫颈内口呈漏斗状扩张。

向患者及家属交代病情，随时有破水、流产的风险，积极抑制宫缩，孕周较小，可尝试紧急宫颈环扎术，但治疗效果需要动态观察。

2021 年 1 月 24 日一个胎囊破水，患者放弃保胎治疗，抗生素预防感染，另一胎行利凡诺羊膜腔内引产术，2021 年 1 月 27 日行分娩 + 清宫术。

临床讨论

1. 病例特点

本病例特点：①本次妊娠为促排卵受孕，第一次妊娠，双胎，胎儿比较珍贵。②宫内孕 20^{+1} 周，下腹发紧 10 余天，渐进加重。经会阴宫颈超声：宫颈长度偏短为 2.2 ～ 2.8 cm，宫颈内口似有扩张，前后宽度 2.0 cm。③患者既往有多囊卵巢综合征病史，月经不规律，长期服用避孕药。④肥胖，孕期也没有很好控制体重。⑤家族中有糖尿病病史。⑥入院后因一胎发生胎膜早破，放弃保胎，另一胎行利凡诺引产。

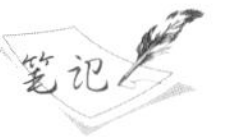

2. 疾病介绍

（1）多囊卵巢综合征（polycystic ovarian syndrome，PCOS）增加妇女妊娠不良结局的风险已有研究报道，包括流产、妊娠期糖尿病、妊娠期高血压、早产、巨大儿、低体重儿或小于胎龄儿等。PCOS 患者流产的风险是非 PCOS 孕妇的 2.87 倍（95%*CI* 1.65 ～ 4.98）。高雄激素环境会使子宫内膜功能恶化，进而增加 PCOS 妇女的流产率，而应用 GnRH-a 可抑制垂体 – 性腺轴，降低雄激素水平，改善高雄激素血症，提高活产率及持续妊娠率。有研究对 85 例 PCOS 患者进行了 272 个周期的 IVF-ET 治疗，发现 PCOS 患者游离雄激素指数降低与活产率升高具有统计学意义。

在冻融的胚胎进行移植前用 GnRH-a 处理，通过降低血循环雄激素水平，可以使具有高雄激素血症临床或生化表现的 PCOS 患者的持续妊娠率显著增加（*OR*=3.98，95%*CI* 1.12 ～ 14.20，*P*=0.033），推测其流产率升高的原因与孕期肥胖脂肪因子 Chemerin 导致胰岛素抵抗、高雄激素血症、高胰岛素血症等多种因素有关。

（2）高雄激素血症增加了宫颈机能不全的发生风险。有动物试验显示，母体过多的雄激素可导致胎盘的体积及重量下降，胎盘合成类固醇激素的活性增强，影响胎盘的物质运输功能。自早孕期持续给予恒河猴孕烯醇酮刺激或晚孕期给予孕烯醇酮刺激 48 小时，可诱发子宫肌层收缩及子宫颈扩张，导致早产的发生。研究还显示，雄激素可通过增加子宫颈部位胶原酶的活性，降解胶原纤维，促进子宫颈成熟。

（3）肥胖增加了不良妊娠结局的风险。无论是自然受孕或辅助生殖时，随着体重的上升，卵子数量和质量下降，同时子宫内膜容受性也不适合胚胎植入，使得流产及早产的风险升高。超重

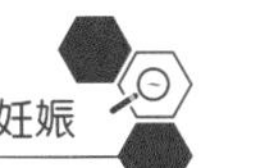

和肥胖者发生妊娠期糖尿病、妊娠期高血压、早产等妊娠并发症的风险明显增加，这些妊娠期疾病不仅影响母亲健康，也影响胎儿安危。PCOS 女性与非 PCOS 女性相比，超重的风险为 1.95（1.52 ～ 2.50），肥胖的风险为 2.77（1.88 ～ 4.10），腹型肥胖风险为 1.73（1.31 ～ 2.30）。腹型肥胖引起内脏脂肪指数上升，加剧排卵障碍，进而月经紊乱更严重。

（4）中孕期孕激素的保胎效应及其对胎儿的影响：在孕中期使用孕激素对于先兆流产的妇女仍具有抑制子宫平滑肌收缩等保胎效应。孕激素的给药途径不同，作用机制也不同，具体有：①口服给药：使用简单方便，但存在肝脏首过效应，影响药物吸收，导致药物浓度不稳定，生物利用度低，不良反应有头晕、嗜睡、恶心等。②肌内注射途径：经济实惠，吸收快，血药浓度稳定，但长期应用耐受性差，不良反应有局部红肿痛、硬结脓肿。③阴道给药：制剂简单方便，无肝脏首过效应，药物缓释，疗效持续平稳，但费用高。

（5）筛查短宫颈：通常不会在中期妊娠常规使用经阴道超声来测量宫颈长度。尽管宫颈较短可能预测早产风险增加，但对于无症状患者来说预测值较低，并且在减少此人群早产率方面，尚未明确哪种干预有效。其他专家，包括 Up To Date 的一些作者，会采用另一种方案：在中期妊娠胎儿解剖结构超声检查时测量宫颈长度，若宫颈较短（≤ 25 mm），则开始补充黄体酮。

（6）有文献系统回顾和荟萃分析比较中期超声检查子宫颈长度＜ 25 mm 的单胎妊娠孕妇的妊娠结局，给予阴道孕激素和安慰剂 / 没有治疗。主要终点为妊娠 33 周的早产，次要结果包括不良围产期结果和幼儿 2 岁时的神经发育和健康结果。结果在

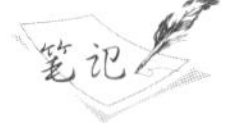

974 名宫颈长度＜ 25 mm 的女性中（498 人使用阴道黄体酮，476 人使用安慰剂），阴道黄体酮能显著降低孕 33 周早产的风险（相对风险为 0.62；95%*CI* 0.47 ～ 0.81；高质量的证据）。此外，阴道黄体酮能显著降低妊娠 28 周、30 周、32 周、34 周、35 周、36 周早产的风险、妊娠 33 周和 34 周自然早产的风险、呼吸窘迫综合征的风险、新生儿综合发病率和死亡率、极低体重儿和低体重儿；以及新生儿进入重症监护病房的概率（相对风险为 0.47 ～ 0.82，为所有人提供高质量的证据）。阴道黄体酮组有 7 例（1.4%）新生儿死亡，安慰剂组有 15 例（3.2%）新生儿死亡（相对风险为 0.44；95%*CI* 0.18 ～ 1.07；*P*=0.07；低质量证据）。幼儿 2 岁时，产妇不良事件、先天性畸形、不良神经发育和健康结果在两组间没有差异。结论为：阴道孕激素可以降低早产的风险，并改善单胎妊娠的围产期预后，在妊娠中期超声短子宫颈检查中，没有任何明显的不利于儿童神经发育的影响。

（7）宫颈紧急环扎的临床效果：对于双胎妊娠，于孕中期无痛性宫颈扩张的是否可以通过紧急宫颈环扎来延长孕周，改善妊娠结局呢？目前相关方面的经验不多。本例患者决定行宫颈环扎时已为时过晚，发生了破水。2016 年美国发表了有 7 家医院参加的、对妊娠 16 ～ 24 周的双胎妊娠发生宫颈扩张者实施环扎术的回顾性队列研究（收集 1997—2014 年 7 家医院对无症状双胎妊娠 16 ～ 24 周、宫颈扩张≥ 1 cm 的病例），排除标准为遗传或主要胎儿异常、之前进行过宫颈环切术、单绒毛膜 - 单羊膜胎盘、阴道活动性出血、绒毛膜羊膜炎、选择性终止妊娠，或医学上有指征的早产。主要观察结局是 34 周时自然早产的发生率。次要观察结局为 32 周、28 周和 24 周的自然早产发生率、围

笔记

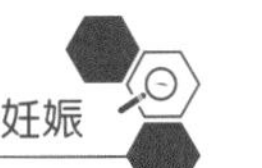

产期死亡率、新生儿复合不良结局（呼吸窘迫综合征、脑室出血、坏死性小肠结肠炎和败血症）。研究结果显示：76 例双胎妊娠宫颈扩张 1.0 ～ 4.5 cm 的妇女采用环扎术（*n*=38）或期待治疗（*n*=38）。在环扎术组中，29 名妇女（76%）接受预防性吲哚美辛治疗，36 名妇女（95%）接受预防性抗生素治疗，而期待治疗组则没有预防性治疗。从诊断宫颈开张到分娩的时间间隔，环扎组为（10.46 ± 5.6）周，而期待组为（3.7 ± 3.2）周，平均差异为 6.76 周（95%*CI* 4.71 ～ 8.81）。34 周时自然早产显著减少 [52.6% *vs*. 94.7%；调整优势比（*aOR*=0.06）；95%*CI* 0.03 ～ 0.34]，32 周时（44.7% *vs*. 89.4%；*aOR*=0.08；95%*CI* 0.03 ～ 0.34）；28 周时（31.6% *vs*. 89.4%；*aOR*=0.05；95%*CI* 0.01 ～ 0.2）；24 周时（13.1% *vs*. 47.3%；*aOR*=0.17；95%*CI* 0.05 ～ 0.54）。围产期死亡率也显著降低（27.6% *vs*. 59.2%；*aOR*=0.24；95%*CI* 0.11 ～ 0.5），新生儿重症监护病房住院（75.9% *vs*. 97.6%；*aOR*=0.07；95%*CI* 0.01 ～ 0.66）和复合不良新生儿结局（33.9% *vs*. 90.5%；*aOR*=0.05；95%*CI* 0.01 ～ 0.21）。研究提示与保守治疗相比，环扎术、吲哚美辛和抗生素治疗双胎妊娠（宫颈扩张＞ 1 cm）从诊断到分娩的潜伏期明显延长（6 ～ 7 周），任意胎龄的自发性早产发生率降低，并改善围产期预后。对于部分胎囊膨出者，有人尝试用球囊逐渐上推膨出的胎囊，再进行环扎，安全有效，取得了较好的临床效果。

（8）进行的宫颈缩短或扩张所致的真正早产或流产迫在眉睫时，可以考虑紧急环扎术。为了达到一定的成功率，宫颈扩张不宜＞ 2 cm，且胎膜不能超出宫颈外口。如果看见胎膜，则预后可能较差。这时需要除外感染，给予阴道拭子细菌培养。如果无发

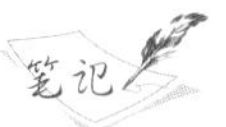

热，血白细胞计数及C反应蛋白正常，则绒毛膜炎的可能性不大。

（9）紧急环扎虽然存在风险，但它可以为我们赢得时间，特别是对于24～26周的妊娠，争取时间至关重要。

（10）对于中晚孕期不明原因宫颈缩短、宫颈扩张的情况，在除外感染迹象，超声未发现胎儿异常者，应积极尝试宫颈环扎术。做好术前知情选择，告知风险。

病例点评

对于有中孕期不明原因的宫颈缩短、宫口开大，导致流产史的孕妇，在非孕期应进行宫颈机能的评估，除外先天宫颈机能不全。对于有肥胖、高雄血症或胰岛素抵抗的妇女应积极控制体重、降低高雄性激素等，改善代谢之后再备孕，对改善妊娠结局具有重要意义。对于孕期发现宫颈缩短及先兆流产或早产的孕妇，采用孕激素阴道给药可能对降低不良妊娠结局概率具有一定的临床效果。紧急环扎，可以积极尝试，需要做好医患沟通。

参考文献

[1] TSAI H W，WANG P H，LIN L T，et al. Using gonadotropin-releasing hormone agonist before frozen embryo transfer may improve ongoing pregnancy rates in hyperandrogenic polycystic ovary syndrome women. Gynecol Endocrinol，2017，33（9）：686-689.

[2] NAVER K，GRINSTED J，LARSEN S O，et al. Increased risk of preterm delivery and pre-eclampsia in women with polycystic ovary syndrome and hyperandrogenaemia. BJOG，2014，121（5）：575-581.

[3] MAKIEVA S，SAUNDERS P T，NORMAN J E. Androgens in pregnancy：roles in parturition. Hum Reprod Update，2014，20（4）：542-559.

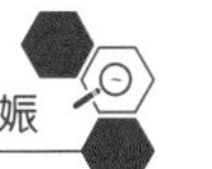

[4] GUPTA V K，RAJALA A，RAJALA R V. Insulin receptor regulates photoreceptor CNG channel activity. Am J Physiol Endocrinol Metab，2012，303（11）：E1363-E1372.

[5] ROMERO R，CONDE-AGUDELO A，DA FONSECA E，et al. Vaginal progesterone for preventing preterm birth and adverse perinatal outcomes in singleton gestations with a short cervix：a meta-analysis of individual patient data. Am J Obstet Gynecol，2018，218（2）：161-180.

[6] ROMAN A，ROCHELSON B，MARTINELLI P，et al. Cerclage in twin pregnancy with dilated cervix between 16 to 24 weeks of gestation：retrospective cohort study. Am J Obstet Gynecol，2016，215（1）：98. e1-98. e11.

[7] LV M，ZHAO B，CHEN Y，et al. Balloon tamponade for successful emergency cervical cerclage. J Obstet Gynaecol Res，2020，46（3）：418-424.

[8] JAMES D K，STEER P. J，WEINER C. P，等 . 高危妊娠 . 3 版 . 段涛，杨慧霞，译 . 北京：人民卫生出版社，2009：115-116.

（黄君婷　金力）

笔记

016　双胎妊娠中孕期一胎异常或死亡

病历摘要

【主诉和现病史】患者，29 岁，G2P0。2020 年 11 月 2 日入院。宫内孕 20^{+1} 周，双胎妊娠，主因“产前诊断双胎之一为 21- 三体综合征”入院行减胎术。既往月经规律，自然受孕，当地超声提示双胎（双绒双羊），早孕期核对预产期准。当地医院规律产检，孕 12 周阴道少量出血 1 次，当地医院给予地屈孕酮治疗后好转，血压正常，尿蛋白（–），NT 1.2 mm/1.2 mm，血清学筛查提示 21- 三体综合征风险值为 1/1708 及 1/1610，NITP 显示 21- 三体综合征高风险，于我院行羊水穿刺产前诊断提示右下胎儿为 21- 三体综合征，左上胎儿未见 21、18、13、X、Y 数目异常。现入院拟行减胎术。孕期饮食正常，二便正常，体重增加 8 kg。

【既往史】2020 年 1 月胎停育清宫。体健，无药物过敏史。

【入院查体】体温 36.4 ℃，脉搏 88 次 / 分，呼吸 20 次 / 分，血压 116/76 mmHg。心肺未见异常。宫底脐下一指，可闻及胎心 145/150 次 / 分，可及胎动。

【入院诊断】宫内孕 20^{+1} 周，双胎妊娠（双绒双羊）；一胎 21- 三体综合征（右下胎儿）。

【治疗经过】（2020-11-03）宫内孕 20^{+2} 周，拟行超声引导下氯化钾单胎减灭术，复查超声，发现左上胎儿胎心减弱，羊水少。（2020-11-06）超声提示胎儿 1 位于下腹，双顶径 4.9 cm，头围 17.2 cm，腹围 15.0 cm，股骨长 3.2 cm，四腔心可见，可见胎心搏

笔记

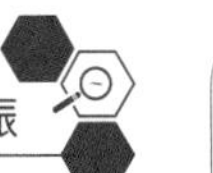

动，胆囊未见，显示胃泡、膀胱、双肾可见，脊柱强回声排列未见明显异常，双侧上肢肱/尺/桡骨、下肢股/胫/腓骨可见，上唇连续性欠佳，胎盘前壁，下缘距宫颈内口 3.3 cm，羊水 3.3 cm，胎儿 2 位于左上，头及腹腔结构显示欠清，双顶径约 3.1 cm，头围约 12.0 cm，腹围约 10.0 cm，股骨长 2.5 cm，四腔心显示不清，未见明确胎心搏动。胃泡、膀胱、双肾均未见显示，回声杂乱，脊柱强回声排列，未见明显异常，颜面部显示不清，胎盘后壁，羊水 2.6 cm，超声诊断：宫内中孕，双胎，胎儿 2 未见明确胎心搏动，胎死宫内可能，胎儿 1 上唇连续性欠佳。2020 年 11 月 12 日行利凡诺羊膜腔内引产术，2020 年 11 月 14 日一胎娩出后因宫缩乏力，出血较多，钳取胎盘，另一胎行人工破膜，给予缩宫素加强宫缩，胎盘粘连，超声引导下钳取。产时出血约 1200 mL。给予加强宫缩、输血治疗。胎儿 1 见唇裂。胎儿 2 外观无异常。

临床讨论

1. 病例特点

本病例特点：①患者为自然妊娠，第一胎宫内中孕 21 周，双胎妊娠，一胎为 21- 三体综合征。②在准备减胎过程中，发现另一个非染色体异常的胎儿心跳减弱，动态观察中，发现胎死宫内。③选择性减胎术转为终止妊娠的引产术。④分娩过程中因宫缩乏力，胎盘粘连，发生了产时大出血。

2. 处理难点

患者系自然受孕。原本宫内中孕，双胎，发现一胎为 21- 三体综合征，另一胎染色体正常。临床中遇到这种状况比较棘手，

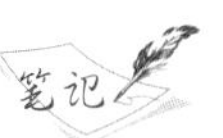

如果妊娠继续到足月，将面临一个21-三体综合征患儿的出生。本例患者为双绒毛膜双胎，因此选择了减胎术，避免异常患儿的出生。但本例患者还未采取减胎术，另一个非染色体异常的胎儿就自然死亡了。因此，改成了利凡诺羊膜腔内注射中期引产术终止妊娠。

该患者在第一个胎儿娩出后因宫缩乏力，发生阴道出血量多，第二胎娩出后，因胎盘粘连，又加重了出血。多胎妊娠分娩时，发生大失血的风险升高，引产前应做好充分准备，即应建立充足的静脉通道并备足血液制品，以防需要输血。分娩过程中，注意宫缩的情况，积极调整宫缩，尽可能缩短产程，根据胎儿娩出的情况，可积极使用宫缩剂，减少大出血的风险。

3. 治疗与结局

中孕期双胎妊娠，当发现一个胎儿正常，而另一个异常的情况该如何处理呢？应根据异常类型及孕龄来讨论所有的治疗方案，包括期待治疗、宫内治疗、终止妊娠和选择性减胎术。选择继续妊娠的女性应被告知畸形的胎儿可能会影响另一个胎儿的结局（如早产、器官损伤）。

什么情况下可以期待治疗呢？如一胎正常，另一胎为13-三体综合征或18-三体综合征，这些胎儿预期不会存活很久或结局较差的畸形儿，可选择期待治疗。

选择性减胎术，也称选择性终止妊娠（selective termination，ST），也属于多胎妊娠减胎，但目标是一个或多个特定的胎儿，减胎依据是超声或侵入性（羊膜穿刺术、绒毛膜绒毛活检）胎儿诊断性检查发现遗传、结构或其他异常，如严重生长受限。ST可避免有严重残疾的后代活产和长期存活，也可减除有致死性异常

的后代。有时减除异常胎儿可以优化正常胎儿的结局。本例为一胎 21- 三体综合征，如果另一胎没有死亡，应选择减胎术。对于双绒毛膜双胎，由专家对异常胎儿进行选择性减胎术是安全而有效的措施，但仍然存在引起正常胎儿自然流产或早产的风险。对于单绒毛膜双胎，可以选择性减胎，但技术有所不同且难度更大。这种情况的减胎术是阻断一条脐带（如射频或激光消融、双极电凝、结扎），而不是向血管内注射氯化钾或地高辛，以减少因共用胎盘循环而给另一个胎儿带来的风险。

（1）双绒毛膜胎儿 ST 时机：只要术者经验丰富，ST 就可在任何胎龄安全有效地实施，但应在决定终止后尽快进行。ST 需要在超声引导下向受累胎儿的胸腔（最好是心脏内）注射氯化钾，直至确认心搏停止。也可以注射地高辛或利多卡因，但起效更慢。

减胎术的妊娠丢失率约 5%，其影响因素包括术者经验、胎儿起始数量（≥ 6 个胎儿时的丢失风险较高），以及最终胎儿数量（≥ 3 个胎儿时的丢失风险较高）等。

（2）减胎术选择的时机：通常是在孕 10 ～ 13^{+6} 周进行，但也可更晚实施。绒毛膜羊膜性、侵入性检查和超声得出的胎儿筛查 / 检测结果都会影响术式和手术时机。可以在术前对计划留存的胎儿采用绒毛膜绒毛取样（chorionic villus sampling，CVS）；CVS 不会增加术后妊娠丢失率，还可以确保留下染色体正常的胎儿。

（3）术后随访：在操作 1 小时后进行超声检查，以确保减胎胎儿心搏停止且存留胎儿心搏正常。在操作 1 ～ 2 周后通过超声检查来确认剩余胎儿的总体健康状况，并在晚期妊娠中每月进行 1 次超声检查，以监测胎儿生长情况。

减胎胎儿通常不会被吸收，但胎儿周围的羊水会在数周至数

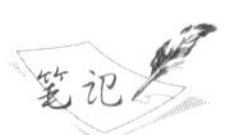

月内消失，胎儿组织也会明显压缩。死亡的胎儿通常会与胎盘一起娩出。死亡胎儿可以送检病理学检查，但通常因过度浸渍而无法进行有意义的评估。应确保子宫中没有妊娠组织残留。

（4）妊娠结局：ST 后继续妊娠的结局一般良好，早产率低且母亲并发症少。2 项大型研究发现，ST 后继续妊娠的中位分娩胎龄为 35.7 周和 37.1 周（其中一些是多胎妊娠）。

4. 文献研究

针对这种特殊妊娠情况，临床并不常见。文献研究结果显示一胎死亡：双胎妊娠中发生一胎死亡的情况并不罕见。一项纳入孕 11 ～ 13 周存活的双胎研究显示，4896 例双绒毛膜双胎妊娠和 1329 例单绒毛膜双胎妊娠中，分别约有 3% 和 11% 发生 34 孕周之前的一胎死亡。如果还纳入更早期的妊娠丢失，一胎死亡率会更高。由于单绒毛膜双胎间存在胎盘血管吻合，单绒毛膜双胎的一胎发生宫内死亡时，存活胎儿的血液就会大量流入死胎的低压血管系统中，从而引起存活胎儿发生急性低血压、贫血和缺血，进而导致其也发生并发症或死亡。双绒毛膜双胎妊娠时，一胎死亡可能是由于宫内环境不良，虽然这种环境也会将另一胎置于风险当中，但风险相对较低。2019 年一篇系统评价阐明了这些风险的类型和程度，评估了 14 孕周后双羊膜囊双胎中一胎死亡后另一胎的预后。评价发现，当一胎宫内死亡后：单绒毛膜双胎和双绒毛膜双胎妊娠时，另一胎死亡率分别为 41% 和 22%（*OR*=2.06，95%*CI* 1.14 ～ 3.71）。单绒毛膜双胎妊娠中，存活的另一胎中 20% 具有异常产前头颅影像学表现。单绒毛膜双胎和双绒毛膜双胎妊娠的早产率分别为 59% 和 54%（*OR*=1.42，95%*CI* 0.67 ～ 2.99），产后头颅影像学检查异常率分别为 43% 和 12%

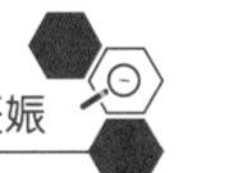

（*OR*= 5.41，95%*CI* 1.03 ～ 28.56），另一胎神经系统发育受损率分别为 29% 和 10%（*OR*=3.06，95%*CI* 0.88 ～ 10.61），另一胎的新生儿死亡率分别为 28% 和 21%(*OR*=1.95，95%*CI* 1.00 ～ 3.79)。单绒毛膜双胎中，相比于 28 孕周后宫内一胎死亡，28 孕周前宫内一胎死亡后，另一胎的宫内死亡率和新生儿死亡率更高。研究表明，在妊娠 16 周前，双胎中一胎丢失后另一存活胎发生先天畸形的风险是双胎均存活者的 2 倍以上。与单胎妊娠相比，双胎中一胎死亡后另一存活胎的其他风险还包括：平均出生体重下降 120 g，分娩小于胎龄儿的风险增加，以及早产风险增加。

处理：对于一胎可能死亡或已死亡的双胎妊娠，最佳处理方法还不清楚，目前的处理方法有：①双绒毛膜双胎：双绒毛膜双胎一胎死亡本身并不强烈，提示需要终止另一存活胎的妊娠。但如果存在影响双胎的疾病（如子痫前期、绒毛膜羊膜炎）则需要密切监测，并及时分娩存活胎以防第二胎丢失。②单绒毛膜双胎：由于单绒毛膜双胎间存在胎盘血管吻合，故此时一胎死亡可能会对另一存活胎直接造成有害影响。一胎死亡后会立即发生血流动力学改变，不可避免地对存活胎儿造成损害。早期妊娠时发生一胎死亡给另一胎带来的风险并不清楚，但如果一胎在有生存力之前就已死亡，应讨论终止妊娠的方式。对存活胎进行超声和 MRI 评估可以发现脑损伤征象，如脑白质病变或颅内出血，这些表现会逐渐出现，可能有助于预测预后。③如果妊娠 26 周后的胎儿评估中发现单绒毛膜双胎中一胎即将死亡而非已经死亡，我们建议立即终止妊娠并娩出双胎，而不是期待治疗，因为存活胎发生神经功能缺损的风险很高。

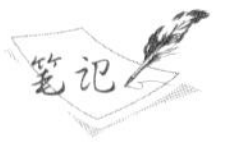

病例点评

双胎妊娠中孕期一胎死亡或异常的情况在临床中并不多见，本病例和文献的分享已较全面地总结了不同情况该如何管理此类患者，但临床中应根据具体情况具体分析，可能发生的风险及并发症需注意与患者充分沟通。

参考文献

[1] RUSTICO M A，BAIETTI M G，COVIELLO D，et al. Managing twins discordant for fetal anomaly. Prenat Diagn，2005，25（9）：766-771.

[2] EVANS M I，GOLDBERG J D，HORENSTEIN J，et al. Selective termination for structural，chromosomal，and mendelian anomalies：international experience. Am J Obstet Gynecol，1999，181（4）：893-897.

[3] EDDLEMAN K A，STONE J L，LYNCH L，et al. Selective termination of anomalous fetuses in multifetal pregnancies：two hundred cases at a single center. Am J Obstet Gynecol，2002，187（5）：1168-1172.

[4] BIGELOW C A，FACTOR S H，MOSHIER E，et al. Timing of and outcomes after selective termination of anomalous fetuses in dichorionic twin pregnancies. Prenat Diagn，2014，34（13）：1320-1325.

[5] VANDECRUYS H，AVGIDOU K，SURERUS E，et al. Dilemmas in the management of twins discordant for anencephaly diagnosed at 11 + 0 to 13 + 6 weeks of gestation. Ultrasound Obstet Gynecol，2006，28（5）：653-658.

[6] LUST A，DE CATTE L，LEWI L，et al. Devlieger R. Monochorionic and dichorionic twin pregnancies discordant for fetal anencephaly：a systematic review of prenatal management options. Prenat Diagn，2008，28（4）：275-279.

[7] ROSSI A C，D’ADDARIO V. Umbilical cord occlusion for selective feticide in complicated monochorionic twins：a systematic review of literature. Am J Obstet Gynecol，2009，200（2）：123-129.

[8] KUMAR S，PARAMASIVAM G，ZHANG E，et al. Perinatal- and procedure-

related outcomes following radiofrequency ablation in monochorionic pregnancy. Am J Obstet Gynecol，2014，210（5）：454. e1-454. e4546.

[9] SACCO A，VAN DER VEEKEN L，BAGSHAW E，et al. Maternal complications following open and fetoscopic fetal surgery：A systematic review and meta-analysis. Prenat Diagn，2019，39（4）：251-268.

[10] GRAU P，ROBINSON L，TABSH K，et al. Elevated maternal serum alpha-fetoprotein and amniotic fluid alpha-fetoprotein after multifetal pregnancy reduction. Obstet Gynecol，1990，76（6）：1042-1045.

[11] BERKOWITZ R L，STONE J L，EDDLEMAN K A. One hundred consecutive cases of selective termination of an abnormal fetus in a multifetal gestation. Obstet Gynecol，1997，90（4 Pt 1）：606-610.

[12] ROMAN A S，REBARBER A，LIPKIND H，et al. Vaginal fetal fibronectin as a predictor of spontaneous preterm delivery after multifetal pregnancy reduction. Am J Obstet Gynecol，2004，190（1）：142-146.

[13] CIMPOCA B，SYNGELAKI A，CHI MU A，et al. Twin pregnancy with two live fetuses at 11-13 weeks：effect of one fetal death on pregnancy outcome. Ultrasound Obstet Gynecol，2020，55（4）：482-488.

[14] MACKIE F L，RIGBY A，MORRIS R K，et al. Prognosis of the co-twin following spontaneous single intrauterine fetal death in twin pregnancies：a systematic review and meta-analysis. BJOG，2019，126（5）：569-578.

[15] PHAROAH P O. Causal hypothesis for some congenital anomalies. Twin Res Hum Genet，2005，8（6）：543-550.

[16] PHAROAH P O，GLINIANAIA S V，RANKIN J. Congenital anomalies in multiple births after early loss of a conceptus. Hum Reprod，2009，24（3）：726-731.

[17] PRACTICE COMMITTEE OF AMERICAN SOCIETY FOR REPRODUCTIVE MEDICINE. Multiple gestation associated with infertility therapy：an American Society for Reproductive Medicine Practice Committee opinion. Fertil Steril，2012，97（4）：825-834.

[18] KARAGEYIM KARSIDAG A Y，KARS B，DANSUK R，et al. Brain damage to the survivor within 30 min of co-twin demise in monochorionic twins. Fetal Diagn Ther，2005，20（2）：91-95.

（金力）

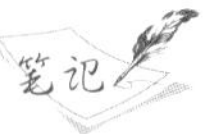

第五篇 妊娠合并宫颈机能不全

宫颈机能不全（cervical incompetence）是指在无宫缩的情况下，宫颈因功能或解剖上的缺陷而难以维持妊娠。临床采用无创伤缝合术缩小宫颈管内口以防止晚期流产和早产，称为宫颈环扎术，其分为三种术式：经阴道宫颈环扎术、腹腔镜下宫颈环扎术、紧急宫颈环扎术。有经典术式，也有创新术式和其他新的尝试。孰是孰非，需要在临床中做到个体化，并不断完善。

017 经阴道宫颈环扎术

病历摘要

【主诉和现病史】患者，32 岁，G1P0。LMP 2020-07-02，EDC

2021-04-09。主因“宫内孕 14 周，宫颈机能不全”入院行宫颈环扎术。既往月经行经 7 天，周期 30 天、3 个月、1 年不等，量中，痛经（轻）。因爱人遗传病（患有脊髓小脑共济失调Ⅲ型，为单基因遗传病。其奶奶、父亲均为患者），2 次于某医院行三代 IVF 均未成功。2019 年 11 月移植成功，孕 21 周无痛性宫颈开大，后放弃保胎，给予药物流产，胎儿基因检测正常。胎盘病理提示感染可能。术前术后均无发热。2020 年 2 月至我院门诊就诊，体重 70 kg。宫颈扩张试验：7.5 号扩张棒稍有阻力，8 号无法通过。盆腔超声提示多囊卵巢综合征，空腹胰岛素 11.7 IU/L，空腹血糖 5.5 mmol/L。FSH 5.10 IU/L，孕酮 0.25 ng/mL，睾酮 0.40 ng/mL，促黄体生成素（luteinizing hormone，LH）4.05 IU/L，泌乳素（prolactin，PRL）10.7 ng/mL，硫酸脱氢表雄酮 172 μg/dL，E_2 29 pg/mL，性激素结合球蛋白（sex hormone binding globulin，SHBG）33.4 nmol/L。总胆固醇（total cholesterol，TC）4.73 mmol/L，甘油三酯（triglyceride，TG）0.60 mmol/L，高密度脂蛋白胆固醇（high density lipoprotein cholesterol，HDL-C）1.10 mmol/L，低密度脂蛋白胆固醇（low-density lipoprotein cholesterol，LDL-C）3.22 mmol/L，谷丙转氨酶（alanine transaminase，ALT）8 U/L。嘱运动、控制饮食、减重 5 个月，后体重减轻 10 kg，BMI 达到 22 kg/m^2。2020 年 7 月 13 日移植冻胚一枚，成功受孕。早孕期地屈孕酮 20 mg qd + 黄体酮 40 mg qd，至孕 13 周停药。NT 0.1 cm。要求宫颈环扎术入院。

【入院查体】背上痤疮，毳毛重。宫底于耻上一指，胎心 150 次 / 分。

【入院诊断】宫内孕 14 周，宫颈机能不全，IVF-ET。

【治疗经过】入院后行经阴道宫颈环扎术（慕斯灵环扎带），

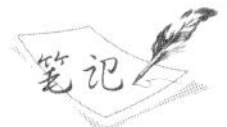

手术顺利。术后 24 小时哌替啶 50 mg q6h 镇痛，术后一周黄体酮 40 mg qd。一周后出院。2021 年 4 月外院足月拆环扎带，阴道分娩一男婴。

临床讨论

1. 病例特点

本病例特点：①育龄，孕 14 周，三代 IVF-ET 妊娠。既往中孕期无痛性宫口开大病史，非孕期宫颈内口可入 7.5 号扩宫棒。②孕前诊断 PCOS、肥胖，减重后再次受孕，孕期足量黄体酮支持。③孕 14 周行经阴道宫颈环扎术，足月后拆环扎线，阴道分娩。

2. 经阴道宫颈环扎术适应证

适应证主要有：①反复妊娠中晚期流产或早产，通过孕期或非孕期各项检查确诊为子宫颈内口松弛者。②一般选择在妊娠 14 ～ 24 周手术，或至少应在以往历次流产发生周数之前 1 个月。不宜在非孕期施术。③经超声检查无胎儿异常者。④已有出血、宫缩或胎膜早破者，不应行宫颈内口环扎术。

3. 治疗

经阴道宫颈环扎术，即常规传统手术方式（图 17-1）。通常使用 1 ～ 2 根 7 号缝线。优点：①操作简单。②宫颈全层捆绑，切割较少。缺点：①大量线体留在阴道内，增加宫颈感染的概率，从而可能导致患者提早宫缩，流产。②拆线后针孔较大，会有一定渗血，对宫颈损伤较大。

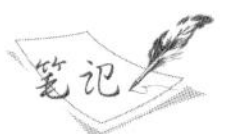

（1）宫颈环扎术注意事项：术前阴道清洁度检查，细菌培养

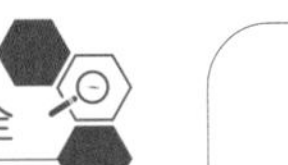

阴性。不进行常规阴道冲洗，不做灌肠。术中系紧带子时，使宫颈缩小至仅能通过 2 ～ 3 号宫颈扩张棒。

该例患者宫颈机能不全诊断明确，同时又有高危因素，因此在孕 14 周实施宫颈环扎术手术。本次采用慕斯灵环扎带（图 17-2）。以慕斯灵环扎带取代普通缝线，因结扎带宽 5 mm，对宫颈组织切割压强低，故长期放置对宫颈损伤小，拆线更容易。

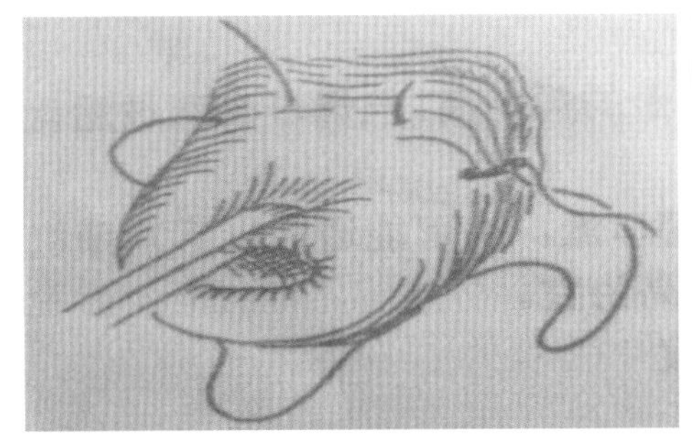

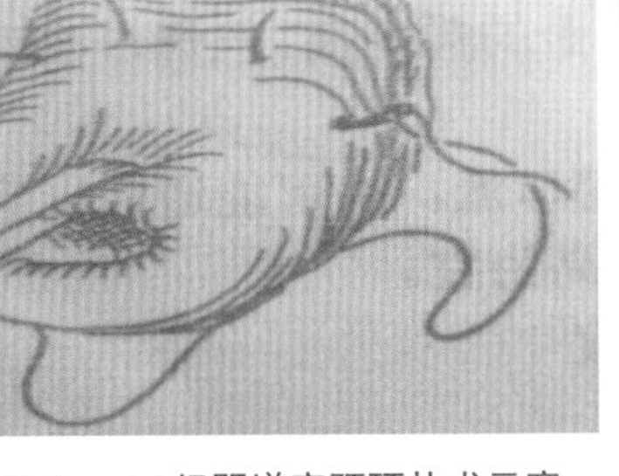

图 17-1 McDonald 经阴道宫颈环扎术示意

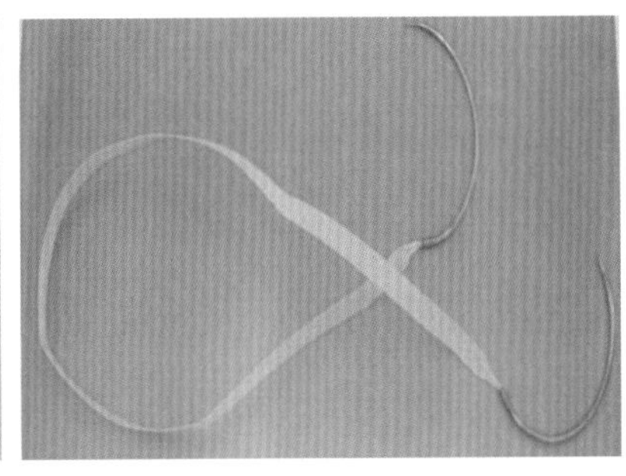

图 17-2 慕斯灵环扎带

（2）术后管理：①术后最初 24 小时，每间隔 6 小时肌内注射哌替啶 100 mg，以避免术后疼痛诱发宫缩。②黄体酮 40 ～ 60 mg im qd，共 5 ～ 7 日。③绝对卧床休息至少 1 周，以后可以下地轻度活动或如厕。④渡过“危险期”（即历次流产之妊娠周数），即可出院，但仍应避免较重的体力劳动。

（3）术后随诊：定期随诊，密切观察宫缩、出血及破水等情况，一旦发生，立即住院拆除缝线，以免发生宫颈裂伤和子宫破裂。如一切顺利，于妊娠 37 周入院，并拆除缝线，等待分娩，以免临产时匆忙入院或来不及了解情况，造成慌乱或来不及拆线导致子宫破裂等不良情况的发生。

（4）分娩方式：一般均可阴道分娩，若产程进展不顺利，可以放宽剖宫产指征。

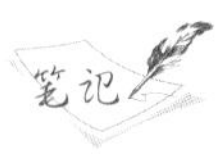

病例点评

本例患者因男方单基因遗传病（三代实施 IVF）第一次妊娠，非常珍贵，但患者在孕中期（21 周）因出现宫颈无痛性扩大，导致晚孕期流产。询问患者的病史发现其存在月经稀发，痤疮、肥胖等 PCOS 表现，宫颈扩张试验证实宫颈机能不全，因此也提示我们 PCOS 与宫颈机能不全可能存在着一定的相关性，应引起临床关注。患者经过代谢调整，再次妊娠后，适时行经阴道宫颈环扎术，术后给予孕激素治疗，成功妊娠到足月，提示对于中孕期发生无痛性宫口开大、晚孕期发生流产的患者，在恢复正常月经后，积极评估宫颈状况，并分析引起宫口开大的因素，同时进行积极有效地干预对于改善再次妊娠的结局具有重要意义。

参考文献

[1] BERGHELLA V，CIARDULLI A，RUST O A，et al. Cerclage for sonographic short cervix in singleton gestations without prior spontaneous preterm birth：systematic review and meta-analysis of randomized controlled trials using individual patient-level data. Ultrasound Obstet Gynecol，2017，50（5）：569-577.

[2] ACOG Practice Bulletin No. 142：Cerclage for the management of cervical insufficiency. Obstet Gynecol，2014，123（2 Pt 1）：372-379.

（金力）

018　腹腔镜下宫颈环扎术

病历摘要

【主诉和现病史】患者，29 岁，G3P0。因停经 55 天，少量阴道流血 2 小时，要求宫颈环扎术，于 2019 年 3 月 19 日入院。

患者既往月经规律，7 天 /28 天，量中等，无明显痛经，LMP 2019-01-23，量如常。停经 40 天自测尿妊娠试验阳性，无明显恶心、呕吐等早孕反应，因孕酮低口服黄体酮保胎治疗至今，无腹痛、腹胀，无阴道流血。曾于 2017 年 4 月孕 19 周羊膜囊突出难免流产 1 次，后于门诊行宫颈扩张试验，诊断为“宫颈机能不全”，于 2018 年因孕 15 周于我院行经阴道环扎术，孕 23 周晚期流产。现早孕 55 天，少量阴道流血，色暗红，无腹痛、腹胀，无畏寒发热，无肛门坠胀感。遂至我院就诊，盆腔超声：孕囊 42 mm × 17 mm，胚芽长 13 mm，胎心可见，右侧卵巢增大，内见两个透声好无回声区，大小分别为 35 mm × 32 mm × 26 mm 和 29 mm × 29 mm × 24 mm。急诊诊断为“早孕，先兆流产、宫颈机能不全、宫颈赘生物”，拟行腹腔镜下宫颈环扎术收入院。停经后精神食欲可，夜间睡眠可，大小便正常。

【既往史】既往体健，无药物过敏史。

【入院查体】一般状况可，体温 36.5 ℃，脉搏 80 次 / 分，呼吸 18 次 / 分，血压 120/78 mmHg。

【妇科查体】外阴发育正常，皮肤黏膜色泽正常；阴道黏膜正常，未见明显血迹；宫颈口见 2 枚息肉样组织，大小分别约

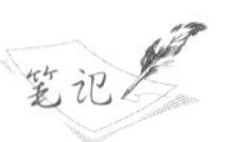

2 cm × 2 cm 和 1.5 cm × 1.0 cm。

【辅助检查】盆腔超声（2019-03-21）：早孕，宫高 83 mm；孕囊 38 mm × 23 mm；胚芽长 15 mm；胎心可见。双附件未见明显异常。CDFI 未见异常彩色血流信号。宫颈管长 25 mm，内口未开（图 18-1）。

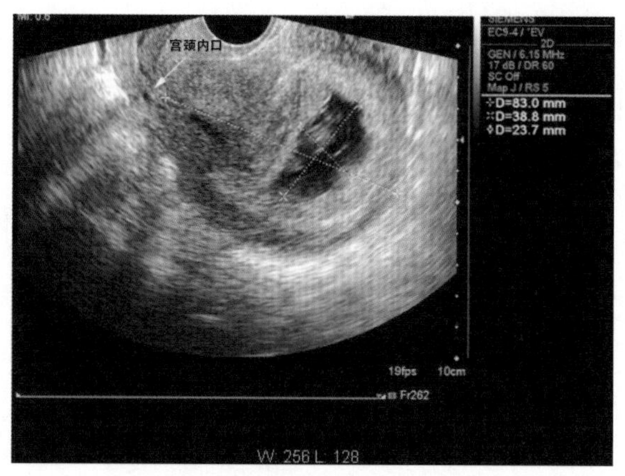

（白色箭头：宫颈内口闭合状态）

图 18-1　宫内早孕，宫颈内闭合状态

【入院诊断】早孕，先兆流产；宫颈机能不全；宫颈赘生物；习惯性流产。

【治疗经过】（2019-03-22）在全身麻醉下行腹腔镜下子宫峡部环扎术 + 宫颈赘生物摘除术，麻醉成功后患者取膀胱截石位，常规消毒铺巾，予以宫颈外口取出 2 枚蚕豆大小赘生物，蒂部予以电凝止血后送检，取脐轮上缘 10 mm 横切口，穿刺置入气腹针，充入 CO_2 气体，形成人工气腹，设定气腹压力上限 12 mmHg，穿刺置入腹腔镜导管顺利置镜。下腹两侧、左侧耻骨联合上缘做直径 0.5 cm 的第一、第二、第三操作孔。镜下见子宫前位，孕 2 月余大小，质地软，子宫峡部宽而短，双侧输卵管、双侧卵巢大小形态、色泽正常，盆腔无积液。超声刀切断圆韧带，打开部分阔韧带前

叶，贯穿阔韧带前后叶，打开部分子宫膀胱反折腹膜，并分离宫颈旁组织，暴露出双侧子宫动静脉。于子宫峡部子宫动脉内侧宫颈浅肌层内进针穿入吊带，腹腔镜下收紧吊带于子宫峡部前方打结，同理于第一道缝扎处上方行第二道环扎。2/0 肠线缝合双侧圆韧带断端、阔韧带前叶及膀胱反折腹膜。生理盐水冲洗盆腹腔，观察腹腔内无活动性出血，放出腹腔内气体，检查各穿刺孔无出血，术毕。手术顺利，术后给予预防感染、止血、黄体酮肌内注射保胎治疗。术后病理:（宫颈）符合子宫内膜息肉。产科定期随诊。复查晚孕 B 超（2019-08-23）提示胎头位于耻上，双顶径 76 mm，头围 276 mm，腹围 259 mm，胎心 133 次 / 分。胎盘位于子宫前壁，厚度 28 mm，分期 1^{+}。羊水指数：左上 30 mm，左下 40 mm，右上 30 mm，右下 40 mm。股骨长度 55 mm。CDFI：胎儿颈周未见脐血流显示。脉冲多普勒检查：脐动脉（umbilical artery，UmA）收缩期最高血流速度 43.2 cm/s，舒张期最低血流速度 17.6 cm/s，脐动脉收缩压与舒张压比值 2.5。胎儿体重预测（1484 ± 200）g。膀胱过度充盈，经腹超探查，宫颈管长约 43 mm（图 18-2）。

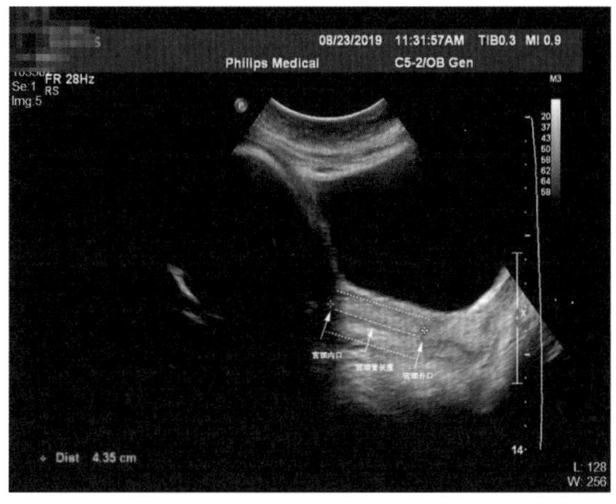

（白色箭头：从左到右宫颈内口、宫颈管长度、宫颈外口；黄色虚线：宫颈轮廓）

图 18-2　复查晚孕 B 超

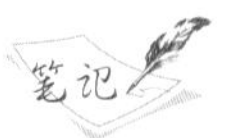

患者2019年10月23日于我院在腰硬联合麻醉下行子宫下段剖宫产术。以LOA位徒手助娩一婴，重2980 g，Apgar评分10分，胎盘娩出完整，术中探查子宫下段菲薄，如行环扎线拆掉，有子宫切口撕裂、缝合困难、大出血甚至损伤膀胱等风险，暂不拆除环扎线，探查子宫、双侧输卵管卵巢未见明显异常。

临床讨论

（1）患者停经55天伴阴道流血，彩超提示早孕，查体：宫颈口见2枚息肉样组织，提示早孕，先兆流产；宫颈赘生物；宫颈机能不全病史。

（2）患者于2017年4月孕19周，羊膜囊突出难免流产1次，2018年10月孕23周难免流产1次（孕15周于我院行经阴道环扎术）。患者有两次中期妊娠自然流产史，且经阴道宫颈环扎失败、流产，考虑宫颈机能不全的诊断明确，建议孕早期行宫颈环扎，手术方式建议行腹腔镜下子宫峡部环扎术。

（3）患者入院时阴道流血，不除外由宫颈赘生物导致，建议行宫颈赘生物摘除术。

（4）腹腔镜环扎成功，患者足月剖宫产分娩一正常新生儿。

病例点评

该患者多次孕中期自然流产，孕前明确宫颈机能不全。选择孕早期行腹腔镜宫颈环扎术，并获得成功。与经阴道子宫峡部环扎术相比，腹腔镜下子宫峡部环扎术的优势主要表现在：①腹腔

镜手术中，医生可直接打开子宫膀胱反折腹膜，暴露子宫峡部及两侧血管，因此对患者宫颈内口解剖学位置的观察更为明了，在放置环扎带时，位置更容易确定，手术成功率更高。②经阴道手术术野相对狭小，环扎位置常无法达到宫颈内口高度，腹腔镜手术视野更加清晰。③经阴道手术，手术过程中可能对阴道及宫颈阴道部产生刺激，且异物缝线位于阴道内可能造成白带异常等不适症状。

术前注意事项：术前需告知患者及家属，环扎术后可能出现持续性阴道流血、感染等。孕期环扎术中麻醉药物及术后用药对胎儿有一定影响，植入材料有排异反应可能，妊娠结局由多方因素共同决定，并非完全取决于宫颈机能，有难免流产及早产可能。术后给予预防性感染、黄体酮肌内注射保胎治疗。

参考文献

[1] DACOSTA V，WYNTER S，HARRIOTT J，et al. Laparoscopic cervicoisthmic cerclage for the treatment of cervical incompetence：case reports. West Indian Med J，2011，60（5）：590-593.

[2] 夏恩兰.《ACOG宫颈环扎术治疗宫颈机能不全指南》解读. 国际妇产科学杂志，2016，43（6）：652-656.

[3] 姚书忠. 宫颈机能不全诊治过程中存在的争议和思考. 中国实用妇科与产科杂志，2017，33（1）：26-30.

[4] 夏恩兰，马宁，黄晓武，等. 妊娠期腹腔镜下子宫峡部环扎术治疗子宫颈机能不全并成功分娩六例临床分析. 中华妇产科杂志，2014，49（11）：864-867.

（赵绍杰）

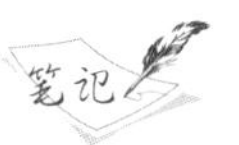

019 紧急宫颈环扎术

病历摘要

【主诉和现病史】患者，32 岁，G3P0。LMP 2020-09-02，EDC 2021-06-09。宫内孕 22^{+1} 周，发现宫颈进行性缩短而急诊入院。患者平素月经尚规律，7 天 /28 ～ 38 天，量中，本次为自然受孕，我院规律产检，孕早期阴道少量流血，未用药物治疗，自行血止。NT 0.11 cm，胎盘前壁，下缘接近宫颈内口。NIPT 低风险。因前次妊娠为“孕中期胎膜早破”药物流产，于 2020 年 12 月 21 日测宫颈长度约 3.2 cm。2021 年 1 月 9 日因“下腹部紧缩感 2 周”复查超声提示宫颈长度约 2.6 cm，宫颈内口形态未见明显异常。予以休息，保持排便通畅治疗。2021 年 1 月 11 日复查超声提示宫颈长度约 2.5 cm，查胎儿纤维连接蛋白 218 ng/mL，急诊入我院予以卧床、地屈孕酮、黄体酮软胶囊、硫酸镁及通便等治疗。患者拒绝宫颈环扎。2021 年 1 月 21 日复查超声宫颈长度约 3.6 cm，宫颈内口形态未见明显异常。宫颈管下段可见液性无回声区，长度约 1.6 cm，宽约 0.4 cm。宫颈管下段积液。2021 年 1 月 22 日出院。出院后偶有宫缩，无明显阴道流血、流液。地屈孕酮片 20 mg po qd，黄体酮软胶囊 2 粒 qd，塞阴道至今。2021 年 2 月 4 日复查宫颈长度超声：宫颈内口呈漏斗样扩张，宽约 1.3 cm，长度约 1.5 cm，残余宫颈长度约 1.1 cm。现拟“宫内孕 22^{+1} 周，晚期先兆流产，宫颈机能不全？”急诊收入院。自妊娠以来，饮食、睡眠可，二便基本正常。

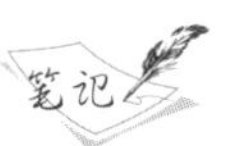

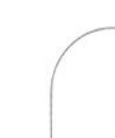

【既往史】2012 年诊为先天性肾上腺皮质功能增生、21- 羟化酶缺陷，现醋酸泼尼松 5 mg qd。激素水平正常。G3P0，生化妊娠 1 次，孕 19 周胎膜早破引产 1 次。

【入院查体】身高 163 cm，孕前体重 60 kg，BMI 22.58 kg/m^2，孕期增重 6.5 kg。

【妇科查体】妊娠腹型，宫底位于脐耻之间，未触及明显宫缩，胎心 150 次 / 分，宫颈未查。

【入院诊断】宫内孕 22^{+1} 周，先兆流产；宫颈机能不全；先天性肾上腺皮质功能增生；21- 羟化酶缺陷；不良孕产史。

【治疗经过】患者于 2021 年 2 月 5 日因宫颈机能不全在腰麻下行紧急宫颈环扎术。术中见宫颈长约 1 cm，糜烂样外观，易出血，膀胱有轻度膨出，宫颈口闭。手术顺利，术中出血 40 mL，术后继续予以黄体酮、地屈孕酮保胎治疗，给予杜密克辅助通便。密切关注患者宫缩、阴道出血、胎心情况。1 周后病情平稳，出院。

【门诊随诊】2021年3月4日门诊复查超声宫颈长度 0.8 ～ 1.0 cm。

【第二次住院治疗经过】患者于 2021 年 3 月 22 日 15：29 因孕 28^{+5} 周，阴道流液 5 小时急诊入院。5 小时前阴道大量流水，轻微下腹痛，无阴道出血。OGTT（–）。2021 年 3 月 22 日 BPD 7.2 cm，胎盘前位，位置不低，羊水指数 5.9 cm。宫颈内口分离，呈 V 字形，较宽，约 2.4 cm，未见血流信号。行剖宫产分娩。早产儿转 NICU，1 个月后出院。

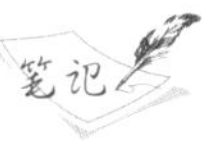

临床讨论

1. 病例特点

患者32岁，反复流产史。既往月经不规律，患有先天性肾上腺皮质功能增生，21-羟化酶缺陷。孕18周开始，宫颈逐渐出现无痛性进行性缩短。孕22周行紧急宫颈环扎。28周胎膜早破，紧急剖宫产。

2. 诊疗要点

中孕期宫颈机能不全的风险评估：如果在妊娠中期怀疑宫颈机能不全，那么非侵入性和客观性的阴道超声检查可以通过评价宫颈的长度和形状来预测早产的风险。提示宫颈机能不全的3个征象是宫颈管缩短、宫颈内口呈漏斗状和胎膜膨出进入宫颈或形成小囊。宫颈缩短（＜2.5 cm）是预测34周前自发早产最好的独立预测因素。本例患者在孕16周发现宫颈逐渐缩短，应积极进行宫颈环扎术。但患者本人拒绝，延误了最佳时机。如果患者不拒绝，则尽可能地延长孕周。

依照中孕期流产病史，将宫颈机能不全的患者分为两组，便于制定相应的治疗方法。第一组包括中孕期流产风险高的患者，即那些有两次或更多次中孕期流产史，而没有出血或明显的流产前分娩发动征象的患者。对这些患者在孕13～16周进行预防性宫颈环扎术，37～38周拆除缝线，并用几个辅助的短期治疗方法将感染和其他并发症的风险降到最低。这些方法包括短期应用抗生素和卧床休息48小时。在预防性宫颈环扎术之前，应对患者进行超声检查以评估胎儿的活力并除外明显畸形。第二组为中孕期流产风险中度的患者，包括有1次流产史和其他原因（如感

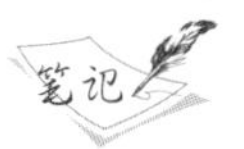

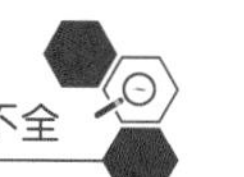

染）导致早产的患者，这些患者应从孕 12 周开始阴道超声扫描，测量宫颈长度，除外宫颈管上端漏斗形成，每周或每 2 周 1 次，直到孕 23 周。对于在无宫缩或绒毛膜炎的情况下，超声显示宫颈缩短（< 2.5 cm）或宫颈进行性漏斗状形成的患者，可予以紧急宫颈环扎术。

胎膜膨出是紧急环扎的相对禁忌证，如果进行环扎，因手术导致医源性胎膜破裂的风险超过 50%，需要与患者做好充分的沟通，告知该手术是尽可能地延长孕周到胎儿能够存活的孕周所能做的最后努力。排除胎儿畸形、排除感染的前提下，膨出胎囊复位是手术的难点。环扎线尽可能达到宫颈内口，宫颈长度大于 2 cm 可有效减少早产的发生。术后继续应用孕激素抑制宫缩。该手术的预后目前尚无更多的数据。

病例点评

结合病例，需要掌握妊娠期宫颈长度正常值：经腹测量为 3.2 ～ 5.3 cm；经阴道测量为 3.2 ～ 4.8 cm；经会阴测量为 2.9 ～ 3.5 cm；无症状宫颈缩短，晚期流产或早产风险增加。有研究显示，孕 22 ～ 24 周经阴道超声子宫颈长度为 2.5 cm 时，*RR*=11.0（95%*CI* 5.1 ～ 23.9），子宫颈长度< 1.5 cm 时，*RR*=13.8（95%*CI* 5.1 ～ 37.1）。应根据患者的情况，抓住时机，尽早进行宫颈紧急环扎，有利于改善妊娠结局。

笔记

参考文献

[1] LIU W，LU Y，FAN Y，et al. Role of body mass index in pregnancy outcomes after emergency cerclage for cervical insufficiency in singleton pregnant patients. BMC Pregnancy Childbirth，2023，23（1）：645-652.

[2] MCNAMEE K M，DAWOOD F，FARQUHARSON R G. Mid-trimester pregnancy loss. Obstet Gynecol Clin North Am，2014，41（1）：87-102.

[3] ACOG Practice Bulletin No. 142. Cerclage for the management of cervical insufficiency. Obstet Gynecol，2014，123（2 Pt 1）：372-379.

[4] BROWN R，GAGNON R，DELISLE M F. No. 373-Cervical insufficiency and cervical cerclage. J Obstet Gynaecol Can，2019，41（2）：233-247.

[5] ZHU L Q，CHEN H，CHEN L B，et al. Effects of emergency cervical cerclage on pregnancy outcome：a retrospective study of 158 cases. Med Sci Monit，2015，21：1395-1401.

[6] PANG Q，JIA X，CHEN L. Perinatal outcomes after emergency cervical cerclage for cervical insufficiency with prolapsed membranes. Med Sci Monit，2019，25：4202-4206.

[7] 曲首辉，时春艳，陈倩，等 . 孕中晚期子宫颈长度测量对早产的预测 . 中华妇产科杂志，2011，46（10）：748-756.

（金力）

第六篇
早中孕妊娠合并心脏病

育龄妇女妊娠期合并心脏病多为先天性或继发性风湿免疫系统疾病所致的损害。特别是一些严重的心脏疾病，如妊娠期或产后发生心力衰竭、心律失常或休克等严重并发症，可危及母儿的生命安全。而这些主要与妇女孕期的心脏功能状况，以及有无严重的大动脉或冠状动脉异常、心律失常及心力衰竭（简称“心衰”）病史有关。因此，孕前有效地控制这些危险因素，正确精准地管理妊娠，充分发挥多学科共同管理的作用，才能有效减少并发症的发生，保证母婴的安全。

020 宫内中孕合并心力衰竭

病历摘要

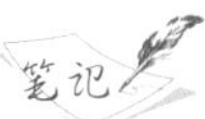

【主诉和现病史】患者，18岁，未婚，LMP 2017-05-23。主

因“停经 20 周，呼吸困难 2^+ 个月，双下肢水肿 2 周”入院。

患者既往月经规律，7 天 /30 天，量多，伴血块及痛经。2017 年 7 月底于当地行盆腔超声示宫内早孕，见胎心。孕 3 个月时初感呼吸困难，夜间睡眠时有憋醒情况，不能平卧，近 2 周上述症状加重，并出现双下肢水肿。遂就诊于我院，超声心动图示先天性心脏病，室间隔缺损（室间隔膜部缺损），左向右分流。诊断为“宫内中孕合并室间隔缺损，心功能Ⅲ级”，建议终止妊娠，故要求引产入院。平素无活动受限、呼吸困难及下肢水肿等表现。大小便正常。

【既往史】于出生 3 个月时体检发现“先天性心脏病”，未诊治。

【入院查体】体温 36.2℃，脉搏 70 次 / 分，血压 124/78 mmHg。营养中等，皮肤略苍白，双眼睑水肿，胸骨左缘第 2、第 3 肋间可闻及Ⅲ～Ⅳ级吹风样收缩期杂音，双肺呼吸音粗，未闻及干湿啰音。下肢水肿至大腿。

【妇科查体】外阴见双侧大阴唇轻度水肿；宫底脐下两指，头位，胎心 150 次 / 分。

【辅助检查】血常规：血红蛋白 94 g/L，红细胞比容 27%，血小板 93×10^9/L；白细胞 5.1×10^9/L，中性粒百分数 60%。钾 3.7 mmol/L，钠 136 mmol/L，总蛋白 37 g/L，白蛋白 18 g/L，肌酐 54 mmol/L。超声心动图示先天性心脏病，室间隔缺损（室间隔膜部缺损），左向右分流，左心房增大，少量心包积液。射血分数 67%。心电图正常。盆腔超声提示宫内中孕，双顶径 4.6 cm，胎盘后壁，羊水 5.9 cm。

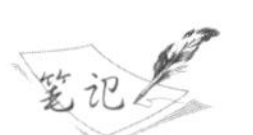

【入院诊断】宫内孕 20 周，G1P0；先天性心脏病，室间隔缺

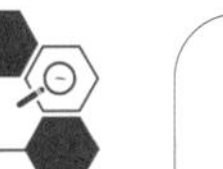

损；心功能不全，心功能Ⅲ～Ⅳ级；轻度贫血。

【治疗经过】

（1）入院后请内科、麻醉科和ICU病房等多科会诊。

（2）内科会诊：患者轻度胸闷憋气、夜间端坐呼吸，双下肢水肿至大腿，凹陷性，诊断心功能Ⅲ～Ⅳ级，尚无肺动脉高压。建议：①吸氧2～3 L/min，半卧位。②人血清白蛋白10 g静脉输注，输完后用呋塞米20 mg，1次/日。③定期复查血电解质，注意血钾水平，及时补充。④记出入量，视尿量调整呋塞米；⑤如心力衰竭急性发作可予以吗啡5 mg皮下注射，st；毛花苷C 0.2～0.4 mg静脉推注；硝酸甘油50 mg + 生理盐水40 mL静脉泵入（0.6～1.2 mL/hr）或硝普钠50 mg + 5%葡萄糖液500 mL静脉滴注。⑥待心功能改善后考虑终止妊娠。

（3）按上述用药3天后，水肿略减轻，夜间可平卧，但出量增多不明显。复查血红蛋白85 g/L，白蛋白21 g/L，再次组织多科会诊。

（4）内科建议：①白蛋白10 g iv，输完后用呋塞米20～40 mg，2次/日。②输血纠正血红蛋白至100 g/L，可每天输血2 U，输血后用呋塞米。③限制入量，争取出量大于入量500 mL以上。④剖宫产采用全身麻醉较安全，同时中心静脉插管检测中心静脉压。⑤围手术期应用青霉素预防感染。

（5）修改治疗方案后患者尿量增多，下肢水肿减轻，纠正血红蛋白至106 g/L，夜间可平卧。于2017-10-19行小剖宫产术，术中加强监护，胎儿取出后腹部压沙袋，手术顺利，术中腹水50 mL，出血150 mL。术后给予青霉素240万U iv q8h，恢复良好，平安出院，门诊随诊。

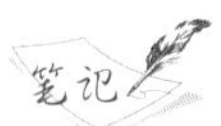

临床讨论

1. 病例特点

本病例特点：①未婚，宫内孕 20 周。②出生 3 个月时体检发现“先天性心脏病”，未曾施治；孕前无胸闷憋气。③超声心动图：先天性心脏病，室间隔缺损（室间隔膜部缺损），左向右分流，左心房增大，少量心包积液，诊断为先天性心脏病（室间隔缺损）。④心功能Ⅲ～Ⅳ级。⑤轻度贫血。

2. 疾病介绍与分析

（1）对心脏病患者妊娠耐受能力的判断：心脏病患者能否安全度过妊娠、分娩及产褥期，与心脏病的类型、严重程度、是否手术矫治、心功能级别、孕期监护及医疗条件等多种因素有关。处理情况分为两种：①可以妊娠：心脏病变较轻，心功能Ⅰ～Ⅱ级、既往无心力衰竭病史，亦无其他并发症者可以妊娠。严重的心脏畸形，如严重的主动脉瓣狭窄（主动脉瓣面积＜1.0 cm^2）、严重的肺动脉狭窄及主动脉狭窄等在孕前应予以纠正。②不宜妊娠：心脏病变较重，心功能Ⅲ～Ⅳ级、既往有心力衰竭病史、肺动脉高压、右向左分流型先天性心脏病、严重心律失常（慢性心房纤颤、高度房室传导阻滞等）、风湿热活动期，心脏病并发细菌性心内膜炎，心肌炎遗留有严重的心律失常、围产期心肌病遗留心脏扩大，上述患者孕期极易发生心力衰竭，不宜妊娠。另外，年龄在 35 岁以上且心脏病病程较长者，发生心力衰竭的可能性极大，不宜妊娠。

（2）凡属不宜妊娠的患者应在妊娠早期行治疗性终止妊娠。

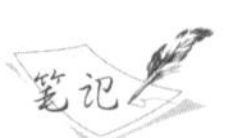

（3）中孕合并心力衰竭处理原则：心力衰竭的治疗应由产科

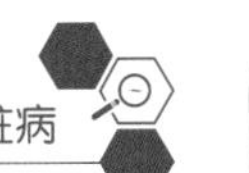

及内科医生协同处理。①确定并治疗病因：治疗心力衰竭首先确定基本病因，尽力予以治疗，如严重贫血、妊娠期高血压疾病、心律失常、高血压等。②确定并治疗诱发或加重因素：如贫血、低蛋白血症、感染、风湿活动、妊娠期高血压疾病等，予以积极治疗，可使许多心力衰竭病例的症状缓解。③控制心力衰竭综合征：尽快控制心力衰竭综合征是治疗心力衰竭的重点，可分为3个方面：减少衰竭心脏的工作负荷；改进心脏泵血功能；控制水钠潴留。

（4）心衰控制后应及时终止妊娠，由外科医生评估心脏矫形手术的时机。

（5）一般处理：①根据心脏功能情况，限制体力活动。②体位可取半卧位，存在肺水肿时取双足下垂位，减少回心血量。③吸氧和改善呼吸道气体交换。④抗生素预防感染，一般用青霉素。⑤纠正贫血。⑥限制钠盐摄入：一般限制 2 g/d，但过分限制会影响孕期蛋白的摄入，对妊娠不利。

（6）心力衰竭的药物治疗：妊娠中期心力衰竭如果要终止妊娠，则不需考虑药物对胎儿的影响。治疗原则与未孕者基本相同，主要方法有：①加强心肌收缩力：可将毛花苷 C 0.4 mg 加入 5% ～ 10% 葡萄糖液 20 mL 中缓慢静脉推注，必要时 4 ～ 6 小时后再注射 0.2 ～ 0.4 mg，头 24 小时总量为 0.8 ～ 1 mg。维持量因人而异。孕妇对洋地黄类药物耐受性较差，用药时（尤其是在快速洋地黄化时）应注意毒性反应，如呕吐、脉搏缓慢及胸痛等。孕期最好服用作用及排泄较迅速的洋地黄类药物，不要求达饱和量，这样若发生心力衰竭，能有加大剂量的余地。②利尿剂：通过利尿可减少血容量、降低肺动脉舒张压、减轻肺水肿，但用

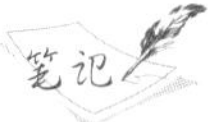

药应注意电解质平衡，警惕低血钾。可用呋塞米 20 ～ 40 mg 静脉推注或滴注，必要时可重复。③血管扩张剂：扩张静脉、减少静脉回流。可将硝酸甘油 2 ～ 3 mg 加入 5% ～ 10% 葡萄糖液 100 ～ 200 mL 中，开始以每分钟 5 ～ 10 μg 静脉滴注，逐渐加量至每分钟 40 ～ 50 μg，这对二尖瓣狭窄引起的肺淤血效果较好。④减轻心脏后负荷：扩张小动脉，减低体循环阻力。硝普钠 25 mg 加入 5% ～ 10% 葡萄糖液 500 mL 中静脉滴注，开始每分钟 8 滴，需有专人看管调整剂量，注意收缩压不得低于 100 mmHg。

（7）中孕期心脏手术的实施：当妊娠期内孕妇需做心脏手术时，其手术指征必须遵循以下基本原则：一般来讲，若心功能在Ⅱ级或以下，妊娠期无明显症状，则尽可能不在妊娠期间做心脏手术；若心功能在Ⅳ级及进行性心功能减退时，经内科治疗无效而属于经手术能矫治的心脏病类型者，可考虑做心脏手术，如重度单纯二尖瓣狭窄扩张术。

（8）终止妊娠方式：心力衰竭患者迅速控制心力衰竭后应立即终止妊娠，以小剖宫产术为宜。以往认为心脏病孕妇均应经阴道分娩，但近年随着监护手段、手术技术及麻醉方法的改进，剖宫产逐渐成为心脏病孕妇分娩的主要方式。剖宫产时如选择适当的麻醉方式（硬膜外麻醉），其血流动力学的改变反而较阴道分娩要平稳，由于下肢血管扩张，回心血量减少，避免了在胎儿娩出后大量血液回心导致心脏负担加重而引发心力衰竭。胎儿娩出后，立即在腹部压沙袋，阻止突然回心血量增多，避免腹压突然改变而加重心力衰竭，甚至导致死亡。当心力衰竭无法控制时，即万不得已的情况下，在麻醉科、心脏科密切配合下行急症小剖宫产术。

笔记

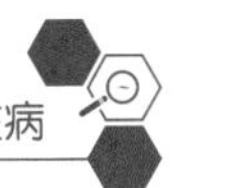

（9）产后处理：①加强监护：产后 72 小时内，尤其是前 24 小时内必须加强监护，密切观察血压、脉搏、体温的变化及子宫收缩情况，警惕发生心力衰竭，并做好一切抢救准备。②注意防治产后出血：为防治产后出血，必要时可肌内注射催产素 10 ～ 20 U，如需静脉应用，宜将 10 U 催产素加入 500 mL 液体中静脉滴注，不稀释的催产素作用于心肌易引起低血压。麦角新碱则禁用。③产前或产时有心力衰竭者产后需继续用强心药。④用广谱抗生素预防感染。产后易并发感染及亚急性细菌性心内膜炎，可预防性应用抗生素（首选青霉素），直至产后 1 周左右无感染征象时停药。⑤心功能Ⅲ～Ⅳ级者应基本卧床休息，适当活动肢体及翻身，以免栓子形成及脱落。注意亚急性细菌性心内膜炎及栓塞的早期症状。

（10）避孕：病情较轻者，应注意避孕；对不宜再生育者，应劝其行绝育手术。

病例点评

在本例患者治疗过程中存在以下几个治疗难点：

（1）在纠正贫血、低蛋白血症过程中血容量增加，易诱发心力衰竭，因此输血、白蛋白过程中输液速度宜慢，输完后可用呋塞米利尿。

（2）在输白蛋白、用呋塞米利尿减轻组织间隙水肿过程中，利尿易引起低血钾，而低血钾易诱发心律失常，加重心力衰竭，因此治疗过程中要及时补钾，维持电解质平衡。

（3）手术时间选择：手术最好待心力衰竭控制后进行，但是

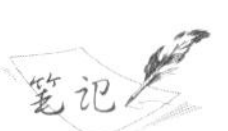

如心力衰竭无法控制时，即万不得已的情况下，在麻醉科、心脏科密切配合下行急症小剖宫产术。

参考文献

[1] 胡云霞 . 妊娠期心脏病心力衰竭的处理 . 中国实用妇科与产科杂志，2000，16（7）：395-397.

[2] 洪素英，张惠英，潘伟芬，等 . 47 例妊娠合并心衰的诊断与处理 . 上海医学，1999，22（6）：335-338.

[3] JAMES D. K，STEER P. J，WEINER C. P，等 . 高危妊娠 . 3 版 . 段涛，杨慧霞，主译 . 北京：人民卫生出版社，2009：717-723.

[4] 汤希伟 . 妊娠期内心脏手术 . 中国实用妇科与产科杂志，2000，16（7）：398-400.

[5] 苗竹林，汤希伟，林其德 . 麻醉及剖宫产术对心脏病产妇心功能的影响 . 中华妇产科杂志，1999，34（11）：679-680.

（付晨薇）

021　妊娠合并马方综合征

病历摘要

【主诉和现病史】患者，27 岁，G1P0，LMP 2020-01-09。患者因“停经 42 天、胸闷憋气”要求终止妊娠入院。

患者月经规律，结婚半年，未避孕，停经 30 天自测尿 hCG（+），停经 42 天突发胸闷、憋气、心慌，予以鼻导管吸氧症状无缓解，活动后加重，休息时缓解。心电图正常，超声心动图提示升主动脉明显扩张，直径 45 mm，二尖瓣关闭不全。内科建议终止妊娠并入院治疗。

【既往史及家族史】既往体健，否认手术史、药物过敏史。一伯父年轻时猝死，死因不详。

【入院查体】生命体征平稳，身高 170 cm，体重 56 kg，脸型瘦长，头颅及双眼无特殊改变，乳房发育 3 级，心率 105 次 / 分，心律齐，二尖瓣听诊区有吹风样杂音。呼吸音清。腹软。四肢明显增长，双手指细长，蜘蛛指（趾），关节无红肿，活动尚自如。

【辅助检查】心电图正常。超声心动图提示升主动脉明显扩张，直径 45 mm，二尖瓣关闭不全。胸腹盆腔 MRI 示降主动脉夹层存在。盆腔超声提示宫内早孕。

【入院诊断】宫内早孕；马方综合征；心功能Ⅱ级。

【治疗经过】患者术前组织全院多科会诊：麻醉科、心外科、心内科、血管外科会诊，向患者及家属交代病情，如继续妊娠风险较高，随时会发生心力衰竭、夹层动脉破裂等危及生命，建议

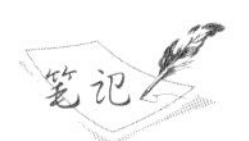

尽早终止妊娠。患者及家属表示理解，决定终止妊娠。遂在静脉麻醉下行人工流产手术，过程顺利，围手术期监测重要生命体征平稳，术后转入血管外科拟行进一步手术治疗主动脉夹层。

临床讨论

1. 病例特点

本病例特点：①年轻女性，宫内早孕。②孕早期出现胸闷、憋气、心慌，活动后加重，休息后缓解，心率较快，诊断为心功能Ⅱ级。③患者特殊体征：蜘蛛指（趾），身材瘦高，结合升主动脉扩张、二尖瓣关闭不全及磁共振示降主动脉夹层存在，以及可疑家族史，考虑马方综合征可能性大。

2. 疾病介绍与分析

（1）马方综合征为先天性中胚叶发育不良性疾病，为一遗传性结缔组织病，系常染色体显性遗传病，个别呈常染色体隐性遗传，具体发病原因不明，有人认为与先天性蛋白质代谢异常有关。人群发病率为（1 ～ 4）/10 万，本病临床表现不一，主要累及骨骼、心血管系统和眼等器官组织。法国儿科专家 Antoine 于 1896 年首次报道，此后有类似病例报告，于 1931 年正式称之马方综合征。因累及骨骼使手指细长，呈蜘蛛指（趾）样，故又称为蜘蛛指（趾）综合征。约 2/3 的患者父母患病，另外 1/3 为散发病例，常与父亲年龄相对较大有关。

（2）本病患者妊娠时，母体死亡率为 4% ～ 50%，妊娠期因雌、孕激素水平增高，可抑制胶原蛋白和弹力纤维在动脉壁的沉积，使动脉壁结构改变，且孕期血容量增加等血流动力学的改变

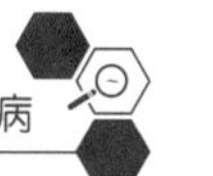

可致该类患者出现主动脉瘤样扩张、夹层动脉瘤形成及各瓣膜关闭不全，严重时发生心力衰竭及主动脉瘤破裂，而这些改变是导致死亡的主要原因。

（3）临床表现：马方综合征累及多个器官、系统，随年龄增长畸形呈进行性发展，但在婴儿期已有明显表现而足以确定诊断，其主要表现为眼晶状体移位、蜘蛛指（趾）、身材瘦高、关节活动过度、胸廓畸形（漏斗胸或鸽子胸）、脊柱侧凸或后凸畸形及扁平足、复发性髋关节脱位等；全身结缔组织张力不足引起腹股沟疝、膈疝、自发性气胸及肺气肿等。其他特征性表现为心血管系统病变中以二尖瓣脱垂最常见，也可出现升主动脉扩张，90% 的马方综合征患者可见。扩张严重（直径超过 60 mm）时可导致主动脉破裂，特别是心输出量高时，如妊娠或剧烈体育运动。充血性心力衰竭是马方综合征患者最常见的死亡原因。中心血管的病变是造成患者死亡的主要原因。

（4）体征特殊：患者呈高、瘦型，胸扁平，身高多超过 180 cm，双手伸平，双手中指间距大于身高，头狭长、头颅指数＜ 75.9，双眼距过宽或过窄，下颌长、腭弓高，手指细长如蜘蛛指（趾），可见杵状指、指蹼。手掌藻，足扁平，掌骨指数和指骨指数增大。如眼睛受累，可有视力模糊等改变。主动脉瓣关闭不全可有特殊心脏杂音，心脏改变尤其是心力衰竭时体征明显。眼部裂隙灯检查，可确定有无晶状体异位。X 线检查提示指骨细长，掌骨指数≥ 8.4（正常为 5.5 ～ 8.0）。超声心动图可见主动脉根部扩张、主动脉瓣关闭不全和其他并发的心脏畸形。CT、磁共振则较超声心动图更精确。

（5）诊断：家族史在诊断中意义重大，精确地核对家族史、遗传史十分重要。根据上述体征及辅助检查往往不难诊断。需要

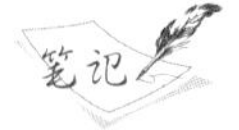

与下述疾病进行鉴别：先天性挛缩性马方综合征、家族性胸主动脉瘤、家族性主动脉夹层、家族性晶状体脱位、家族性类马方综合征体型等。

（6）治疗：根据患者具体情况，有些马方综合征患者的心血管病变能够进行手术治疗。药物治疗可以降低血压、防治心力衰竭。雌激素治疗可阻止骨骼过度生长。主动脉扩张患者应避免剧烈活动。

（7）孕前确诊为马方综合征的患者不建议妊娠，一旦妊娠应尽早终止。本病患者胎儿的死亡率超过 10%。妊娠伴随着循环容量和心输出量的增加，一般女性的心血管状况往往可以适应这种变化并做出调整，但对于合并马方综合征的女性，这种变化可能是灾难性的，因此一般不建议其妊娠，需向其说明此类患者具有极高的孕期死亡率。因此孕前检查和咨询非常重要。

（8）对于坚持妊娠的女性，需要反复、充分、详细地向其本人及家属交代病情。在术前综合全身情况，行心、肺功能相关检查，中心血管需要行 CT 和（或）磁共振检查或重建，明确病变累及范围及严重程度；同时需要多科会诊制定治疗及随诊方案，在整个孕期严密监测，充分休息，避免任何体力劳动，控制血压，必要时迅速终止妊娠，且避免经阴道分娩。即使这样，孕期心力衰竭、主动脉瘤破裂甚至猝死的风险也是随时存在的。

（9）一般认为，主动脉根部直径＞ 40 mm，建议在孕前行修复手术。晚期妊娠患者若升主动脉直径超过 45 mm，应在妊娠 38 周行剖宫产。

（10）本例患者未行孕前检查，早孕期初次诊断马方综合征，多科会诊后建议尽早终止妊娠后转心外科手术，避免了孕期出现灾难性后果。

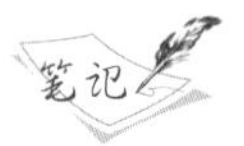

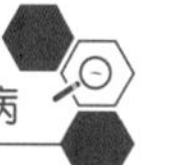

病例点评

该例患者在早孕期出现了重要症状：停经 42 天出现了突发胸闷憋气，予以鼻导管吸氧症状无缓解，活动后加重，休息时缓解，患者心电图检查正常，超声心动图检查发现升主动脉明显扩张，直径 45 mm，二尖瓣关闭不全，最后患者因及时得到诊断，而快速有效地终止了妊娠，如果患者拖到妊娠中晚期，风险将进一步增加。这提示我们及时识别异常的心血管症状和正常妊娠情况下不应出现的临床表现、体征，及时进行相关检查，对明确诊断具有重要的临床意义。心脏病患者能否妊娠主要是看心脏病的类型和心脏功能，需产科医生与心脏病专家共同商讨来决定。马方综合征妇女妊娠后孕产妇死亡率高达 25% ～ 50%，系高风险，因此建议此类患者孕前应做好咨询，不建议妊娠，之后应实施有效的长效避孕措施。

参考文献

[1] PACINI L，DIGNE F，BOUMENDIL A，et al. Maternal complication of pregnancy in Marfan syndrome. Int J Cardiol，2009，136（2）：156-161.

[2] RAHMAN J，RAHMAN F Z，RAHMAN W，et al. Obstetric and gynecologic complications in women with Marfan syndrome. J Reprod Med，2003，48（9）：723-728.

[3] VOLACH V，ELAMI A，GILON D，et al. Pregnancy in Marfan syndrome after aortic root replacement：a case report and review of the literature. Congenit Heart Dis，2006，1（4）：184-188.

（李雷）

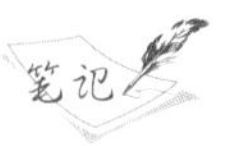

022 妊娠合并大动脉炎

病历摘要

【主诉和现病史】患者，28 岁，G2P0。LMP 2021-10-01。因"妊娠 12 周、乏力伴心悸 1 周"急诊入院。

患者既往月经尚规律，停经 35 天尿 hCG（+），早孕反应不明显。妊娠 11 周时出现乏力伴心悸，就诊于外院，查体测不出右上肢血压，左上肢血压 140/95 mmHg。就诊于我院急诊，内科测量两上肢血压差别较大，不除外大动脉炎，以"宫内早孕合并大动脉炎，伴有轻度贫血"急诊收入院。

【既往史】既往体弱，不能进行剧烈体育运动。人工流产手术 1 次。

【家族史】家族中未见同类患者。

【入院查体】脉搏 110 次 / 分，右上肢血压 60/30 mmHg，左上肢血压 135/90 mmHg，右下肢血压 120/80 mmHg，左下肢血压 110/75 mmHg。轻度贫血貌。心、肺检查均未见异常，剑突下可闻及Ⅱ～Ⅲ级血管收缩期杂音，肝、脾未触及，腹部饱满，可闻及胎心。肢端均未见明确异常。

【辅助检查】血常规示血红蛋白 95 g/L，尿常规示尿蛋白 1.5 g/L。血管彩超示右锁骨下动脉及腹主动脉狭窄，局部血流分别下降 60% 及 40%。盆腔超声提示宫内早孕。

【入院诊断】宫内早孕；大动脉炎；轻度贫血。

【治疗经过】患者在入院后组织免疫内科、血管外科、心内科

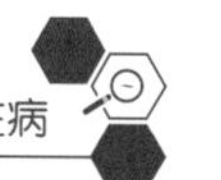

及产科多科会诊，诊断明确，但考虑为疾病的急性期，大动脉炎尚未稳定，建议终止妊娠，术后转入免疫内科继续行内科治疗。选择在静脉麻醉下行钳刮术较安全。手术顺利，术后 2 天转入免疫内科进一步治疗。

临床讨论

1. 病例特点

本病例特点：①育龄，早孕 11 周，出现乏力伴心悸。②查体测不出右上肢血压，左上肢血压 140/95 mmHg。③血管彩超示右锁骨下动脉及腹主动脉狭窄，局部血流分别下降 60% 及 40%，诊断为大动脉炎。

2. 疾病介绍与分析

（1）大动脉炎是一种非特异性炎症动脉疾病，炎症节段性侵犯主动脉及其主要分支和肺动脉，以引起不同部位的狭窄或闭塞为主，造成一系列缺血及高血压的临床症状和体征，发病率约为 0.6%。其发病机制尚未完全明了，治疗棘手。本病患者绝大多数为女性（71% ～ 100%），发病和确诊的平均年龄均小于 35 岁。大量研究证实组织相容性抗原与大动脉炎存在明显的相关性。全层动脉炎症为大动脉炎的主要组织学病变特点。本病常反复发作，并有节段受累的特点。

（2）妊娠可能不改变大动脉炎的发展，但可增加高血压失代偿的风险，大量患者并发症加重。由于孕期外周血管阻力降低，而大动脉炎患者血管狭窄后负荷降低，在孕期血容量增加的情况下使动脉压进一步升高，可引起先兆子痫（60%）、心力衰竭

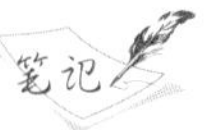

和脑血管意外（5%）。慢性全身性或肾血管性高血压限制胎盘血流，可导致胎死宫内（2% ～ 5%），而胎儿宫内发育迟缓更为常见（18%）。胎儿体重正常表明子宫动脉结构、功能正常，反之，有弥漫性血管炎及全身疾病的孕妇可能发生多种并发症。

（3）临床表现：早期可有乏力、消瘦、低热及食欲缺乏、关节肌肉酸痛、多汗等非特异性症状，临床易误诊。后期发生动脉狭窄时，才出现特征性临床表现。按受累血管部位分为头臂型、胸腹主动脉型、肾动脉型、混合型、肺动脉型等数种类型，可分别呈现不同的临床表现。如锁骨下动脉狭窄甚至闭塞，就会出现患侧肢体发凉、麻木、无力、无脉、血压测不到，锁骨上区可闻及Ⅲ～Ⅳ级血管收缩期杂音；左锁骨下动脉受累可出现锁骨下动脉盗血综合征，表现为患肢运动后脑部缺血症状加重甚至产生晕厥；颈动脉狭窄使局部脑血流降至正常的 60% 时，可产生意识障碍，出现发生性昏厥，甚至偏瘫、昏迷及突发性失明、失语、失写等；胸腹主动脉受累表现为上半身高血压并伴有头痛、头晕、心悸及下肢供血不足症状，如酸麻、乏力、发凉，可有间歇性跛行，严重者可有心功能减退表现；动脉炎性狭窄使肾脏缺血，激活肾素 - 血管紧张素 - 醛固酮系统，引起顽固性高血压等；单纯肺动脉型临床上一般无明显症状，肺动脉缺血可由支气管动脉侧支循环代偿。

（4）辅助检查：体格检查往往可以在血管受累的相应部位听诊到血管收缩期杂音，伴有动脉搏动的减弱甚至消失。红细胞沉降率、C 反应蛋白是反映本病病变活动的一项重要指标。彩色多普勒超声检查是具有无创性的有力检查；血管造影更为直观，是诊断的重要方法；CT、磁共振等检查结合增强扫描及三维重建可以显示受累血管的病变，甚至在某些时候可以代替血管造影这样的有创操作。

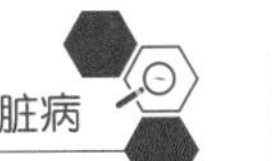

（5）诊断：有典型临床表现者诊断并不困难。40 岁以下女性出现下列表现应怀疑本病：①单侧或双侧肢体出现缺血症状，表现为动脉搏动减弱或消失，血压降低或测不出。②脑动脉缺血症状，表现为单侧或双侧颈动脉搏动减弱或消失，且有颈部血管杂音。③近期出现高血压或顽固性高血压，伴有上腹部Ⅱ级以上高调血管杂音。④不明原因低热，闻及背部脊柱两侧、胸骨旁、脐旁或肾区的血管杂音，脉搏有异常改变；无脉及有眼底病变。国际诊断标准采用 1990 年美国风湿病学会建立的分类标准：①发病年龄：出现症状或体征时年龄＜ 40 岁。②肢体间歇性跛行：活动时一个或更多肢体出现乏力、不适或症状加重，尤以上肢明显。③肱动脉搏动减弱：一侧或双侧肱动脉搏动减弱。④血压差＞ 10 mmHg：双侧上肢收缩压差＞ 10 mmHg。⑤锁骨下动脉或主动脉杂音：可闻及一侧或双侧锁骨下动脉或腹主动脉杂音。⑥动脉造影异常：主动脉一级分支或上下肢近端的大动脉狭窄或闭塞，病变常为局灶性或节段性，且不是由动脉硬化纤维肌发育不良或类似原因引起。符合上述 6 项中的 3 项可诊断本病。国外主要与先天性主动脉狭窄、动脉粥样硬化、血栓闭塞性脉管炎、白塞综合征、结节性多动脉炎等常见疾病鉴别。

（6）治疗：约 20% 是自限性的，在发现疾病时已稳定，对这类患者特别是在无合并症的情况下可随访观察。对发病早期有上呼吸道、肺部或其他脏器感染存在，应有效控制感染，这对阻止病情发展可能有一定的意义。高度怀疑有结核分枝杆菌感染者，应同时进行抗结核治疗。急性期以非手术治疗为主，激素为主要治疗药物，同时使用血管扩张药物、降低血液黏稠度药物及抗血小板聚集药物，在一定程度上可使发热、头晕、头痛、乏力、关

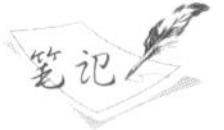

节酸痛等症状得到缓解。稳定期非手术治疗的主要目的是尽量改善脑、肾等主要脏器缺血症状，控制顽固性高血压。管腔狭窄甚至闭塞，造成严重脑、肾、上下肢等不同部位缺血从而影响功能的患者，以及有严重顽固性高血压且药物治疗无效者，应手术治疗。一般应在病变稳定后半年至一年、脏器功能尚未消失时手术。

（7）妊娠合并大动脉炎的治疗：需要产科、内科、围产医学科的密切合作。有学者认为，早孕期大动脉炎状态及晚孕期血压升高的程度是治疗妊娠合并大动脉炎最重要的决定因素。早孕时处于本病急性期宜终止妊娠。孕期要尽早发现疾病及可能出现的并发症，加强监护，给予足够的休息和有效的降压措施，并确定适宜的分娩方式。

（8）高血压是影响大动脉炎患者麻醉的主要因素。麻醉方式的选择应考虑在术中、术后维持血压，并根据患者的疾病阶段、严重程度确定。全身麻醉在插管及取管时，动脉压升高，且脑血流难以监测，尤其是有颈动脉狭窄的患者，颅内血管压力大，动脉压下降可能引起脑缺血。硬膜外麻醉被广泛接受，此方式导致交感神经阻滞逐渐发生，局部麻醉药缓慢静脉滴入可避免血压急剧下降，血压过度降低时可增加补液量，且脑功能在清醒患者中容易检测（意识状态提供简单、可靠的神经功能监护），也能使患者参与分娩过程，为产后提供良好的镇痛方式，避免动脉压进一步升高，产后肺水肿有报道，在心功能不全的患者中易发生。

病例点评

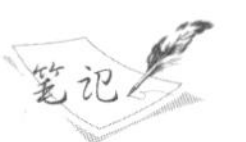

该例患者在早孕期及时发现并终止妊娠，对降低妊娠中晚期

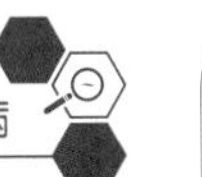

出现严重并发症具有重要意义。因此对于妊娠早期出现心血管系统相关症状的应积极进行相关的全身查体，以及必要的相关科室会诊，以尽早明确诊断。

具有多发大动脉炎合并妊娠者终止妊娠的适应证及时机尚缺乏循证医学证据，在临床上需详尽评估、仔细衡量利弊并使患者充分知情。本例患者处于早孕期和疾病的急性期，多学科会诊后建议宜终止妊娠。手术的危险因素是高血压，因为高血压是影响大动脉炎患者麻醉的主要因素。麻醉方式应考虑在术中、术后维持血压，并根据患者的疾病阶段、严重程度确定。对于晚期妊娠的患者终止妊娠的时机与方式更需要多学科协作，并与患者及家属进行交流后做出选择，并兼顾母婴健康。

参考文献

[1] PAPANTONIOU N，KATSOULIS I，PAPAGEORGIOU I，et al. Takayasu arteritis in pregnancy：safe management options in antenatal care. Case report. Fetal Diagn Ther，2007，22（6）：449-451.

[2] KRAEMER B，ABELE H，HAHN M，et al. A successful pregnancy in a patient with Takayasu’s arteritis. Hypertens Pregnancy，2008，27（3）：247-252.

[3] IOSCOVICH A，GISLASON R，FADEEV A，et al. Peripartum anesthetic management of patients with Takayasu’s arteritis：case series and review. Int J Obstet Anesth，2008，17（4）：358-364.

[4] OGATA J，HORISHITA T，SHIRAISHI M，et al. Combined spinal-epidural anesthesia for cesarean section in a patient with Takayasu arteritis complicated by heart failure. J Anesth，2007，21（4）：525-526.

（李雷　金力）

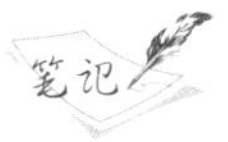

023　早孕合并肥厚型心肌病

病历摘要

【主诉和现病史】患者，35 岁，未婚，G1P0。LMP 2017-10-28。因"停经 6^{+3} 周，喘憋、不能平卧 1 周"要求终止妊娠入院。

患者既往月经规律，5 天 /28 天。停经 30^{+} 天验尿 hCG（+）。2017-12-12 盆腔超声检查：宫内可见妊娠囊 5.0 cm × 2.2 cm × 1.7 cm，内可见胎芽，胎芽长 0.6 cm，可见胎心搏动。患者停经后精神、食欲欠佳，近 1 周心前区不适加重，表现为憋气，饱食后、受寒冷刺激及心悸后喘憋不适，夜间不能平卧入睡，日常活动明显受限。心内科考虑不适宜妊娠，建议终止妊娠。

【既往史】自诉 22 岁时即有活动受限，不能参加体育活动，查体发现梗阻性肥厚型心肌病，表现为不能爬楼、活动耐力差、平时活动动作缓慢，平地走 100 m 左右需要休息。10 年前有过晕厥史，曾口服倍他乐克、阿司匹林治疗，近 1 年自行停药。自 2017 年 12 月初症状加重，饱食后不能平卧，夜间需保持半坐卧位，间断吸氧，夜间睡眠约每小时醒一次。2017 年 12 月 6 日于本院心内科就诊，查体血压 116/58 mmHg，心率 100 次 / 分，心前区闻及Ⅴ～Ⅵ级收缩期杂音。开始口服倍他乐克缓释片 47.5 mg qd 治疗。

【入院查体】血压 95/61 mmHg，脉搏 78 次 / 分，被动体位，半坐卧位，身高 165 cm，体重 50 kg。双肺呼吸音清，未闻及干湿啰音。心律齐，$P_2 > A_2$，二尖瓣区可闻及Ⅴ～Ⅵ级收缩期杂音。

【辅助检查】（2017-12-01）超声心动图提示左房增大，左室侧壁厚度为 15 mm，室间隔非对称性肥厚，室间隔与左室后壁厚度比为 1.5，二尖瓣前叶收缩期前向运动，呈 SAM 征；左室流出道速度增快为 5.5 m/s，左室流出道平均压差为 54 mmHg，左室流出道最大压差为 121 mmHg，左室射血分数为 74%，二尖瓣可见少量反流束，估测肺动脉收缩压为 51 mmHg。

心电图：窦性心律，PR 间期延长，有左心房增大可能，下侧壁梗死（陈旧性），QT 间期延长

【入院诊断】宫内早孕 6^{+3} 周；梗阻性肥厚型心肌病（纽约心脏病协会心功能分级为 3 级）；中度肺动脉高压；轻度二尖瓣关闭不全。

【治疗经过】入院后组织妇产科、心内科、麻醉科、心外科多科会诊评估病情，制定围手术期治疗方案。多科会诊意见：①心内科：经药物治疗及内科调整近 1 周后，左室流出道最大压差为 91 mmHg，平均压差为 47 mmHg，血压控制较为平稳，心率维持在 60 ~ 70 次 / 分，症状有一定改善。用药后血压波动于（60 ~ 80）/（40 ~ 55）mmHg，患者体型较瘦弱，查体肢端温暖、静脉血乳酸水平正常，灌注及末梢循环尚可，并且监测肌钙蛋白及 NT-proBNP 水平较稳定，手术时机较为适宜。但由于麻醉过程中不可避免出现外周阻力下降及血压下降，可造成梗阻加重及主动脉射血不足，引起低血压休克及冠状动脉灌注不足进而导致猝死及恶性心律失常的风险仍较高。应充分告知，术中备除颤仪以抢救恶性心律失常。术前 24 小时动态心电图提示偶发房性、室性期前收缩，考虑患者超声心动图左室流出道压差及既往晕厥病史，术后应于心内科评估，考虑术后可行心脏起搏器植入。②心外科：

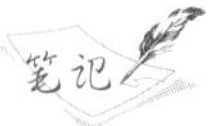

患者室间隔厚度为 20 mm，左室流出道平均压差为 47 mmHg，有典型的 SAM 征，可考虑术后于心外科门诊随诊。早孕人工流产术手术时间较短，且同期心脏手术需要抗凝，会显著增加手术出血风险，故可能增加围手术期子宫切除风险。暂不考虑同期心脏手术，充分交代病情并尊重患者对手术方式的选择及手术意愿。③麻醉科：围手术期避免使用具有明显扩张血管及降血压作用的药物，麻醉药物选择对循环影响小且半衰期短的依托咪酯，动脉置管，监测血压、脉搏，控制性给予药物。术后充分镇痛，避免疼痛刺激引起交感神经过度兴奋而诱发循环波动及恶性心律失常。④妇产科：患者入院前检查左室流出道平均压差为 54 mmHg，肺动脉收缩压为 51 mmHg，日常活动明显受限，参照 WHO 妊娠与避孕工作组对心脏病女性的妊娠风险分级评估属于Ⅳ级，孕产妇死亡风险极高，或与严重并发症有关，属于妊娠禁忌，患者及其家属要求终止妊娠。由于早孕药物流产疼痛刺激明显、出血时间长且效果不确切，宜选择负压吸引术终止妊娠。

患者于停经 7^{+3} 周在全身麻醉下行人工流产术，术前手术室准备除颤仪及除颤电极衬垫，心内科、心外科医生台下准备抢救。麻醉科动脉置管监测血压、脉搏，使用静脉诱导、自主通气面罩给氧。麻醉药使用对循环影响小的依托醚酯，使用芬太尼镇痛，根据血压控制性给药，术中血压控制在（80 ～ 100）/（40 ～ 50）mmHg，心率 60 ～ 70 次 / 分。行超声引导下负压吸引人工流产术。手术过程平稳，出血很少。术后患者转入 ICU 监测 24 小时，病情平稳后出院。

【随访】患者不宜妊娠，嘱严格避孕。心内科、心外科密切随诊。

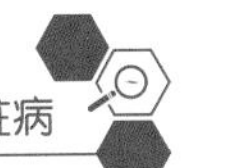

临床讨论

1. 病例特点

本病例特点有：①年轻未婚女性，发现早孕，要求终止妊娠。②既往有梗阻性肥厚型心肌病、心功能不全病史。根据患者病史及典型心脏超声表现，梗阻性肥厚型心肌病诊断明确（室间隔非对称性肥厚，二尖瓣前叶收缩期前向运动，呈 SAM 征，继发出现左房增大、二尖瓣关闭不全及肺动脉高压）。患者平时活动明显受限，饱食、寒冷刺激后不能平卧，纽约心脏病协会心功能分级为Ⅲ级。③多科会诊评估后在全身麻醉超声监视下行人工流产术，手术过程平稳，术后患者转入 ICU 监测 24 小时，病情平稳后出院。

2. 疾病分析

（1）梗阻性肥厚型心肌病病情评估的关键为是否存在比较严重的心律失常，而评估围手术期恶性心律失常风险，多科会诊显得尤为重要。

（2）完善检查及评估：完善 24 小时动态心电图检查（评估围手术期恶性心律失常风险、是否需药物复率、术前行除颤器植入的必要性，以及 β 受体阻滞剂用量）、心肌酶谱和 NT-proBNP（心脏功能评估、治疗监测）、血常规、肝肾功能、血型、胸部 X 线片等一般化验。

（3）容量及心率管理：由于患者存在梗阻性肥厚型心肌病，心室舒张功能受限，左室流出道压差显著增加，心脏功能受容量和体位变化及心脏节律影响较大。心率平衡点及容量平衡点较难掌控，围手术期首选 β 受体阻滞剂。每日监测出入量，入量根据

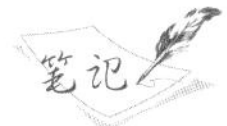

体重控制在 1500 ～ 1800 mL，正平衡控制在 500 mL 以内；每日测量体重，体重变化在 0.5 kg 内，鼓励患者少食多餐，酌情予以抑酸、止吐治疗，避免贫血；每 6 小时监测 1 次血压和脉搏，脉搏控制在 80 次 / 分以下，尽量为 60 ～ 70 次 / 分，在保证循环容量的情况下，维持心室充盈及有效射血。

（4）内环境稳定调节：口服、静脉补钾，维持钾在 4.0 ～ 5.0 mmol/L，警惕室性心律失常发生，围手术期备除颤仪，根据心率可调整倍他乐克缓释片药量。

（5）本例患者还存在轻度肺动脉高压，肺动脉收缩压为 51 mmHg，肺动脉高压主要影响心脑血管系统和呼吸系统，严重的时候患者会出现右心衰竭，甚至有死亡的风险。本例患者因早孕，手术时间短，在各种可能发生的意外做好应急准备后，在全身麻醉超声引导下行人工流产手术，顺利，术后 ICU 监护 24 小时，病情平稳后转回病房。

病例点评

梗阻性肥厚型心肌病病情评估的关键为是否存在比较严重的心律失常，从而评估围手术期恶性心律失常风险，多学科会诊显得尤为重要。该例患者因为有既往病史，因而在早孕期就明确诊断并得以及时终止妊娠。尽管手术时间短，但需要充分告知患者及家属手术风险，做好各种可能发生意外的应急准备后，在全身麻醉超声引导下行人工流产手术，以保证手术顺利进行。因此，对于该类患者需要术前、术中、术后积极评估、治疗，做好应对措施。对于基层医院应根据具体情况，必要时转上级医院进一步

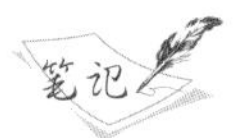

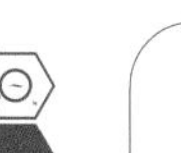

诊疗，以保证手术的安全实施。同时，因该病患者为妊娠禁忌，应做好严格避孕措施。

参考文献

[1] THORNE S，MACGREGOR A，NELSON-PIERCY C. Risks of contraception and pregnancy in heart disease. Heart，2006，92（10）：1520-1525.

[2] LLOJI A，PANZA J A. The challenge of pregnancy in women with hypertrophic cardiomyopathy. Cardiol Rev，2022，30（5）：258-262.

[3] NASSER M F，GANDHI S，SIEGEL R J，et al. Anticoagulation for stroke prevention in patients with hypertrophic cardiomyopathy and atrial fibrillation：a review. Heart Rhythm，2021，18（2）：297-302.

（胡静　金力）

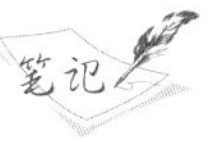

024 妊娠合并肺动脉高压

病历摘要

【主诉和现病史】患者，25 岁，未婚，G1P0，LMP 2021-10-02，因停经 59 天，要求终止妊娠，于 2021-11-30 入院。

患者平素月经规律，5 天 /30 天，量中，痛经（–）。2021-11-18 于外院就诊，盆腔超声提示宫内可见妊娠囊 31 mm × 25 mm × 22 mm，胎芽 13 mm，可见胎心搏动。因患者合并“系统性红斑狼疮、抗磷脂综合征、慢性血栓栓塞性肺高血压、肺动脉球囊扩张术后、WHO 心功能分级Ⅱ级、左下肢深静脉血栓病史、二尖瓣前叶轻度脱垂、反流性食管炎可能、重度骨质疏松”，长期服用他克莫司、他达拉非 20 mg qd；拜瑞妥 20 mg qd（2021-11-28 停）；泼尼松 7.5 mg qd 治疗。2021 年 11 月 20 日于我院风湿免疫科就诊，因自身免疫性疾病服用拜瑞妥，存在药物致畸风险，与患者充分沟通，建议终止妊娠，于同日患者就诊于我科门诊，积极行术前准备，多科会诊。血液科会诊评估并指导围手术期抗凝药物应用，请心内科、麻醉科评估手术风险并指导围手术期注意事项。风湿免疫科会诊意见：目前系统性红斑狼疮（systemic lupus erythematosus，SLE）、抗磷脂综合征（antiphospholipid syndrome，APS）方面无明确的绝对禁忌证，术前停用拜瑞妥，改为克赛 6000 U q12h，皮下注射治疗，警惕围手术期血栓及出血风险；SLE 治疗暂维持不变，门诊规律随诊。血液科调整抗凝方案，可考虑术前 3 ～ 5 日停用利伐沙班，次日晨起开始注射克赛，每 12 小时 1 次，每次 6000 U，

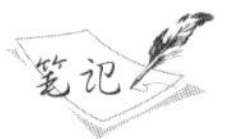

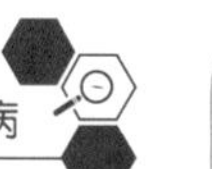

术前 12 小时停用克赛；建议避免气管插管。心内科会诊意见：继续目前治疗，必要时可加用曲前列尼尔。2021 年 11 月 28 日停用拜瑞妥，2021 年 11 月 29 日 2：00 阴道无诱因排出血块，大小 4 cm × 3 cm × 3 cm，伴轻微下腹痛，后出血逐渐减少。急诊就诊，内科医生建议将抗凝药物调整为克赛 4000 U qd，减量后阴道出血量少，无腹痛，为终止妊娠及进一步治疗收入院。

【既往史和月经史】（2018 年 8 月）外院查心脏彩超示右心增大、三尖瓣反流、肺动脉高压（轻度）、右心功能减低（具体不详），完善抗磷脂抗体 IgG、抗 $β_2$ 糖蛋白升高（具体不详），左侧下肢深静脉血栓后考虑 SLE 可能性大，继发 APS、血栓栓塞性肺高血压。后每半年行右心导管 + 肺动脉造影术治疗（共 8 次），治疗后症状好转。

【家族史】父亲 2006 年诊断为精神病（具体不详），长期应用药物控制，目前无特殊。表哥 2020 年诊断为系统性红斑狼疮。

【辅助检查】（2021-11-29）盆腔超声：子宫内可见妊娠囊，位于宫腔上部，大小 4.7 cm × 4.8 cm × 2.7 cm，内可见胎芽，胎芽长 2.3 cm，可见胎心搏动。其旁另可见低 – 无回声区，范围约 6.3 cm × 6.1 cm × 2.3 cm，边界尚清。CDFI 未见明确血流信号。（2021-11-20）超声心动图：右心比例增大，左心房室内径正常；左室短轴切面呈“D”字形；主肺动脉增宽；左、右室收缩功能及室壁运动未见异常。（2021-11-30）血气分析：氧分压 73 mmHg、二氧化碳分压 28 mmHg、pH 7.25、血氧饱和度 94.7% 和碳酸氢盐 18.7 mmol/L。

【入院诊断】宫内孕 8^{+3} 周，G1P0；系统性红斑狼疮；抗磷脂综合征；慢性血栓栓塞性肺高血压，肺动脉球囊扩张术后；WHO 心功能分级Ⅱ级；二尖瓣前叶轻度脱垂；左下肢深静脉血栓病史。

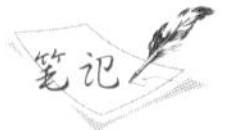

【治疗经过】入院完善各项检查，组织多学科会诊，心内科：目前患者心功能状态无绝对清宫手术禁忌，肺动脉压轻中度升高，围手术期靶向药方案无须调整，但应充分交代肺水肿、右心衰竭、肺栓塞、恶性心律失常风险；术前 12 ～ 24 小时停用克赛，若出血不多，术后 24 小时恢复，积极输血纠正贫血（若失血过多），尽力缩短手术时间。风湿免疫科：SLE、APS 无绝对手术禁忌，围手术期低分子肝素 6000 IU q12h 治疗，手术当日激素替代（氢化可的松 100 mg q12h，3 天），术后尽早恢复抗凝，交代风险。麻醉科：术前进一步评估全身血栓情况。

因孕囊较大，手术风险相对较高，决定行药物流产（米非司酮 + 米索前列醇），必要时清宫。口服米非司酮 50 mg bid，给予克赛 4000 U q12h 治疗，服药当天因阴道出血多，第 2 天停用激素，改为氢化可的松 100 mg q12h 3 天。第 3 天阴道放置米索前列醇 600 μg，出现大量阴道出血，伴剧烈腹痛，遂急诊行全身麻醉超声引导下清宫术，术中探查宫腔深 11 cm，超声引导下完整清出一成形胎儿及胎盘，术中出血不多。术后第 1 天，阴道出血少，恢复克赛 4000 U q12h，继续应用氢化可的松 100 mg q12h 治疗。术后第 3 天出血基本停止，内科会诊：若患者出血停止，可重新恢复利伐沙班抗凝，停用克赛后无须桥接，直接恢复原剂量口服，注意监测 HGB 变化。遵嘱改克赛为拜瑞妥 20 mg qd 口服，观察患者阴道出血无增加，出院，门诊随诊。

临床讨论

1. 病例特点

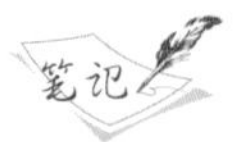

本病例特点：① 25 岁，宫内孕 8^{+3} 周，计划外妊娠。②可疑

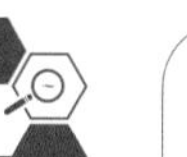

系统性红斑狼疮；抗磷脂综合征；慢性血栓栓塞性肺高血压；肺动脉球囊扩张术后；WHO 心功能分级Ⅱ级；左下肢深静脉血栓病史；二尖瓣前叶轻度脱垂。③流产用药他克莫司、他达拉非 20 mg qd；克赛 4000 U qd；泼尼松 7.5 mg qd 治疗。④超声心动图：二尖瓣前叶略长，收缩期轻度脱入左房，余瓣膜形态结构及启闭未见异常；无心包积液；CDFI 及频谱多普勒超声：各瓣膜血流速度未见明显增快，二尖瓣、三尖瓣见少量反流束，估测肺动脉压为 60 mmHg。⑤入院诊断：行米非司酮 + 米索前列醇药物流产。改氢化可的松 100 mg q12h 3 天，克赛 4000 U q12h。因阴道出血量过多，行清宫术。术后 3 天出血不多，停用克赛改用拜瑞妥，门诊随诊。

2. 疾病介绍与分析

（1）什么是肺动脉高压：正常人肺动脉收缩压为 15 ～ 30 mmHg，平均肺动脉压为 8 ～ 20 mmHg，如果肺动脉收缩压＞ 30 mmHg 或平均肺动脉压＞ 20 mmHg，就诊断为肺动脉高压。WHO 规定静息状态下肺动脉的收缩压＞ 25 mmHg，运动过程中肺动脉收缩压＞ 30 mmHg，也诊断为肺动脉高压。按照肺动脉压力升高的程度可以分为轻度、中度和重度，轻度肺动脉高压的分级标准是肺动脉收缩压为 30 ～ 40 mmHg，中度肺动脉高压的收缩压为 40 ～ 70 mmHg，重度肺动脉高压的收缩压＞ 70 mmHg。

（2）肺动脉高压合并妊娠是一个非常严重的情况，此类女性患者的死亡率高达 50%。大多数肺动脉高压继发于原来的心脏疾病，如房间隔缺损或室间隔缺损，二尖瓣狭窄或动脉导管未闭导致长期的肺动脉压力增加，本例患者为继发于自身免疫性疾病 SLE 的抗磷脂综合征、慢性血栓栓塞性肺高血压，曾经发生过下

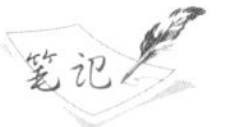

肢及肺栓塞。原发性肺动脉高压是肺动脉系统的特发性疾病，其最危险的时期是分娩期和产后早期。在分娩时心输出量的增加或产后体液的改变会导致畸形右心衰竭。在分娩期，过量的失血会减少前负荷，导致不能克服肺动脉高压的血管阻力，这两种情况不但会导致左心室前负荷的减少，而且会导致左心室的输出量显著减少，直接的结果是心肌缺血，引起心律失常、心功能衰竭和猝死。肺部栓塞的发生通常是致命的。

（3）该患者抗磷脂综合征在 2018 年已明确诊断，经大剂量激素及他克莫司、羟氯喹治疗，复查抗磷脂抗体较 1 年前明显降低，血常规未见血小板降低，目前原发病病情稳定。患者长期口服激素、免疫抑制剂，以及安立生坦 + 他达拉非靶向治疗肺动脉高压。经过靶向药物治疗，患者无心力衰竭迹象，超声心动图提示肺动脉高压，右心未见明显扩大，右室射血分数 55%；右心漂浮导管示肺动脉压（pulmonary artery pressure，PAP）57/27/39 mmHg，肺动脉楔压（pulmonary artery wedge pressure，PAWP）13/11/10 mmHg，肺血管阻力（pulmonary vascular resistance，PVR）5 WU，N 末端 B 型利钠肽原（N-terminal-pro-B-type natriuretic peptide，NT-proBNP）基本稳定，诊断为慢性血栓栓塞性肺动脉高压（4 型）明确。针对血栓事件患者长期口服拜瑞妥治疗。

（4）该患者的诊治需要多科会诊，严重的肺动脉高压也应该考虑永久性的绝育。本例患者为妊娠早期，相对风险低一些，妊娠中期选择终止妊娠，一般采用扩张宫颈及胎吸术，而非引产术。此外，对于此类患者还应该尽早收入院，卧床休息，监测血氧、血压。分娩时密切监测是非常重要的，自然产程有利于预防手术、剖宫产相关风险。需要的时候，催产素或前列腺素 E 类的药物可

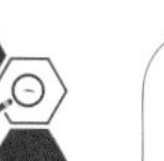

用于引产，较安全。氧流量增加 5 ～ 6 L，保持较高的氧饱和度和稳定的血压是非常重要的。

（5）患者因 APS 及疑似 SLE、慢性肺栓塞史，因此行抗凝治疗，防止再栓塞及子肺动脉破裂等严重并发症的发生是重点。而抗凝治疗的原则应延续至产后，预防新的血栓发生。中晚孕期剖宫产分娩会增加母亲的并发症发生率和死亡率，只有在有剖宫产指征的情况下才实施。而无论分娩方式如何选择，都应尽量减少出血，过量的失血或容量的改变会引起右心衰竭或发生猝死。产后 72 小时内应密切监视。

病例点评

该例患者早孕约 9 周，因继发可疑系统性红斑狼疮、抗磷脂综合征而发生慢性血栓栓塞性肺高血压；曾行肺动脉球囊扩张术、有左下肢深静脉血栓病史。目前 WHO 心功能分级Ⅱ级，因抗凝治疗，出血风险增加，同时肺动脉高压，肺水肿、右心衰竭、肺栓塞等风险均很高，应尽可能减少血流动力学的波动，缩短手术时间，减少出血。经多科会诊，无清宫手术禁忌，宜选择手术流产，术前 12 ～ 24 小时停用克赛，术后 24 小时恢复。

参考文献

[1] JAMES D. K，STEER P. J，WEINER C. P，等 . 高危妊娠 . 第 3 版 . 段涛，杨慧霞，译 . 北京：人民卫生出版社，2009：830-831.

（张可珍　金力）

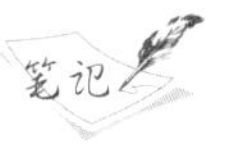

第七篇 妊娠期高血压疾病

妊娠期高血压疾病是妊娠常见疾病的一组综合征，特别是发生子痫、HELLPE 综合征等严重情况会威胁孕产妇及胎儿生命。其临床过程是进行性加重的，因此在孕前进行检查、详细了解病史，孕期定期行产前检查，及时发现异常，早期干预，正确处理，是避免严重并发症的重中之重。

025　妊娠中期合并 HELLP 综合征

病历摘要

【主诉和现病史】患者，29 岁，G1P0，LMP 2013-12-01。主因“孕 23^{+1} 周，双下肢水肿 2 周，血压升高 4 天，胃痛 2 天，呕

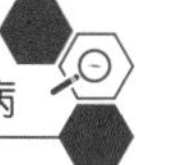

吐 1 夜”急诊入院。

患者既往月经规律。未定期行产前检查。停经 20 周时 B 超示胎儿大小符合孕周。2 周前下肢水肿，4 天前血压升高至 160/110 mmHg，无自觉症状，未治疗。2 天前胃部出现烧灼感，夜间呕吐多次，呕吐物为胃内容物。急诊以“宫内孕 23^{+1} 周，重度子痫前期”收入院。

【既往史】否认慢性高血压等病史。

【入院查体】体温 36.6 ℃，脉搏 80 次 / 分，呼吸 20 次 / 分，血压 160/110 mm Hg，心肺未见异常，双下肢水肿（+++）。

【妇科查体】宫底脐上 1 指，无宫缩，头位，胎心率 142 次 / 分。

【辅助检查】尿蛋白 300 mg/dL，HGB 146 g/L，PLT 158 × 10^9/L，红细胞形态正常。ALT 47 U/L，LDH 300 U/L，胆红素、肾功能及凝血功能均正常。盆腔超声提示胎儿如孕 21 周大小。

【入院诊断】宫内孕 23^{+1} 周，G1P0，重度子痫前期，肝功能异常？胎儿生长受限？

【治疗经过】入院后予以解痉、降压、镇静、降颅压等治疗。入院后第 2 天血压波动于（150 ～ 160）/（100 ～ 120）mmHg，尿蛋白 490 mg/dL，PLT 132 × 10^9/L，LDH 720 U/L，ALT 50 U/L，凝血酶原时间 917 s，纤维蛋白原 4.87 g/L，24 小时尿蛋白定量 0.98 g。入院后第 3 天患者出现头痛、腹胀、腹痛、呕吐，血压波动于（160 ～ 170）/（110 ～ 120）mmHg，急查实验室检查结果 PLT 32 × 10^9/L，HGB 136 g/L，ALT 980 U/L，AST 229 U/L，LDH 2300 U/L，PT、APTT、FIB 正常，D- 二聚体 3999 mg/L，FDP 83 mg/L，24 小时尿蛋白定量 14.02 g。考虑 HELLP 综合征，不除外肝被膜下出血，故急诊行剖宫产术终止妊娠。术中见胎盘

边缘有 2 cm × 5 cm 陈旧性压迹，子宫表面小面积卒中，部分小肠肠管发紫，考虑为胎盘早剥、上消化道出血，子宫收缩好，出血 200 mL。术后血压 170/140 mmHg，尿蛋白≥ 500 mg/dL，予以硝普钠降压，胃肠减压，解痉、镇静等治疗，输血浆、血小板。产后第 1 天血压波动于（140 ～ 150）/（100 ～ 110）mmHg，尿蛋白≥ 500 mg/dL，PLT 90 × 10^9/L，HGB 130 g/L，ALT 296 U/L，AST 176 U/L，LDH 494 U/L，凝血功能正常。产后第 2 天 PLT 157 × 10^9/L，HGB 134 g/L，ALT 157 U/L，AST 67 U/L，胆红素正常。产后第 3 天 PLT 183 × 10^9/L，ALT 88 U/L。产后第 5 天 PLT 217 × 10^9/L，ALT 42 U/L，产后第 7 天伤口拆线出院。

【出院诊断】宫内孕 23^{+4} 周；重度子痫前期；HELLP 综合征；胎盘早剥；DIC；上消化道出血。

临床讨论

1. 病例特点

本病例特点：①患者孕 20 周后出现高血压和尿蛋白，并进行性加重，血压大于 160/110 mmHg，尿蛋白渐增多，水肿严重，各项指标均符合重度子痫前期的诊断标准。②入院前出现上腹痛、恶心、呕吐，但仅有转氨酶轻度升高，血小板及血色素均在正常范围内，遂仅诊断肝功能异常而未诊断 HELLP 综合征。③ B 超提示胎儿小于孕周，因患者无正规产检，无法判断预产期是否准确。④入院后很快出现进行性转氨酶升高、血小板降低和 LDH 升高，临床表现和实验室检查均符合 HELLP 综合征的诊断。同时患者出现凝血功能障碍，D- 二聚体和 FDP 明显升高，出现 DIC。患者既

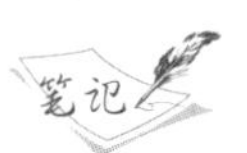

往肾功能一直正常，亦可排除妊娠期溶血性尿毒症综合征的可能。剖宫产术中发现胎盘边缘有 2 cm × 5 cm 陈旧性压迹，子宫表面小面积卒中，部分小肠肠管发紫，诊断为胎盘早剥、上消化道出血。

2. 疾病分析

（1）该患者入院后出现典型的进行性转氨酶升高，血小板减少和血压进行性升高的表现，HELLP 综合征诊断明确。

（2）转氨酶升高：以血清 ALT、AST、LDH 升高为主。其中 AST 和 ALT 升高最明显，LDH 升高最早，多出现在血小板下降之前。右上腹疼痛与干细胞破坏有关，也是造成转氨酶升高的主要原因。肝脏的病灶是肝细胞坏死、纤维样组织在肝窦中沉淀。在严重的肝细胞坏死中，出血可延伸到肝包膜下，形成血肿，导致破裂。

（3）血小板减少：有学者认为血小板的动态变化可能是最早提示疾病转归最可靠的指标。通常在分娩以后母亲的血小板数量迅速下降，在产后第 3 天时开始上升，在产后第 6 天以后血小板大于 100×10^9/L。产后第 4 天以后如果血小板仍缺少增长的趋势则提示有发展为多脏器衰竭的可能性。

（4）HELLP 综合征的患者下次妊娠时复发本病的概率为 19% ～ 27%，发生妊娠期高血压的概率为 43%。复发本病时发病时间可能较前次延后，而且 2 次发病后病情有减轻趋势。

（5）治疗原则与处理重度子痫前期或子痫的原则相同。首选评估和纠正凝血异常。当血小板＜ 20×10^9/L 需输血小板。纠正凝血功能障碍：由于 HELLP 综合征合并 DIC 发生率非常高，并且 DIC 发生早、进展快，DIC 发生的早期是治疗的关键阶段，抓住时机在高凝血期合理应用肝素治疗至关重要，因为一旦 DIC 发

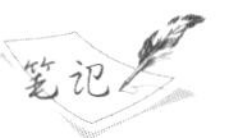

展到消耗性低凝血期或继发纤溶期，则 DIC 病情往往难以逆转。值得注意的是，如等待 DIC 相关实验室检查结果出来后再应用肝素，则会错过治疗时机，应根据临床判断及时应用，应用前抽血送检用作验证。如患者 DIC 发展至消耗性低凝血期，则应输注新鲜的冷冻血浆等补充凝血因子。母胎的情况决定是否需要剖宫产或尝试阴道分娩迅速终止妊娠。HELLP 综合征唯一有效的治疗方法就是结束分娩。对于孕周大于 34 周的孕妇，要求立刻结束妊娠。当终止妊娠被延后 12 小时，母亲的并发症更加常见。孕周在 24 ～ 34 周的孕妇，美国国立卫生研究院一致推荐使用皮质激素来促进胎肺成熟，减少新生儿出血坏死性直肠结肠炎和血管内溶血的发生。

病例点评

本例患者为中孕期 20 周出现重度子痫前期，病情呈进行性发展，以至于出现 HELLP 综合征、DIC、胎盘早剥，是一个非常典型的妊娠高血压综合征的疾病发展过程。根据患者早期的临床表现，我们应高度警惕、密切观察、早期诊断、积极处理。应牢记 HELLP 综合征的诊断：①血小板减少：轻度为（100 ～ 150）× 10^9/L；中度为（50 ～ 100）× 10^9/L；重度＜ 50 × 10^9/L。②溶血：周围血液红细胞变形，间接胆红素轻度上升≥ 1.2 mg/dL，血红蛋白轻度下降，乳酸脱氢酶升高。乳酸脱氢酶升高是诊断 HELLP 综合征微血管内溶血的敏感指标。③转氨酶升高：ALT ≥ 40 U/L，AST ≥ 70 U/L。④严重者合并肾衰竭、胎盘早剥、ARDS、DIC 和心力衰竭。

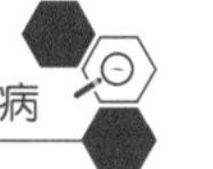

参考文献

[1] SIBAI B M，RAMADAN M K，USTA I，et al. Maternal morbidity and mortality in 442 pregnancies with hemolysis，elevated liver enzymes，and low platelets（HELLP syndrome）. Am J Obstet Gynecol，1993，169（4）：1000-1006.

[2] ISLER C M，RINEHART B K，TERRONE D A，et al. Maternal mortality associated with HELLP（hemolysis，elevated liver enzymes，and low platelets）syndrome. Am J Obstet Gynecol，1999，181（4）：924-928.

[3] MIHU D，COSTIN N，MIHU CM，et al. HELLP syndrome - a multisystemic disorder. J Gastrointestin Liver Dis，2007，16（4）：419-424.

[4] JAMES D. K，STEER P. J，WEINER C. P，等 . 高危妊娠 . 3 版 . 段涛，杨慧霞，译 . 北京：人民卫生出版社，2009：703-704.

（金力）

笔记

026 妊娠晚期慢性高血压并发子痫前期急性肾衰竭

病历摘要

【主诉和现病史】患者，30 岁，G2P0，LMP 2020-10-25，EDC 2021-08-02。宫内孕 33 周，发现血压高 7 个月，加重伴出现昏迷 1 次，急诊入院。

患者既往月经规律。孕 1 个月查血压 150/100 mmHg，孕期有心慌胸闷。自孕 6 个月开始出现水肿，孕 7 个月加重，近 1 周出现视物模糊伴有头晕、头痛、恶心、呕吐，就诊于当地医院，诊断为双视网膜脱离，给予降压、利尿、扩容、镇静、抗炎等治疗，外院查 A/G 2.8/2.3，钾 3.3 mmol/L，尿蛋白（+++）。

【既往史】2018 年孕 3 个月胚胎停育自然流产 1 次。

【入院查体】心率 100 次 / 分，血压 180/130 mmHg，双下肢稍肿（+），宫底脐上一指。眼科会诊：妊娠期高血压眼底改变，双球结膜水肿，双眼缺血性视神经乳头病变，双视网膜脱离。

【辅助检查】血常规：WBC 16×10^9/L，中性粒细胞百分比 88.6%，HGB 117 g/L，HCT 33.7%，PLT 进行性下降（100×10^9/L → 59×10^9/L → 31×10^9/L）。尿常规：尿蛋白 75 mg/dL。血电解质：钾 3.8 mmol/L，Cr 184.8 μmol/L，BUN 21 mmol/L，PCO_2 20.9 mmol/L，GPT 正常。盆腔超声及泌尿系统超声：双肾弥漫性病变，结构紊乱，皮质回声增强，腹水 2.9 cm，胆囊壁水肿，胎儿 BPD 7.9 cm，胎盘宫底后壁，AFI 4.3 cm，FL 1.8 cm。

【入院诊断】宫内孕 33^{+2} 周，G2P0；重度子痫前期；脑水肿；慢性高血压，视网膜剥离；急性肾衰竭。

【治疗经过】患者经内科、麻醉科会诊后，建议尽快终止妊娠。完善各项实验室检查，于 2021 年 6 月 16 日在局部麻醉下行急诊剖宫产术，术中腹水 500 mL，羊水Ⅰ度污染，分娩一活男婴，Apgar 评分 1 分钟评 4 分，5 分钟评 7 分，术中输血 400 mL。术后肾功能检查结果见表 26-1。

表 26-1　术后肾功能检查结果

检查项目	时间					
	6 月 16 日 6：00	6 月 16 日 12：00	6 月 16 日 18：00	6 月 17 日 6：00	6 月 18 日 6：00	6 月 19 日 6：00
Cr（μmol/L）	299.2	360.8	334.4	255.2	158.4	105.6
BUN（mmol/L）	25	30	42	45	38	27

注：Cr 正常值范围：53 ～ 132 μmol/L；BUN 正常值范围：1.07 ～ 7.14 mmol/L。

给予各种对症支持治疗，使用呋塞米、激素、卡托普利、肝素、白蛋白等药物及输血后肾功能逐渐好转。仍尿少，血常规：WBC 12.91×10^9/L，中性粒细胞百分比 81%，HGB 10 g/L，PLT 66×10^9/L。钾 3.8 mmol/L，Cr 114.4 μmol/L，BUN 26 mmol/L，ALT 7 mmol/L。患者要求出院回当地医院进一步治疗。新生儿转入当地医院治疗后死亡。

临床讨论

1. 病例特点

本病例特点：①患者孕前是否存在慢性高血压病史不清楚，但在孕 1 个月即出现高血压，不符合妊娠期高血压疾病的诊断标

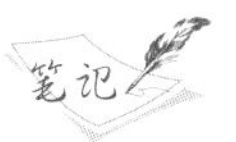

准，妊娠20周后出现的高血压应诊断为妊娠期高血压疾病，故该患者应诊断为妊娠合并慢性高血压。②但在妊娠期间血压进行性升高，并出现水肿、蛋白尿等临床症状，考虑存在慢性高血压合并子痫前期的存在。患者血压≥160/110 mmHg，尿蛋白逐渐增多，血小板进行性下降，视网膜剥离及头痛、头晕等均支持重度子痫前期的诊断。③患者出现尿少、进行性肌酐清除率升高，肾功能下降，持续时间较短，经过对症支持治疗后有所好转，应考虑存在急性肾衰竭。患者临床表现存在头晕、头痛、恶心、呕吐的症状，不除外有脑水肿。

2. 疾病介绍与病例分析

慢性高血压为孕20周前持续血压≥140/90 mmHg，或者产后持续性高血压超过6周。妊娠慢性高血压的发生率为0.5%～3%，原发性慢性高血压造成90%的妊娠期高血压。继发性高血压的病因包括肾脏病（肾小球肾炎、肾病、肾血管疾病）、内分泌疾病（糖尿病累及血管、甲状腺功能亢进、嗜铬细胞瘤）、胶原血管性疾病（系统性红斑狼疮、硬皮病等）。轻度慢性高血压收缩压140～159 mmHg且舒张压90～109 mmHg；重度慢性高血压收缩压≥160 mmHg且舒张压≥110 mmHg。

妊娠妇女的风险为高血压恶化，并发子痫前期、充血性心力衰竭、颅内出血、急性肾衰竭、胎盘卒中合并DIC，以及这些疾病造成的死亡。轻度、无合并症的高血压，胎盘卒中的发生率为0.5%～2%，重度高血压患者，胎盘卒中的发生率为3%～10%。

宫内胎儿的发病率和死亡率与高血压的程度直接相关，尤其是并发子痫前期和胎盘卒中的患者。子宫胎盘的灌注减少会导致胎儿发育迟缓。在慢性高血压尤其是没有进行产前检查的患者中，

孕中晚期胎死宫内的危险性较高。

重度高血压的患者行孕前检查，控制血压，同时对肾功能进行评估非常重要。任何抗高血压的药物应沿用到孕期，孕期禁用血管紧张素转化酶抑制剂。监测血肌酐，24 小时尿肌酐清除率和尿蛋白浓度。孕前积极评估，孕期积极管理和监护。对于轻度无症状的高血压患者孕期服用减压药有争议，但对于终末器官有损害的患者，轻度高血压就应该服药。对于重度高血压，舒张压达到 110 mmHg 的情况开始服用降压药是统一观点的。脑血管意外是妊娠期高血压孕产妇死亡最常见的原因，应积极预防。在美国，甲基多巴作为临床抗高血压的一线药物；拉贝洛尔在国内及欧洲普遍使用，是妊娠期高血压患者常用的二线抗高血压药物。

应早期开始定期行产前检查，对于轻度高血压合并危险因素或重度高血压口服降压药（甲基多巴、肼苯哒嗪钙通道拮抗剂等）者，定期检查肾功能、24 小时尿肌酐清除率和尿蛋白、血小板计数、电解质、抗核抗体、抗心磷脂抗体等是有必要的。还应定期超声检查胎儿的生长情况。

妊娠合并急性肾衰竭发病率为 0.02% ～ 0.05%，孕产妇及胎儿的病死率很高。急性肾衰竭病因大致可以分为：①肾前性急性肾衰竭：主要原因是血容量减少，如重度子痫前期、子痫、慢性高血压、肾病等引起的胎盘早剥、前置胎盘、产后出血等造成的失血性休克、肾自动调节机制不能代偿，严重时双侧肾小管或肾皮质缺血坏死，出现急性肾衰竭。②肾实质性急性肾衰竭：常见的原因有严重感染和 DIC、妊娠期高血压疾病、高凝状态、应用肾毒性药物。③肾后性急性肾衰竭：主要是由泌尿系结石，尿路梗阻和肾盂肾炎导致。可表现为妊娠期突然发生少尿或完全无尿。

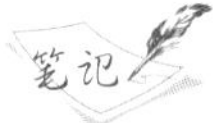

治疗的关键是及时解除梗阻和治疗感染。其中妊娠期高血压疾病是引起妊娠期急性肾衰竭的主要原因。该患者有慢性高血压病史，同时合并重度子痫前期，当孕晚期母体负荷过重而无法代偿时即诱发了急性肾衰竭，属于肾实质性急性肾衰竭。

急性肾衰竭诊断标准及实验室检查：非妊娠妇女视为正常的实验室检查数值在妊娠期可能就是肾功能损害，故妊娠期 BUN ＞ 4.64 mmol/L，Cr ＞ 70.7 μmol/L，尿酸＞ 267.8 μmol/L 时应视为异常；如动态监测肾功能改变，BUN 一日增高 3.57 μmol/L，Cr 一日增高 44.2 μmol/L 伴尿常规异常，即提示有肾衰竭，此时尿诊断指数有助于诊断，尤其是滤过钠排泄分数最有诊断价值。该患者的 BUN 和 Cr 远远超出了上述的诊断标准，可见诊断妊娠合并急性肾衰竭的实验室证据比较明确。

终止妊娠：对于产前急性肾衰竭者以先行透析，待情况改善后即终止妊娠为首先考虑的原则。妊娠合并肾功能不全者宜在 33 ～ 36 周终止妊娠，以减少继续妊娠对母儿的危险。在妊娠的任何时期确诊为急性肾衰竭者，应于 24 ～ 48 小时内终止妊娠，若为足月妊娠，已临产而无产科指征，争取阴道分娩；若有产科指征而行剖宫产者，术中要控制补液量，早产者终止妊娠前可用地塞米松静脉注射或者羊膜腔内注射，以促使胎儿肺成熟，降低新生儿呼吸窘迫综合征的发生。适时终止妊娠指征：①出现子痫。②大量蛋白尿（≥ 5.0 g/24 h）。③出现心力衰竭、肺水肿。④肝功能明显损害，血小板明显降低者。⑤出现 DIC。

该患者治疗比较及时，在诊断明确的同时即进行了对症治疗（扩容、补充血容量、使用激素、利尿、抗凝、抗感染、纠正水电解质紊乱、检测肾功能等治疗），并在确诊后 24 小时之内终止妊

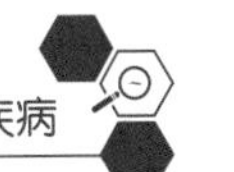

娠，使患者没有发展到更加严重、肾功能损害到需要透析的程度。该患者有明确的终止妊娠指征，血小板进行性下降，虽然没有出现心力衰竭和肺水肿，但是患者出现头晕、头痛、恶心、呕吐等脑水肿的表现，也是终止妊娠的指征。

病例点评

高血压常与肾脏疾病相关，需长期服用降压药，将舒张压控制在 90 mmHg 以下。本例患者孕前并不知道患有高血压，妊娠 1 个月后才发现高血压，之后也未进行有效的管理导致肾功能进行性损害。孕产妇合并肾脏疾病，其并发症的发生率与早期肌酐水平成正比。随着肾功能的进行性下降，母婴所面临的风险增加。因此，有慢性高血压的妇女应孕前做好咨询，积极控制血压，孕期需与心内科医生共同管理，密切关注血压、水肿，以及尿常规。

参考文献

[1] JAMES D. K，STEER P. J，WEINER C. P，等 . 高危妊娠 . 3 版 . 段涛，杨慧霞，译 . 北京：人民卫生出版社，2009：703-704.

[2] SIBAI B M. Chronic hypertension in pregnancy. Clin Perinatol，1991，18（4）：833-844.

[3] SIBAI B M. Diagnosis and management of chronic hypertension in pregnancy. Obstet Gynecol，1991，78（3 Pt 1）：451-461.

[4] WEITZ C，KHOUZAMI V，MAXWELL K，et al. Treatment of hypertension in pregnancy with methyldopa：a randomized double blind study. Int J Gynaecol Obstet，1987，25（1）：35-40.

（陈蔚琳　金力）

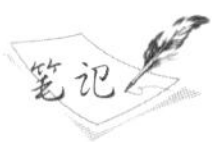

027 妊娠合并原发性高血压、慢性肾衰竭

病历摘要

【主诉和现病史】患者，34 岁，G2P0，LMP 2021-03-28。主因“停经 15^{+5} 周，肾功能异常，要求终止妊娠”入院。

患者既往月经不规律，3 天 /（25 ～ 35）天，量中，痛经（+）。2021 年 6 月 17 日于我院查血 hCG 278 224 mIU/mL，早孕期无恶心、呕吐等早孕反应，2021 年 6 月 22 日 B 超：宫内单胎，双顶径 2.1 cm，腹围 6.0 cm，股骨长 1.0 cm，可见胎心搏动，胎盘后壁，下缘覆盖宫颈内口，羊水 3.5 cm。孕期无腹痛及阴道出血史。患者于 2013 年诊断为原发性高血压病，最高 196/124 mmHg，规律口服倍他乐克（25 mg/d）+ 拜新同（30 mg/d），血压控制在 140/90 mmHg；2015 年因水肿就诊于我院，诊断为心脏衰竭、肾衰竭而入我院抢救室治疗，之后心功能恢复可，肾功能不全，规律透析（每周二、周四、周六），目前规律口服叶酸 2 片 / 日，复合维生素 1 片 / 日，维生素 B_6 1 片 / 日，司维拉姆 3 片 bid，间断使用济脉欣、益比奥升血治疗。本次因计划外妊娠要求终止妊娠入院。请肾内科会诊评估无米非司酮 + 米索前列醇药物绝对禁忌，建议引产期间规律透析。患者孕期饮食、睡眠可，二便正常，体重无明显变化。

【入院查体】体温 36.5℃，脉搏 80 次 / 分，呼吸 19 次 / 分，血压 178/124 mmHg。

【妇科查体】宫底位于脐下三指，未及明显宫缩，胎心 155 次 / 分。宫颈质中，居后，未开未消，棘上 3 指。

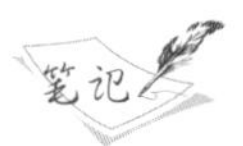

【辅助检查】WBC 10.68×10^9/L，NEUT% 79.3%，PLT 183×10^9/L，HGB 96 g/L；K^+4.7 mmol/L，Na^+139 mmol/L，Cl^-99 mmol/L，Alb 38 g/L，Urea 14.10 mmol/L，Cr 738 μmol/L，ALT 10 U/L，Fbg 4.98 g/L，D- 二聚体 0.84 mg/L。

【入院诊断】宫内孕 15^{+5} 周，G2P0；胎盘低置；慢性肾衰竭；透析治疗中；慢性高血压。

【治疗经过】入院后完善各项检查，监测血压波动于（132～178）/（83～124）mmHg。继续于肾内科透析。2021 年 7 月 16 日复查中孕超声检查：双顶径 3.2 cm，头围 12.6 cm，腹围 11.6 cm，股骨长 1.9 cm，胎心规律，双侧上肢肱 / 尺 / 桡骨、下肢股 / 胫 / 腓骨可见。胎盘后壁，下缘覆盖宫颈内口，羊水 4.7 cm。宫内中孕（超声孕 16^{+4} 周），胎盘下缘位置偏低。

按照通常孕周大小宜选用米非司酮 + 米索前列醇药物方式引产，但患者因高血压肾病，目前慢性肾衰竭，透析中，是否适合该方案，与肾内科、药剂科医师共同商议。患者入院后监测血压均偏高，有米索前列醇引产禁忌，且胎盘位置低为水囊引产禁忌。综合考虑，可予以利凡诺羊膜腔穿刺引产。因早中孕期宫颈成熟度差，可给予米非司酮 50 mg bid 口服促进宫颈成熟，并超声引导下利凡诺羊膜腔内穿刺给药。围手术期定期肾内科透析，抗凝剂由普通肝素调整为枸橼酸钠。向患者及家属交代病情，完善谈话签字。

入院第 4 天，孕 16^{+2} 周开始服用米非司酮促宫颈成熟，并在超声引导下行羊膜腔内穿刺注射利凡诺 100 mg。

羊膜腔内注射术后第 2 天，一过性体温升高 37.8 ℃，无寒战、咳嗽、流涕等不适。

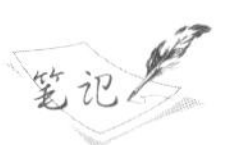

羊膜腔内注射术后第 3 天，安排床旁透析，交代透析过程中分娩有终止透析可能，予以枸橼酸钠抗凝。出现不规律宫缩腹痛，少量阴道出血。

羊膜腔内注射术后第 5 天阴道分娩，超声监视下清宫，术中总出血约 200 mL。术后结合患者肾脏功能适量给予抗生素预防感染；口服溴隐亭退奶；继续床旁透析，过程顺利，因 HGB 62 g/L 给予输血治疗，产后 3 天后出院。肾内科继续透析治疗。

临床讨论

1. 病例特点

本病例特点：①患者为 34 岁女性，G2P0，孕 15^{+5} 周，计划外妊娠，因孕期有多种药物使用史，要求引产入院。②入院监测血压，仍为中度高血压。③既往：2013 年诊断为原发性高血压病；2015 年诊断肾功能不全，规律透析。④妇科查体：宫底脐下三指，宫颈质中，居后，未开未消，棘上 3 指。⑤盆腔超声提示胎盘后壁，下缘覆盖宫颈内口。

2. 病例分析

原发性高血压，为孕 20 周前发生的持续性血压≥ 140/90 mmHg，本例患者既往就因为长期高血压，已发生肾衰竭，规律透析中。

中孕期引产方式主要包括：米非司酮配伍米索前列醇药物引产；利凡诺羊膜腔内注射引产；水囊引产。米非司酮体内消除缓慢，$T_{1/2}$ 18 小时，主要经肝脏代谢，通过粪便排泄（约 90%），对于肾功能损害患者无须更改药物起始剂量。米索前列醇 $T_{1/2}$（1.0401 ± 0.5090）小时（800 μg 口服），在肾脏功能不全程度不

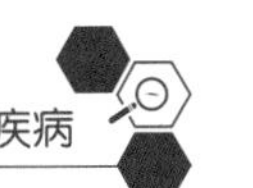

同的患者中进行的药代动力学研究表明，与正常人相比，$T_{1/2}$、最大血药浓度和药物浓度－时间曲线下面积大约增加了1倍，但损害程度与AUC之间没有明显相关性。故对于肾功能损害患者无须调整剂量，若常规推荐剂量不耐受，则可使用较低剂量。充分权衡利弊，与肾内科商议后，可以选择米非司酮配合米索前列醇方式引产。但前列腺素类药物对于高血压患者是禁忌，且患者胎盘低置，羊膜腔外引产术不适合，因而只能选择利凡诺羊膜腔内引产，米非司酮作为孕激素受体拮抗剂，起到间接引起内源性前列腺素释放、软化宫颈的效应。孕16周对利凡诺不敏感，因而引产术后第5天才成功。

病例点评

该例患者妊娠前已患有慢性高血压、慢性肾衰竭，透析多年。透析的妇女生育力已受损，多建议她们接受肾移植术后1～2年再妊娠。如果在透析期间怀孕，配合多学科的全面监护，控制血压，保持体液平衡并给予足够的营养，胎儿的总存活率可有所提高。本例患者因孕期用药等问题要求终止妊娠，衡量药物引产的禁忌证，最终选择利凡诺药物流产。术后需做好避孕指导，建议长效避孕方法，宫内节育器为首选。

参考文献

[1] JAMES D K，STEER P J，WEINER C P，等 . 高危妊娠 . 3 版 . 段涛，杨慧霞，译 . 北京：人民卫生出版社，2009：851-867.

（陈蔚琳　金力）

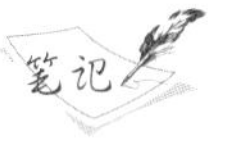

第八篇 妊娠合并自身免疫性疾病

妊娠合并自身免疫性疾病，大家最熟悉的就是抗磷脂综合征（antiphospholipid syndrome，APS）。该综合征是一种以反复血管性血栓事件、复发性自然流产、血小板减少等为主要临床表现，伴有抗磷脂抗体（antiphospholipid antibody，APA）持续中度或高度阳性的自身免疫性疾病。通常分为原发性 APS 和继发性 APS，后者多继发于系统性红斑狼疮、干燥综合征等结缔组织病。临床表现复杂多样，全身各个系统受累程度不同，而表现各异，最突出的表现为血管性血栓形成。

028　早孕合并抗磷脂综合征

病历摘要

【主诉和现病史】患者，38 岁，G2P0。LMP 2022-04-10。宫

内孕 9^{+1} 周，发现胚胎停育 2 周。平素月经规律，7 天 /30 天，量中，痛经（–）。2022 年 5 月 6 日尿 hCG（+），2022 年 5 月 10 日血 hCG 820 mIU/mL，P 35 ng/mL，2022 年 6 月 7 日盆腔超声：宫腔上部妊娠囊 2.3 cm × 2.5 cm × 0.9 cm，张力差，内可见卵黄囊，直径约 0.5 cm，内未见明确胎芽及胎心搏动。患者为行清宫术收入院。

患者 2008 年发现血小板减少症，最低 1×10^9/L，间断服用中药后好转。2019 年因胚胎停育，ACL-IgG 60 GPL-U/mL，诊断 APS，免疫科定期随诊，孕前他克莫司（3 mg/d）+ 赛能（1 片 bid）+ 美卓乐（1 片 qd），阿司匹林 100 mg qd，血小板水平正常。2022-05-31 停经 7 周免疫科随诊，复查 PLT 17×10^9/L；ANA、dsDNA 阴性；β2-GP1、LA 阴性；ACL-IgG 可疑（±）11.6 GPL-U/mL，随即停用阿司匹林，并给予静脉注射免疫球蛋白 20 g qd × 3 天，血小板升至 89×10^9/L。2022-06-08 PLT 168×10^9/L，WBC 7.27×10^9/L，NEUT% 61.5%，HGB 118 g/L。

【既往史】2021 年因甲状腺癌行甲状腺部分切除术，现口服优甲乐 75 μg qd，定期监测甲状腺功能正常。

【入院查体】皮肤无明显淤点、淤斑、出血等。

【妇科查体】外阴（–）；阴道通畅，未见明确血迹；宫颈正常大小，光滑，宫口闭，可见少量血迹，未见组织物堵塞。

【入院诊断】宫内孕 9^{+1} 周，G2P0；胚胎停育；复发性流产；APS；继发性血小板减少症；甲状腺癌术后。

【治疗经过】入院复查 PLT 43×10^9/L，免疫科会诊意见：患者 APS 合并血小板减少，既往静脉注射免疫球蛋白治疗有效，可予以静脉注射免疫球蛋白 20 g qd × 3 日，监测血小板（静脉注射

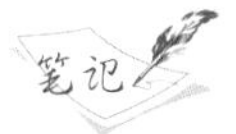

免疫球蛋白一般 3 ～ 5 天起效，作用可维持 1 ～ 2 周），必要时可根据手术要求输注血小板；围手术期继续美卓乐 4 mg qd；他克莫司 1 mg tid；赛可平 1 片 bid；警惕血栓事件。输注免疫球蛋白第 3 天，血小板升至 109×10^9/L，遂在全身麻醉下行超声引导清宫，手术顺利，出血＜ 20 mL。绒毛染色体正常。

临床讨论

1. 病例特点

本病例特点：① G2P0，停经 9 周 1 天，发现胎停 2 周。② 2008 年发现血小板减少症。③ 2019 年因孕 8 周胎停 1 次确诊为 APS。孕前服用他克莫司（3 mg/d）+ 赛能羟氯喹（1 片 bid）+ 美卓乐（1 片 qd），阿司匹林 100 mg。血小板水平正常。④本次妊娠在孕早期血小板 17×10^9/L，IVIG 20g qd × 3 天，PLT 升至 168×10^9/L。⑤入院后因血小板再次下降，继续 IVIG 治疗 3 天，血小板正常后行清宫术。⑥ 绒毛染色体检测，有利于分析此次胚胎停育的原因。

2. 病例分析

（1）血小板低于多少需要治疗

孕期任何时候血小板＞ 50 000/μL 或早中孕期血小板 30 000 ～ 50 000 个 /μL，均不需要常规治疗。如果血小板＜ 10 000 个 /μL 或中晚孕期血小板 10 000 ～ 30 000 个 /μL 或孕妇有出血则需要治疗。治疗方法主要有两种，糖皮质激素和静脉注射免疫球蛋白，但谁先谁后，还有争议。激素可以抑制血小板抗体的产生，减少与抗体结合的血小板在脾脏的滞留，并会影响抗体和血小板

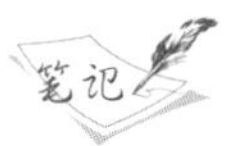

的功能。70% 的患者在用药 3 周内缓解，治疗方案为口服泼尼松 1 mg/（kg · d），然后逐渐减量到最小剂量，以维持一定的血小板数。也可以用大剂量的糖皮质激素，如甲泼尼龙，1 ～ 1.5 mg/kg，静脉分次用药，很少通过胎盘，通常在 2 ～ 10 天内见效。糖皮质激素的副作用有增加妊娠期高血压和妊娠期糖尿病的风险。另一种就是本例患者使用的静脉注射免疫球蛋白（1 g/kg，用药 3 ～ 5 天），免疫球蛋白可能的作用机制为延长 IgG 包被的血小板被母体网状内皮系统清除的时间。80% 的患者在用药数天内缓解，可持续 3 周。

对于血小板＜ 10 000 个 /μL，且有出血的患者，如果激素和免疫球蛋白的治疗均无效，可选择在中孕期行脾切除术。脾切除后 75% 的患者能缓解。

安全的血小板水平（20 000 ～ 30 000 个 /μL）不一定是正常的血小板水平。分娩（无论是阴道分娩还是剖宫产）和区域麻醉时，血小板＞ 50 000 个 /μL 都是安全的，但对于硬膜外麻醉，有建议血小板＞ 100 000 个 /μL，以避免硬膜外血肿。一个单位富集血小板可以升高血小板 5000 ～ 10 000 个 /μL。

（2）APS 的诊断和治疗

APS 分为临床诊断标准和实验室诊断标准，该综合征的诊断至少需要一项临床症状及一项实验室指标。实验室指标为 12 周内再次检查且异常。

1）临床诊断标准

诊断标准：①流产≥ 3 次孕 10 周内不明原因流产的患者，或者≥ 1 次孕 10 周后死胎（胎儿形态正常）。②孕 34 周以内合并胎儿生长受限或早发型子痫前期的早产；≥ 1 次孕 34 周以内形态正

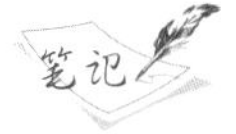

常的因重度子痫前期、子痫前期、胎儿生长受限、羊水过少、异常的多普勒血流或无反应型胎心监测而发生的早产。③血栓形成。在临床上表现为任何组织或器官的1条或多条静脉、动脉或小静脉的血栓形成。对于浅表静脉血栓形成必须有影像学、多普勒检查或组织病理学诊断证实。

2）实验室标准

实验室标准：①血浆中狼疮抗凝物（lupus anticoagulant，LA）2次均阳性，检测时间间隔＞12周。②采用酶联免疫吸附法（enzyme-linked immunosorbent assay，ELISA）检测到血清中的中高滴度IgG或IgM型抗心磷脂抗体（anticardiolipin antibody，ACA）。IgG型ACA＞40GPL（1GPL即1μg/mL纯化的IgG型ACA结合抗原的活性），或滴度＞第99百分位数；至少间隔12周发现2次。③用ELISA法检测到血清中的中高滴度IgG/IgM型抗β_2糖蛋白I抗体滴度＞第99百分位数，至少间隔12周发现2次。

3）非典型APS的诊断标准

具有典型的APS临床表现与不典型的实验室检查[2次抗磷脂抗体（antiphospholipid antibodies，APA）阳性，但间隔时间＜12周；IgG/IgM型ACA和（或）抗β_2糖蛋白I抗体为20～39 GPL/MPL，或滴度＞第99百分位数。或不典型的临床表现（连续2次或3次不明原因流产）]。

4）治疗方法

抗磷脂综合征根据临床表现又分为产科抗磷脂综合征和血栓性抗磷脂综合征。

治疗方法：①产科抗磷脂综合征患者需要小剂量阿司匹林及预防性低分子肝素治疗。开始时间：备孕期小剂量阿司匹林

75 ～ 100 mg qd。一旦妊娠确立就应该开始进行预防性低分子肝素治疗。②对于妊娠期合并血栓性抗磷脂综合征患者，采用治疗性抗凝。本例患者诊断为产科抗磷脂综合征合并血小板减少，孕前控制血小板正常，使用小剂量阿司匹林，孕后发现血小板再次严重下降，存在使用抗血小板及抗凝药的禁忌证，治疗非常棘手，幸好对免疫球蛋白敏感，血小板迅速上升至正常，亦可作为下次妊娠的选择。抗磷脂综合征合并血小板减少患者治疗中抗凝治疗和出血风险的矛盾冲突非常具有戏剧色彩，治疗犹如在钢丝上行走。

5）产前监护

通常如果妊娠继续，做好以下几点：①早孕超声对孕周的确定非常重要。②孕 18 ～ 20 周进行详细的超声检查，以后每 4 ～ 6 周超声检测胎儿生长、羊水量及评估胎儿情况。③产检应更为频繁，孕 24 周后约 2 周 1 次。④孕 32 周开始无刺激性胎心监护。⑤监测胎动情况。

病例点评

早孕合并 APS 及血小板减少为临床诊断和治疗带来一定的困难。自身免疫性血小板减少可能与 APS 有关。妊娠期 APS 的最佳处理应包括：①通过预防妊娠丢失、子痫前期、胎盘功能不良和早产，改善孕妇 – 胎儿 – 新生儿的结局。②减少或去除血栓栓塞的风险。因此，通常早孕期超声提示宫内活胎时，就应开始小剂量阿司匹林抗凝治疗，但本例患者出现血小板进行性下降，而血小板减少会增加出血的风险，鉴于患者已发生胚胎停育，可

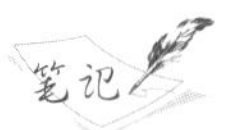

以停用阿司匹林，调整血小板，准备手术。反之，如果胚胎未停育，血小板进行性下降，我们需要了解孕期血小板异常情况，并掌握干预时机。根据临床具体情况，应个体化决定是否停用阿司匹林并调整血小板，同时需要免疫科及血液科联合管理，必要时可用激素和免疫球蛋白治疗。临床中经常遇到虽然妊娠早期就开始抗凝治疗（羟氯喹治疗），但仍有发生胚胎停育、丢失的情况。这也是我们所说的难治性抗磷脂抗体综合征，对于此类患者今后再妊娠，低分子肝素抗凝联合羟氯喹及小剂量肝素也许能改善妊娠结局。

参考文献

[1] 中华医学会围产医学分会，产科抗磷脂综合征诊断与处理专家共识．中华围产医学杂志，2020，23（8）：517-522.

[2] BRAMHAM K，THOMAS M，NELSON-PIERCY C，et al. First-trimester low-dose prednisolone in pregnancy antiphospholipid antibody-related pregnancy loss. Blood，2011，117（25）：6948-6951.

[3] RUFFATTI A，TONELLO M，FAVARO M，et al. The efficacy and safety of second-line treatments of refractory and /or high risk pregnant antiphospholipid syndrome patient. A systematic literature review analyzing 313 pregnancies. Semin Arthritis Rheum，2021，51（1）：28-35.

（金力）

029　早孕合并干燥综合征

病历摘要

【主诉和现病史】患者，29 岁，G2P0。2022 年 3 月 8 日因自然流产 2 天，要求进一步检查胚胎停育的原因于门诊就诊。2022 年 3 月 5 日孕 9^+ 周，自然流产，现在出血少，无明显腹痛，未做胚胎绒毛染色体检查。既往月经 5 天 /（30 ～ 39）天，量中，痛经（–）。偶有月经推后。盆腔超声无异常。身高 174 cm，体重 52 kg，BMI 17.2 kg/m^2。面部痤疮重，脂溢性皮炎。平时有眼睛发干，无口干等不适症状。

【既往史】因面部玫瑰痤疮一直于皮肤科就诊，2020 年因异位妊娠行腹腔镜右侧输卵管切除。

【辅助检查】狼疮抗凝物 LA 0.95 s，抗磷脂抗体谱 6 项（–），蛋白 S+ 蛋白 C：P-S 75%，抗子宫内膜抗体（+）。抗核抗体谱：抗核抗体 1 ∶ 80，抗双链 DNA 抗体（–），SSA 抗体（+），SSB 抗体可疑，抗 Ro-52 抗体（+）；红细胞沉降率：ESR 12 mm/h；IgG 21.41 g/L，C3 0.684 g/L。

【诊断】干燥综合征。

【治疗】羟氯喹 0.2 g，2 次 / 日，口服。

临床讨论

1. 病例特点

本病例特点：①育龄妇女，早孕胚胎停育 1 次。②排因检查

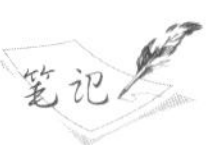

发现：初筛免疫方面异常：检查 ANA S1 ：80，抗 SSA、抗 Ro-52 阳性，抗磷脂抗体谱正常。③有眼干症状。④既往面部有玫瑰痤疮。⑤风湿免疫科诊断为干燥综合征，给予羟氯喹治疗。

2. 疾病介绍与分析

（1）干燥综合征（Sjögren’s syndrome，SS）是一种慢性多系统自身免疫性疾病，特征为泪腺及唾液腺炎症及其导致的眼干和口干，偶尔可见腺体增大。此外，还可见各种系统性（所谓的“腺体外”）表现，包括疲劳、肌肉骨骼症状、皮疹，以及肺、肾、肝等内脏病变和神经系统疾病。

（2）诊断标准：有眼干和（或）口干客观表现的患者，若确切证据表明基础自身免疫导致了外分泌腺功能障碍，则可确诊 SS。存在持续性眼干和（或）口干症状、腮腺肿大、不明原因龋齿增加，或特定血清学检测异常（如抗 SSA 抗体伴或不伴抗 LA/SSB 抗体、类风湿因子和高球蛋白血症）的患者，应怀疑 SS；目前还不能通过单项诊断性试验来确诊 SS，因此 SS 临床诊断需要的依据是存在符合该病的临床表现和实验室结果，并排除了可引起眼干和（或）口干的其他疾病。仅存在抗 SSA/Ro 抗体和（或）抗 SSB/LA 抗体不应确诊为 SS。若患者符合以下 2 个标准并排除了眼干和（或）口干的其他原因，可诊断为 SS：①眼干 / 口干或腺体实质受损的客观表现——患者有干眼的客观指标（任一眼的 Schirmer 试验＜ 5 mm/5 min，或眼表染色异常）或唾液腺功能减退的客观指标（Saxon 试验异常或全唾液流率异常）。或者，MRI 或超声可能显示患者有 SS 特有的腺体实质异常。②自身免疫的血清学或组织病理学证据——患者存在抗 Ro/SSA 抗体伴或不伴抗 LA/SSB 抗体、唇腺活检结果阳性（即灶性指数≥ 1 的局灶性淋巴细胞性涎腺炎），或者确诊的

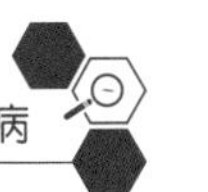

系统性风湿病［如类风湿关节炎、系统性红斑狼疮、系统性硬化症（硬皮病）或特发性炎性肌病］。或者，患者可能存在抗着丝点抗体（没有系统性硬化症时），或者类风湿因子阳性伴 ANA ≥ 1 ∶ 320。

（3）SS 患者的妊娠结局一般与健康女性相似。一项研究显示，相比对照者，一些妊娠结局似乎在 SS 女性中更常见，如自然流产、胎儿宫内发育迟缓和早产。若患者有抗磷脂抗体或血栓病史，应禁用激素类避孕药。

（4）抗 Ro/SSA 抗体阳性的 SS 女性生出狼疮新生儿的风险增加，表现为先天性心脏传导阻滞。据估计，抗 SSA 抗体阳性的 SS 妊娠女性的后代中，发生先天性心脏传导阻滞的概率为 2%～4%，可见于抗 SSA/Ro 和（或）抗 SSB/LA 抗体滴度较高的母亲分娩的婴儿。故建议孕期密切监测胎儿心脏情况，特别是 18 ～ 24 周进行胎儿超声心动图，可早期发现并给予干预，以改善新生儿结局。

（5）对于抗 Ro/SSA 和（或）抗 LA/SSB 抗体阳性且曾生育过心律失常患儿的孕妇，无论其健康状况如何，建议使用羟氯喹（口服 400 mg/d）进行抢先治疗（Grade 2B）。对于尚未开始接受药物干预的孕妇，羟氯喹应从妊娠 6 ～ 10 周时开始服用。

（6）本例患者在病因筛选中发现抗体异常，免疫科进一步明确为干燥综合征，遂开始相应的治疗。妊娠后，需要进一步行母体免疫评估及胎儿心脏评估。

病例点评

临床中为发生胚胎停育的妇女寻找原因是一个排除和查找的过程。一方面，医生应首先询问患者有无月经不规律的病史，然

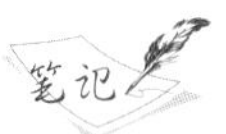

后了解BMI及有无痤疮等临床体征，这对发现内分泌代谢问题引起的胚胎停育很有价值（内分泌问题是胚胎停育常见原因之一）；另外一方面，医生应注意了解患者免疫情况。本例患者面部玫瑰疹多年，一直在皮肤科就诊，没有做过自身免疫方面的检查，多数皮肤病其实都是自身免疫功能紊乱造成的。因此详细了解病史非常重要，以免过度筛查。曾经有研究报道，SS患者妊娠易发生不良妊娠结局，如自然流产、宫内发育迟缓和早产。但一项对照研究对这些早期观察结果提出了质疑，该项研究对1944例妊娠且具有SS的女性研究发现，6例（7%）妊娠发生了不良结局，包括宫内发育迟缓、宫内死亡、子痫前期、胎盘早剥和出生体重小于胎龄儿。相比420例匹配对照妊娠，SS与不良妊娠结局无关（*OR*=1.31，95%*CI* 0.25 ～ 2.98）。但孕前早期干预会降低胎儿发生心律失常的概率。

参考文献

[1] JAMES D. K，STEER P. J，WEINER C. P，等 . 高危妊娠 . 3 版 . 段涛，杨慧霞，译 . 北京：人民卫生出版社，2009：851-867.

[2] QIN B，WANG J，YANG Z，et al. Epidemiology of primary Sjögren' s syndrome：a systematic review and meta-analysis. Ann Rheum Dis，2015，74（11）：1983-1989.

[3] SHIBOSKI C H，SHIBOSKI S C，SEROR R，et al. 2016 American College of Rheumatology/European League Against Rheumatism classification criteria for primary Sjögren' s syndrome：A consensus and data-driven methodology involving three international patient cohorts. Ann Rheum Dis，2017，76（1）：9-16.

[4] MARTIN DE FREMONT G，COSTEDOAT-CHALUMEAU N，LAZARO E，et al. Pregnancy outcomes in women with primary Sjögren's syndrome：an analysis of data from the multicentre，prospective，GR2 study. Lancet Rheumatol，2023，5（6）：2023.

（金力）

030　中孕合并可疑不典型抗磷脂综合征

病历摘要

【主诉和现病史】患者，34 岁，G3P1。主因“孕 15^{+4} 周，阴道流血流液 2 小时”急诊入院。

患者既往月经不规律，5 天 /（30 ～ 38）天，LMP 2021-05-23，EDC 2021-02-27 后推至 2022-03-03，我院产检，孕期血压正常，尿蛋白（–），自 2021 年 6 月 17 日开始少量阴道出血，粉红色，无腹痛。2021 年 8 月 25 日（孕 12^{+6} 周）行超声检查提示 NT 0.57 cm。2021 年 8 月 31 日（孕 13^{+5} 周）行绒毛穿刺，FISH 阴性。2021 年 9 月 13 日 01：20 如厕后自觉阴道大量流液，先呈水样，后呈血样，偶有腹痛。患者就诊于我院急诊，血压 100/66 mmHg，查体可见阴道上段混有血迹羊水，清除血块及羊水后，阴道顶端可见似胎膜样组织。全血细胞分析：WBC 12.30×10^9/L，NEUT% 71.3%，HGB 104 g/L，PLT 202×10^9/L。盆腔超声：宫内单胎，胎儿双顶径 3.0 cm，腹围 9.2 cm，股骨长 1.9 cm，可见胎心搏动，胎盘后壁，形态及回声未见明显异常，下缘探查不清，宫颈内口呈“U”形，羊水 0.7 cm。急诊以先兆流产收入院。

【既往史及生育史】2014 年孕 27 周因重度子痫前期治疗性引产；2017 年孕 34 周胎盘早剥、胎死宫内行剖宫产终止妊娠，术后血压最高 180/90 mmHg，转氨酶升高，血小板降低（PLT 22×10^9/L），术后诊断 HELLP 综合征，产后 42 天血压正常。多次查抗磷脂抗体谱均为阴性，就诊于我院免疫内科，高度可疑

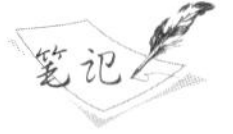

APS，现用克赛 6000 U qd，阿司匹林 100 mg po qd，醋酸泼尼松片 7.5 mg po qd。

【入院诊断】宫内孕 15^{+4} 周，G3P1；未足月胎膜早破？抗磷脂综合征？剖宫产术后。

【治疗经过】患者入院后考虑先兆流产，胎膜早破可能性大。因无宫缩，阴道出血减少，体温正常，患者保胎意愿强烈，故暂予以怡万之预防感染，停用克赛及阿司匹林，嘱卧床抬高臀位，监测血压、体温及宫缩、阴道流血流液情况。每日监测血常规，CRP 及 PCT。免疫内科会诊：可继续醋酸泼尼松片 7.5 mg qd，根据病情发展决定下一步治疗方案；如行引产或清宫术，术中激素不需调整，注意预防感染。入院保胎过程中，CRP 从 14.16 mg/L 上升至 62.09 mg/L，PCT 从小于 0.072 ng/mL 上升至 0.17 ng/mL，但阴道细菌培养阴性，考虑感染存在。入院第 5 天自然流产，胎盘未娩出，遂在静脉全身麻醉超声引导下行清宫术。

临床讨论

1. 病例特点

本病例特点：①育龄期女性，G3P1，因宫内孕 15^{+4} 周，阴道流液 2 小时急诊入院。②既往于 2014 年孕 24 周诊断重度子痫前期，孕 27 周行治疗性引产，产后血压正常；2017 年孕 34 周胎盘早剥、胎死宫内行剖宫产，术后诊断 HELLP 综合征，产后 42 天血压正常。我院免疫内科诊断为高度可疑 APS，现用克赛 6000 U qd，阿司匹林 100 mg qd，醋酸泼尼松片 7.5 mg 治疗。③入院保胎动态观察过程中，患者 CRP 及降钙素原等进行性升高。④抗磷脂

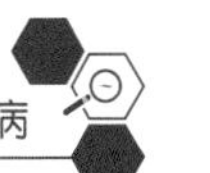

抗体谱及细菌培养并无阳性发现。⑤患者肥胖，BMI 28 kg/cm^2。⑥胎盘病理：（胎盘及其附属物）孕中期胎盘，绒毛间及绒毛膜板下可见纤维素性渗出物，伴坏死；胎膜中可见急性炎细胞浸润伴退变坏死。

2. 病例分析

（1）患者由于既往有不明原因的重度子痫前期，胎盘早剥、胎死宫内，HELLP 综合征等不良病史，多次检查并未发现实验室与 APS 等免疫异常的相关指标。仅有临床指标，而缺乏实验室指标，但免疫科会诊，高度怀疑患者为不典型 APS，因此在孕期开始了克赛（6000 U qd）+ 阿司匹林（100 mg qd）+ 醋酸泼尼松片（7.5 mg）治疗。患者未足月胎膜早破，生殖道感染是未足月胎膜早破最常见的可识别危险因素。在观察过程中，CRP 及 PCT 较前明显升高，提示感染存在。但患者又有肥胖，因此，需要进一步检查除外有无高雄激素血症等代谢紊乱。

（2）关于不典型 APS 的诊断可以是临床或实验室标准中其中一项不完全符合者，此人群如采取 APS 的治疗，可提高活胎率。不幸的是该患者虽然在免疫科依据病史高度怀疑为不典型 APS，且采用了相应治疗，却并没有改善妊娠结局。这里我们需要把思路从免疫向内分泌代谢转移，患者月经不规律，超重，多次孕史不良，应进一步排查有无合并高雄激素血症、胰岛素抵抗等。

（3）肥胖、胰岛素抵抗、高雄激素血症等异常改变也会导致不良妊娠结局的发生。有研究显示高雄激素血症是影响妊娠期母儿并发症的重要因素，Naver 等比较了 459 例 PCOS 患者和 5409 例正常妇女，发现 PCOS 患者早产的风险增高（OR=2.28，95%CI 1.51 ～ 3.45，P ＜ 0.01）；其中，有高雄激素血症的 PCOS 患

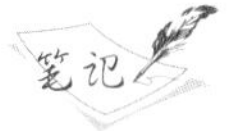

者的早产风险显著升高（OR=2.78，95%CI 1.62～4.77，P＜0.01），与正常妇女相比，子痫前期的总体风险未升高（OR=1.69，95%CI 0.99～2.88，P=0.05），但在有高雄激素血症的 PCOS 患者中显著增加（OR=2.41，95%CI 1.26～4.58，P＜0.01）。在获得单胎妊娠的 PCOS 患者中，孕前有高雄激素表现者发生早产的风险高于无高雄激素表现者。

病例点评

从该例患者的不良孕史经历中可以看出，在查找其病因时多倾向于免疫方面，并开始实验性早期干预，但并未得到预期效果。因此，我们还是强调在排除免疫方面的因素后，更侧重于患者内分泌代谢方面的查因和调整。该例患者后来失访，非常遗憾。

参考文献

[1] NAVER K V，GRINSTED J，LARSEN S O，et al. Increased risk of preterm delivery and pre-eclampsia in women with polycystic ovary syndrome and hyperandrogenaemia. BJOG，2014，121（5）：575-581.

[2] 魏代敏，张真真，王泽，等 . 高雄激素对多囊卵巢综合征患者辅助生殖治疗妊娠后产科并发症的影响 . 中华妇产科杂志，2018，1（53）：18-22.

[3] 文森佐 . 母胎医学循证指引 . 陈敦金，刘慧姝，译 . 广州：广东科技出版社，2012：211-215.

（金力）

031　宫内中孕合并狼疮性肾炎

病历摘要

【主诉和现病史】患者，28 岁，G1P0，LMP 2020-09-08。主因“宫内孕 17^{+3} 周，发现血压升高、大量蛋白尿 1 个月要求终止妊娠”入院。

患者平素月经规律，(3 ～ 4) 天 /30 天，量中，无痛经。2020 年 10 月下旬自测尿 hCG（+），2020 年 12 月 9 日于当地卫生院建档，初次产检时测得血压 155/102 mmHg，尿蛋白（+++），Alb 16.4 g/L，考虑“妊娠期高血压病、肾病综合征”，予以拉贝洛尔 100 mg qd 口服，白蛋白 10 g 静脉滴注，并建议转诊至上级医院。经过慎重考虑，患者及家属决定终止妊娠，为求进一步诊治，2020 年 12 月 27 日转诊至我院急诊。复查血常规 HGB 96 g/L，WBC 10.86×10^9/L，NEUT% 76.3%，PLT 177×10^9/L；尿蛋白（++）、管型（+），肝肾功能：Alb 20 g/L，K^+4.8 mmol/L，ALT、AST、ALP、GGT、Cr 正常范围；D- 二聚体 1.88 mg/L，CRP 0.96 mg/L；红细胞沉降率 82 mm/h；C3 0.403 g/L ↓，C4 0.033 g/L ↓，IgG、IgA、IgM 正常范围；抗核抗体谱：DNA-IF（+）1 ∶ 20，ANuA（WB）阳性（++），Ro-52 强阳性（+++），AHA 强阳性（+++），RNP（WB）阳性（++），Sm（WB）弱阳性（+），SSA（WB）强阳性（+++），rRNP 强阳性（+++），dsDNA IgG（CLIA）阳性（+）；LA 1.38 s ↑；抗磷脂抗体谱 6 项均（–）；盆腔超声：宫内中孕 16^{+2} 周，母体子宫肌瘤。超声心动图提示三尖瓣赘生物不除外。降压药调整

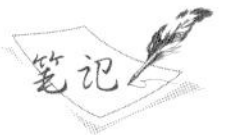

（2020-12-27 开始）为拜新同 30 mg qd，停用拉贝洛尔。急诊多科会诊考虑“系统性红斑狼疮，狼疮活动期，狼疮性肾炎；三尖瓣赘生物”，建议不保留胎儿，尽快引产。故收入院终止妊娠。

患者近半个月发现尿中泡沫，量时多时少，无明显规律；同时出现双侧脚踝凹陷性水肿，近 2 日加重，水肿范围扩大至双侧膝关节以下，伴双侧眼睑明显水肿；近 1 周出现轻度上腹胀，进食后明显；活动耐量同前，平地活动不受限，可爬 4 层楼（同前）。夜间可平卧。

【既往史及过敏史】既往未曾发现高血压、蛋白尿等异常，近期无口腔操作史；对阿莫西林过敏。

【入院查体】体温 36.9℃，脉搏 108 次 / 分，血压 159/96 mmHg。心律齐，各瓣膜区未闻及杂音；双肺呼吸音清；双侧眼睑明显水肿，双下肢凹陷性水肿（+）。

【妇科查体】宫底平脐，胎心 160 次 / 分。

【辅助检查】入院当日查 HGB 96 g/L，WBC 10.86×10^9/L，NEUT% 76.3%，PLT 177×10^9/L；Cr 69 μmol/L，TC 8.76 mmol/L，TG 7.97 mmol/L；抗核抗体谱：DNA-IF（+）1 ∶ 20，ANuA（WB）阳性（++），Ro-52 强阳性（+++），AHA 强阳性（+++），RNP（WB）阳性（++），Sm（WB）弱阳性（+），SSA（WB）强阳性（+++），rRNP 强阳性（+++），dsDNA IgG（CLIA）阳性（+）；甲状腺功能：FT_3 3.00 pmol/L ↓，FT_4 10.33 pmol/L ↓，TSH 正常范围。凝血功能基本正常，D- 二聚体 1.500 ～ 2.170 mg/L（参考值：0 ～ 0.55 mg/L）。血清蛋白电泳：α_1 5.1% ↑，α_2 17.1% ↑，Alb% 48.5% ↓，β_2 6.8% sang，A/G 0.9 ↓；血培养（需氧 + 厌氧）未见异常；流式尿沉渣分析：蛋白质≥ 3.0 g/L，RBC 122.3 个 /μL，异

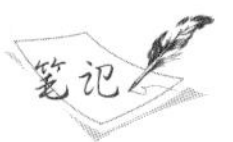

形 RBC% 70%；管型（+）；尿总蛋白肌酐比值 10 645 mg/（g · Cr）；24 h 尿总蛋白定量 18.29 g；双肾超声检查见双肾体积大（右肾长径 12.7 cm，左肾长径 12.1 cm），输尿管、膀胱未见异常。双侧肾静脉超声检查未见明显异常。心电图未见异常。超声心动图 LVEF 69%，肺动脉收缩压 33 mmHg；三尖瓣前叶右房面可见一中等回声团块影，大小约 17 mm × 9 mm，随血流于右房、右室内明显摆动；三尖瓣隔瓣增厚，回声增强，隔瓣尖可见 5 mm × 5 mm 强回声团块；余瓣膜形态结构及启闭未见异常；中度三尖瓣关闭不全。提示三尖瓣赘生物待查。盆腔超声胎儿未见异常，孕 16 周；母体子宫肌瘤。

【诊断】宫内孕 17^{+3} 周；SLE（SLEDAI 12 分）；狼疮肾炎（V 型膜性肾病）；肾病综合征；继发性高血压；轻度贫血；心内膜炎？三尖瓣赘生物待查。

【治疗经过】入院后考虑到患者中孕期，系统性红斑狼疮活动期，病情不稳定，三尖瓣赘生物随时有脱落造成肺栓塞的风险，再次请心外科、感染内科、心内科、风湿免疫科、肾内科多科会诊。多科会诊意见如下。

（1）心外科：①目前三尖瓣赘生物性质不明，不除外血栓、无菌性赘生物或感染性心内膜炎。患者生命体征平稳，心功能可，目前无心外科急诊手术处理指征，建议感染科、免疫科会诊以明确赘生物性质。②患者三尖瓣赘生物有脱落风险，警惕栓塞，如身体条件允许，可适当予以抗凝治疗，目前三尖瓣赘生物不影响终止妊娠手术。③心外科随诊决定是否手术，确定手术时机。

（2）感染内科：①目前考虑非感染性心内膜炎可能性大。②建议再完善 1 次血培养除外感染性心内膜炎。③可经验性给予罗氏芬 2.0 g iv qd，围手术期给予 3 ～ 5 天。

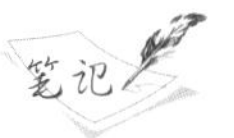

（3）心内科：①目前感染性心内膜炎临床表现诊断标准不足，三尖瓣赘生物可能与免疫病相关。②建议围手术期应用克赛皮下注射 6000 U，q12h →术前 12 小时停药→术后 12 ～ 24 小时根据出血情况恢复。③交代血栓栓塞、肺栓塞风险，心内科随诊。

（4）风湿免疫科：① SLE 诊断明确，肾脏受累，Libman-Sacks 心内膜炎（又称非典型疣状心内膜炎）可能性大，脱落风险高，应给予低分子肝素抗凝治疗。②建议围手术期应用甲泼尼龙 40 mg qd iv。③监测肾功能，警惕肾功能恶化。

（5）肾内科：①监测血压，如控制不佳，拜新同可加量至 1 片 q12h。②同意目前激素方案，如需使用静脉治疗，可给予甲泼尼龙 40 mg iv，待引产结束、病情稳定后加用免疫抑制剂。③目前抗凝状态，存在肾活检禁忌，根据病情演变情况，再决策肾活检时机。

根据多科会诊意见完善相关实验室检查，加用抗凝、预防性抗感染治疗；围手术期应用甲泼尼龙 40 mg qd iv；调整降压方案，密切监测生命体征、肾功能，关注患者胸闷、胸痛、呼吸困难等症状体征。入院第 3 天 9：00 行利凡诺羊膜腔内引产术，21：30 顺利分娩一死男婴，超声引导下清宫术，手术过程顺利。术后继续予以降压，抗生素预防感染，甲泼尼龙 40 mg qd，产后 2 天转入免疫科治疗。

临床讨论

1. 病例特点与诊断思路

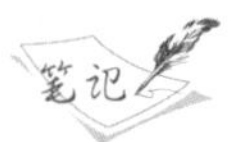

（1）患者为青年女性，主要表现为水肿、高血压、大量蛋白

尿、低补体血症，抗 dsDNA、抗 Sm 及狼疮抗凝物等自身免疫抗体阳性，无发热或皮肤、关节、神经系统、浆膜及血液系统受累表现，根据 2017 年欧洲抗风湿病联盟 / 美国风湿病学会分类诊断标准：患者存在 24 UP ＞ 0.5 g、ANA（+）、补体下降，抗 dsDNA、抗 Sm 及狼疮抗凝物（+），SLE 诊断明确。

（2）受累系统评估：①主要为肾脏受累：表现为大量蛋白尿、血尿合并高血压，血压最高为 160/100 mmHg，肌酐正常，符合狼疮肾炎（V 型膜性肾病）表现。②自身免疫抗体方面：ANA、抗 dsDNA 抗体（+）、抗 Sm 抗体阳性；根据临床 SLEDAI 评分，患者近 10 日内有血尿（4 分）、蛋白尿（4 分）、低补体（2 分）及抗 dsDNA 抗体升高（2 分），目前评分 12 分，考虑 SLE 中度活动。

（3）妊娠是否继续：根据 2012 年美国风湿病学会及 2016 年欧洲抗风湿病联盟等循证建议，狼疮活动、合并狼疮肾炎、高血压、大量激素治疗、自身抗体阳性均对母儿存在不良影响，与不良妊娠结局密切相关，因此活动期患者不适宜妊娠，至少待病情控制 6 个月以上再考虑妊娠。该患者病情目前处于中度活动、并发狼疮肾炎、中度高血压、抗 SSA 抗体（+）、口服足量激素病情方稳定，无论从母亲还是胎儿角度考虑，均不适宜继续妊娠。

（4）终止妊娠的方法：利凡诺羊膜腔内引产。

2. 该患者的入院诊断

重度子痫前期还是狼疮肾炎？在妊娠期，狼疮肾炎和重度子痫前期在临床上都可以表现为高血压、蛋白尿和水肿，鉴别较困难。多数情况下，狼疮肾炎的诊断更为容易，其可发生于妊娠的各个时期，而子痫前期仅发生于妊娠 20 周以后；狼疮肾炎时通常肾脏并非唯一活动的脏器，可能有其他器官的受累，如可能有关

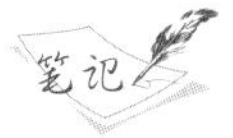

节表现、血液系统表现、浆膜炎、面部蝶形或盘状红斑、光过敏等。另外，一些辅助检查也有助于二者的鉴别诊断：狼疮肾炎除有蛋白尿外，还可有其他尿沉渣的异常，如异形红细胞、细胞管型等，而子痫前期通常仅有尿蛋白；狼疮肾炎通常有补体降低，而子痫前期患者补体正常或略高；狼疮肾炎患者可能存在血小板抗体，而子痫前期患者即使发生 HELLP 综合征导致的血小板降低，血小板抗体也为阴性。另外，如抗核抗体、抗 dsDNA 抗体等也有助于诊断。但临床也有狼疮肾炎同子痫前期共存的情况。在 SLE 患者中，发生妊娠期高血压疾病的风险为 10% ～ 20%，而在狼疮肾炎患者中该比例可高达 40% 以上。本例患者中，孕 17 周即出现蛋白尿、尿中有管型及异形红细胞，且患者有高血压，因此狼疮肾炎的诊断是明确的。

（1）SLE 患者妊娠期复发或病情活动对妊娠结局的影响：主要表现为流产、胎死宫内、死产、早产和低出生体重儿的发生率增加。因此，SLE 患者合并妊娠均应视为高危妊娠，母儿风险均大大增加，需要产科医师和风湿免疫科医师联合进行严密监护。如有严重的病情活动，适时终止妊娠是必要的。如在早孕期发生重要脏器的活动，如狼疮肾炎，应考虑终止妊娠，此时对母体危害较小。如孕周已达中孕期，此时引产风险亦较高，应综合评估胎儿的情况及所在医疗机构新生儿 ICU 水平，选择合适时机生产。本例患者考虑到胎儿孕周较小，继续维持妊娠也难以坚持到胎儿存活，且对母体伤害较大，因而选择了及时终止妊娠。

（2）SLE 患者妊娠时机的选择：SLE 是育龄妇女多见且复杂的自身免疫性疾病，随着对其规范的诊断和成功的治疗，越来越多的 SLE 妇女面临妊娠的问题，但妊娠无疑给这一复杂的临床状

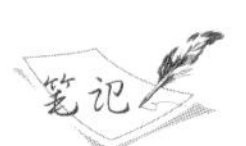

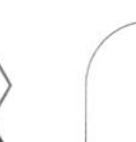

况附加了更高的风险。因此，所有 SLE 患者的妊娠均应视为高危妊娠。目前认为，SLE 患者妊娠时机应符合：①病情缓解 1 年以上。②免疫抑制剂停用半年以上。③泼尼龙维持剂量＜ 10 mg/d。④无重要脏器慢性损害，如肾功能不全、心功能不全、肺动脉高压等。

（3）SLE 患者的避孕问题：不满足上述可妊娠时机的 SLE 患者，应做好避孕。目前使用激素治疗的活动期 SLE，不适合使用复方口服避孕药及宫内节育器，避孕方法以单纯孕激素避孕药或工具避孕为好。

病例点评

从该病例可以看出，对 SLE 患者进行孕前评估是必要的，以确定妊娠是不是可能对母体或胎儿造成不可接受的影响，早期干预控制疾病的活动，待病情控制稳定后方可妊娠。妊娠后根据情况由免疫科医生调整应用对胎儿危害最小的药物。应告知妇女，停止用于控制疾病活动的药物会增加狼疮发作和妊娠并发症的发生的风险。

参考文献

[1] CLOWSE M E，MAGDER L S，WITTER F，et al. The impact of increased lupus activity on obstetric outcomes. Arthritis Rheum，2005，52：514.

[2] YANG H，LIU H，XU D，et al. Pregnancy-related systemic lupus erythematosus：clinical features，outcome and risk factors of disease flares--a case control study. PLoS One，2014，9：e104375.

[3] KWOK L W，TAM L S，ZHU T，et al. Predictors of maternal and fetal outcomes

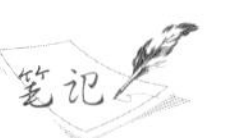

in pregnancies of patients with systemic lupus erythematosus. Lupus，2011，20：829.

[4] BUYON J P，KIM M Y，GUERRA M M，et al. Predictors of pregnancy outcomes in patients with lupus：a cohort study. Ann Intern Med，2015，163：153.

[5] ANDREOLI L，BERTSIAS G K，AGMON-LEVIN N，et al. EULAR recommendations for women's health and the management of family planning，assisted reproduction，pregnancy and menopause in patients with systemic lupus erythematosus and/or antiphospholipid syndrome. Ann Rheum Dis，2017，76：476.

[6] SAMMARITANO L R，BERMAS B L，CHAKRAVARTY E E，et al. 2020 American college of rheumatology guideline for the management of reproductive health in rheumatic and musculoskeletal diseases. Arthritis Rheumatol，2020，72：529.

（金力）

032 宫内中孕合并血小板减少

病历摘要

【主诉和现病史】患者，30 岁，G1P0，LMP 2020-07-17。主因“宫内妊娠 25^{+1} 周，发现血小板降低，胎死宫内半天”急诊入院。

患者 2020 年 7 月发现磕碰后皮肤易出现淤斑，无牙龈出血、血尿、便血，未重视。2020 年 8 月发现宫内妊娠 1 个月，当地查血常规：PLT 76×10^9/L，余各项未见异常，未予以特殊诊治。此后复查血小板逐渐降低，2020 年 11 月 12 日血小板降至 33×10^9/L，尿常规（–），ANA（+）1 ∶ 160，抗磷脂抗体谱阴性，考虑继发性抗磷脂综合征？给予泼尼松（30 mg qd）+ 羟氯喹（0.2 g bid）+ 阿司匹林（100 mg qd，2020 年 11 月 17 日因血小板降低停用）治疗，2020 年 11 月 22 日泼尼松减量至 25 mg qd，2020 年 12 月 11 日复查 PLT 18×10^9/L，遂于当地风湿免疫科住院。复查尿常规正常，ANA 1 ∶ 80，免疫球蛋白、补体、易栓症筛查未见异常，狼疮抗凝物 1.4 秒，超声心动图、下肢动静脉超声未见异常。将泼尼松改为美卓乐 40 mg qd，静脉注射免疫球蛋白 20 g qd × 3 天，2020 年 12 月 17 日起加用环孢素 50 mg bid，后监测 PLT（30 ～ 35）$\times10^9$/L，无阴道流血、腹痛、牙龈出血、乏力等不适。12 月 22 日出院后激素改为泼尼松 50 mg qd，余治疗同前。2021 年 1 月出现间断鼻衄，持续 1 周后自行好转。2021 年 1 月 18 日就诊于我院门诊，血压 121/92 mmHg，查血常规：WBC 12.55×10^9/L，NEUT% 70.2%，PLT 18×10^9/L，HGB 120 g/L；ANA 1 ∶ 320，

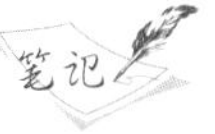

抗核抗体谱 17 项正常，ACL 及 β_2-LP 正常，LA 1.23 s，考虑结缔组织病，1 月 19 日起给予甲泼尼龙（40 mg qd iv）+ 免疫球蛋白（20 g × 5 天）+ 羟氯喹（0.2 g bid）+ 环孢素（早 50 mg、晚 75 mg）治疗。1 月 20 日起患者血压升高，血压 142/99 mmHg，后监测血压进行性升高，1 月 21 日复查 PLT 16×10^9/L，收入急诊留观。1 月 22 日患者测血压 170/110 mmHg，否认头痛、视物模糊，考虑“子痫前期”，予以硫酸镁 + 拉贝洛尔治疗，但降压效果不佳。同时患者出现咳嗽、咳白痰，痰中带少量血丝，无发热、憋气，查 PLT 17×10^9/L，予以 PLT 1 U qd × 2 天，胸部 CT（1 月 23 日）示双肺下叶、左上肺舌段多发淡片及斑片、索条影，感染不除外。骨髓涂片：增生活跃，全片共计巨核细胞 156 个，其中颗粒巨核细胞 136 个，裸巨核细胞 20 个，血小板数量减少。骨穿病理大致正常。1 月 23 日上午起胎动减少，超声提示胎心搏动消失，考虑胎死宫内，经多科会诊后建议尽快引产。现为行进一步治疗收入产科病房。发病以来，患者否认发热、皮疹、关节痛、光过敏、雷诺现象、脱发、口干、眼干、乏力、口腔溃疡、牙齿片状脱落等。精神可，食欲可，二便正常。体重近 1 个月增加 15 kg。

【入院查体】体温 36.3℃，脉搏 84 次 / 分，呼吸 17 次 / 分，血压 139/89 mmHg，血氧饱和度 95%。全身皮肤未见破溃，右臂散在出血点。四肢按压中度可凹性水肿。

【妇科查体】宫底脐上一指，宫颈质硬，未消未开。

【辅助检查】（2020-01-24）血常规：WBC 6.69×10^9/L，NEUT% 72.9%，HGB 106 g/L，PLT 17×10^9/L；尿常规：蛋白质≥3.0 g/L，BLD 80 cells/μL；血生化：Alb 27 g/L，ALT 24 U/L，Cr 52 μmol/L，K^+ 2.8 mmol/L；凝血：PT 11.0 s，APTT 25.2 s，Fbg 1.95 g/L，D-

笔记

二聚体 2.78 mg/L（FEU）；24 小时尿蛋白定量 6.27 g → 9.71 g；炎症指标：CRP 5.64 mg/L，PCT（–）；心肌酶（–），NT-proBNP 293 pg/mL；CMV-DNA 500 copies/mL → 1700 copies/mL。

CT 肺动脉造影：双肺下叶、左上肺舌段多发淡片及斑片、索条影，感染不除外，双下肺较前加重；双侧胸膜腔少量积液；少许心包积液；甲状腺右叶增大，伴稍低密度结节影；未见肺栓塞表现。盆腔 B 超示：BPD 4.9 cm，头围 17.6 cm，腹围 16.2 cm，股骨长 3.3 cm。未见胎心搏动，胎盘后壁，羊水深度 0.57 cm。超声提示与孕周符合，胎死宫内。

【入院诊断】宫内孕 25^{+1} 周，G1P0，胎死宫内；妊娠期高血压综合征（先兆子痫？）；HELLP 综合征待除外；血小板减少；结缔组织病？抗磷脂综合征？肺部感染；慢性淋巴细胞性甲状腺炎。

【治疗经过】①产科方面，入院后继续免疫治疗，同时给予解痉、降压、抗感染，立即组织多科会诊，经免疫内科、血液科、血库、麻醉科、呼吸内科多科会诊，因羊水过少，决定采用药物引产术，2021 年 1 月 25 日开始口服米非司酮片 50 mg bid，于 2021 年 1 月 27 日 8：40 阴道内使用米索前列醇片 400 μg，当日 10：00 出现规律宫缩，输注血小板 2 个单位。15：40 自然分娩 + 超声引导下清宫，顺利。产后转免疫科。② PLT 减少方面，继续甲泼尼龙（40 mg qd）+ 羟氯喹（0.2 g bid）方案治疗，1 月 25 日起加用特比澳 15 000 U qd 皮下注射，24 日、27 日分别给予血小板 1 U、3 U 输注，监测 PLT 波动于（11 ～ 25）$\times 10^9$/L，HGB 波动于 101 ～ 114 g/L。③肺部感染方面，给予美平 1.0 g q8h 抗感染治疗。

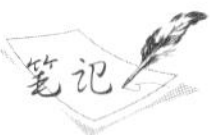

转入免疫科进一步治疗：2021 年 1 月 28 日转入免疫科病房，复查 LA 1.43 s，APS 抗体谱（–）。不典型抗磷脂抗体（–），血小板抗体（–）。恶露停止后查 24 小时尿蛋白 0.74 g，考虑结缔组织病相关 ITP，APS 不除外，给予甲泼尼龙 80 mg qd→泼尼松 60 mg qd（2 月 5 日）→之后每周减 1 片，3 月 23 日减至 35 mg qd。羟氯喹 0.2 g bid，西罗莫司（1 mg qd→3～4 日调整为 1.5 mg qd），他克莫司 1 mg bid。2 月 23 日因 D- 二聚体进行性上升为 3.11 mg/L（FEU）→ 14.01 mg/L（FEU），加用克赛 4000 U qd 预防性抗凝。2 月 24 日起间断咯血，下肢深静脉超声：左侧腘静脉分叉处、胫后、腓静脉及小腿肌间静脉血栓形成，右侧腓静脉血栓形成；CTPA：新见右肺动脉及其分支多发充盈缺损，考虑肺栓塞；2 月 25 日起给予克赛 4000 U q12h 治疗性抗凝，2 月 28 日因血小板低于 30×10^9/L，改用肝素持续泵入抗凝，同时予特比澳及艾曲泊帕提升血小板，3 月 13 日改为克赛。抗凝期间患者无新发出血表现。

住院期间同时治疗肺部感染（美平→罗氏芬→凯复定→左氧氟沙星）及 CMV（丽科伟）血压逐渐下降，产后一周停降压药。3 月 29 日出院，门诊定期随诊。

【出院诊断】①结缔组织病；抗磷脂综合征；多发肺栓塞；下肢深静脉血栓（左侧腘静脉及胫后静脉、双侧腓静脉及小腿肌间静脉）；血小板减少；系统性红斑狼疮可能；狼疮肾炎不除外。②宫内孕 25^{+1} 周；妊娠期高血压；子痫前期；胎死宫内；完全性流产（药物 + 清宫）。③肺部感染。④巨细胞病毒感染。

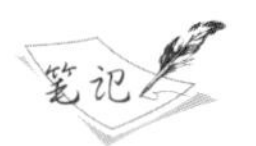

临床讨论

1. 病例特点

（1）患者，30 岁，主因“宫内妊娠 25^{+1} 周，血小板降低，发现胎死宫内半天”入院。

（2）转入免疫科进行结缔组织病治疗期间发生静脉血栓、多发肺栓塞。

2. 病例诊疗要点

（1）这是一例相对病情复杂的病例。以早孕发现血小板进行性降低为起因，中孕期发展为妊娠期高血压疾病、先兆子痫、胎死宫内的不良妊娠结局。ANA 1 ∶ 160，LA 多次升高，提示患者结缔组织病，抗磷脂综合征诊断成立，系统性红斑狼疮可能性大。因为孕期疾病活动，尽管有对应治疗，仍旧发生了不良的母婴结局。

（2）是否有 HELLP 综合征，需要进一步讨论。典型的 HELLP 综合征（hemolysis elevated liver enzymes and low platelets syndrome count syndrome，HELLP）是一组表现为溶血、转氨酶升高和血小板减少的综合征，是在妊娠期高血压疾病基础上的一种严重、威胁孕产妇及胎儿生命的综合征。HELLP 综合征分为完全性和部分性。完全性是指血小板降低、转氨酶异常、溶血这 3 项同时发生，而部分性是指 3 项中仅有 2 项发生。对于部分性 HELLP 综合征患者，临床上常易漏诊。但部分性不加处理，会迅速发展为完全性，但如果诊断处理及时，预后会很好，由于病情原本不重，终止妊娠后恢复也很快。临床中需要综合考虑，鉴别诊断。本例患者血小板减少，但开始无高血压、无蛋白尿，后期出现了高血压、蛋

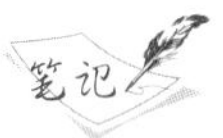

白尿。无溶血及转氨酶升高。所以诊断上不支持 HELLP 综合征。

（3）抗栓问题：在妊娠终止后，虽然考虑到产褥期的高凝状况，但因为血小板低，未及时进行抗血小板及抗凝治疗，计划血小板升至 80×10^9/L 以上后可加用阿司匹林 75 mg qd。患者在产后 20 余天发生多发肺栓塞、下肢深静脉血栓等血栓事件，最终还是加用了普通肝素，同时多途径提升血小板。

病例点评

通过本例患者可以看到育龄妇女孕前检查是非常必要的。基础疾病在妊娠前若没有被及时发现、诊断并得到积极有效治疗，那么妊娠所带来的风险会非常之大，其严重性和复杂性都给临床增加了难度，同时对育龄妇女生育功能的破坏也是巨大的。该患者出院后应积极治疗原发病，做好避孕。是否可以再次妊娠需要病情控制稳定后待免疫科医生的最终评估确定。

（金力）

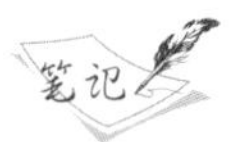

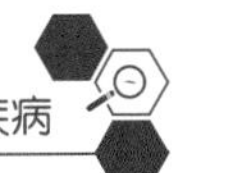

033　妊娠宫内中孕合并未分化型结缔组织病

病历摘要

【主诉和现病史】患者，女，28 岁。LMP 2020-01-30。因“宫内孕 20^{+1} 周，不规则发热 2 个月，要求终止妊娠”入院。

患者既往月经 5 天 /28 天，停经 35 天时测尿 hCG(+)。2020 年 4 月 20 日（孕 12 周）由于受凉出现发热，体温最高 39.8 ℃，午后为甚，无盗汗，伴畏寒，伴有皮肤红斑，面部、四肢均有，轻度胸痛，曾胸闷、轻咳。当地医院胸部 X 线片：左下肺炎，左侧胸膜反应。ANA（+），SSA（+），SSB（+），LA 及抗磷脂抗体等均阴性。诊断：未分化混合结缔组织病。给予激素及抗生素治疗（甲泼尼松龙 24 mg/d →甲泼尼龙 40 mg bid × 5 d →地塞米松 10 mg/d →甲泼尼松龙片 20 mg q12h）。2020 年 6 月 2 日开始体温降至正常，给予甲泼尼龙片 3 片 po tid，面部及四肢红斑减退。2020 年 6 月 4 日患者到我院风湿免疫科就诊，查红细胞沉降率 89 mm/h，总补体 73.1 μ/mL，C3、C4 正常，ANA 1 ∶ 1280，抗 SSA（1 ∶ 4），抗 SSB（1 ∶ 64），抗磷脂抗体谱（–）。ALT 21 U/L，Glu（–），BUN、Cr 正常，INR 正常，尿蛋白（±），血 HGB 101 g/L，PLT 268 × 10^9，建议终止妊娠。患者近 1 年以来无明显诱因反复出现皮肤红斑，冬季和春季出现冻疮样皮疹，未予以诊治，可自行消退。

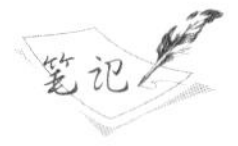

【入院查体】血压 120/80 mmHg，结膜苍白，两颊色红，手足可见陈旧皮疹（色素沉着）。

【妇科查体】宫底平脐，胎心正常。

【辅助检查】（2020-06-23）盆腔超声：BPD 4.9 cm，头围 17.6 cm，腹围 16.2 cm，股骨长 3.3 cm。胎盘后壁，羊水深度 5.7 cm。

【诊断】宫内中孕 20^{+1} 周；未分化混合结缔组织病。

【治疗经过】入院后免疫科会诊：患者妊娠合并未分化结缔组织病诊断成立，活动期，建议终止妊娠。目前经过药物治疗，病情尚稳定，可积极终止妊娠。术前可予美卓乐 16 mg po bid，之后可每周减 4 mg/d，至 16 mg qd 维持，加用纷乐 0.2 mg po bid，引产后 1 个月复诊。2020 年 6 月 24 日行羊膜腔穿刺利凡诺引产。2020 年 6 月 25 日阴道分娩 + 清宫术，出血约 200 mL，术后恢复好，出院转入免疫科门诊。

临床讨论

1. 病历特点

患者为 28 岁女性，反复皮肤红斑 1 年，宫内孕 20^{+1} 周，不规则发热 2 个月，ANA（+），SSA（+），SSB（+），诊断为结缔组织病，但患者临床表现和实验室指标均不符合任何一种明确结缔组织病的诊断，故诊断为未分化结缔组织病（undifferentiated connective tissue disease，UCTD），不排除其未来有可能发展为 SLE、干燥综合征等确定结缔组织病的可能，系统查体和实验室指标可以相鉴别。

虽然患者经过激素治疗，病情相对平稳，但继续妊娠可能导

致免疫疾病进入急性期或者发作期，使病情进一步加重，同时，新生儿可能患有先天性心脏病等并发症，经免疫科会诊，不建议继续妊娠，患者及家属也表示要求终止妊娠，故选择常用的利凡诺羊膜腔内引产术，顺利终止妊娠。

2. 诊断思路

该例为中孕期合并内科免疫系统疾病要求终止妊娠的患者。免疫系统疾病是育龄妇女常见病，临床最常见的是系统性红斑狼疮、风湿病或类风湿等。

UCTD 很少见，它是指按当今已知的结缔组织病诊断（或分类）标准和检查手段，难以归属于某一特定的结缔组织疾病。患者具有结缔组织病常见的症状，如多关节炎、雷诺现象、肌炎、血管炎、浆膜炎、肺间质变等一种或多种症状，以及血清免疫学等检查常有抗核抗体、类风湿因子或 LA 细胞阳性、免疫球蛋白增高等。就某个体而言，其具有临床上 SLE、类风湿关节炎、干燥综合征等结缔组织病常见症状，但不存在与这些疾病相关的特异性抗体，亦不符合其独特疾病（如 SLE、类风湿关节炎、干燥综合征、混合性结缔组织病）的诊断标准。临床症状可能是某一特殊疾病的早期表现，随着疾病的进展可以演变成某一确定的结缔组织病，或维持这些症状长时间不变，或治疗后症状减轻、好转或消失。所以把临床上诊断尚不肯定的结缔组织病称之为 UCTD。UCTD 可以是某些自身免疫性疾病的初期表现，经过 2 ～ 5 年的时间发展为 SLE 等明确的自身免疫性疾病。妊娠合并 UCTD 可以足月分娩，但在疾病急性发作时需要选择终止妊娠。

3. 诊治要点

国内对于妊娠合并 SLE 等研究较多，但妊娠合并 UCTD 的相

关报道不是很多，国外也仅有很少的几篇报道，结合我院诊治经过及有关结缔组织病合并妊娠的相关知识及外文文献，从以下几个方面关注妊娠合并 UCTD 的诊治，指导临床。

（1）UCTD 对妊娠的影响：UCTD 患者妊娠对母亲和胎儿都有危险。Demaestri 等报道了 1 例患有 UCTD 的母亲，她的三胞胎孩子均患有新生儿狼疮，无论母亲是否患病，抗 SSA/SSB 可确定新生儿狼疮；Spinillo 等研究了 141 例 UCTD 合并妊娠患者的结局，结果 4.9% 在怀孕期 UCTD 发展成结缔组织病，SSA 抗体阳性占 39%，UCTD 孕妇生产小于胎龄儿（small for gestational age，SGA）概率较高；有报道称合并结缔组织病患者体内存在抗 SSA 抗体或 LA 抗体（SSB）时，新生儿出生后有发生先天性完全性心脏传导阻滞的风险，大多数患儿需要终身安置起搏器，故胎儿心电图检查和母亲抗 SSA 抗体筛选似乎是不可逆性心脏传导异常者的重要检测指标。

（2）妊娠对 UCTD 的影响：妊娠可增加发生 UCTD 的风险；有关于前述 Demaestri 报道的三胞胎妊娠，于妊娠期间 UCTD 发展成为 SLE，新生儿出生后表现为抗 SSA 抗体阳性及短暂的中性粒细胞减少。怀孕期间的 UCTD，有 20% 的患者发展为明确的结缔组织病，10% 在早期流产；27% 的患者出现妊娠期并发症；24% 在怀孕期间或者产后发病；4% 发生了 SLE，关节炎、发热及皮疹发生率为 7%。相较于无任何风湿病症状或特征的患者，“早期”“不完全”或“临床前”自身免疫系统性风湿病患者通常妊娠期间出现不明原因的胎儿生长受限 / 子痫前期和小于胎龄儿及不良妊娠结局风险增加。一项研究纳入了 100 例妊娠的 UCTD 患者，有 11 例在早期妊娠时流产，89 例活产；13 例在妊娠期或

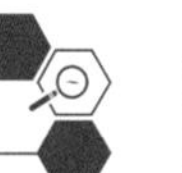

产褥期发作，其中 3 例为严重发作，导致进展为 SLE 合并肾病。在 89 例成功妊娠中出现了 26 例产科并发症（29%），包括 1 例子痫前期。结果观察到疾病发作与基线时存在抗 dsDNA 抗体及妊娠初期的疾病活动度之间存在显著关联。研究者认为，妊娠对这些患者的影响比在其他风湿性疾病患者中要小。

4. 孕前注意事项

参照 SLE 患者合并妊娠前准备，建议 UCTD 患者符合下列条件时可以妊娠：经过正规治疗，病情稳定 1 年或 1 年以上，泼尼松维持量在 15 mg 以下；不存在所致的严重器官病变；既往无糖皮质激素所致的严重副反应；停用细胞毒性免疫抑制剂（环磷酰胺、甲氨蝶呤、雷公藤总苷等）至少半年；无明显肾功能障碍。患者应当被告知妊娠的风险，有计划地在免疫疾病缓解期妊娠以提高母婴结局。所有患有免疫疾患的妇女孕前均应该做好孕前咨询。

5. 孕期注意事项

患者在妊娠期间要接受多科的随访，包括免疫科、妇产科、新生儿科等，并且建议在疾病复发时更积极地进行治疗。在该病例中，免疫科指导患者药物加倍，待控制病情后，选择合适的引产方式适时终止妊娠，同时需再进一步完善该病的诊断。由于目前相关资料报道较少，需进一步积累临床资料，以便进行更为深入的研究。

病例点评

自身免疫性疾病好发于生育年龄妇女，而且经常在妊娠期被

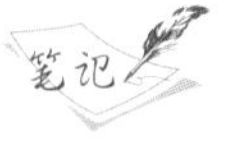

发现，可见其与妊娠期性激素水平的升高密切相关，激素水平的高低会影响疾病的严重程度。特别是以自身抗体为特点的自身免疫性疾病。自身免疫性疾病的早期症状不典型，容易被忽略，直到妊娠后，症状加重，才引起重视，所以如怀疑该病应尽早进行相关免疫抗体的筛查，早期确诊。本病例不典型，也许是疾病发展的初期，随着时间的推移，可以进一步演化，因此，在终止妊娠后，需要积极跟进治疗，待病情控制 6 个月以上，符合妊娠标准后再准备妊娠，且孕期密切随诊。原则上管理同 SLE 患者：孕前评估应包括疾病的活动性和主要器官受累情况，以及可能影响妊娠的高凝性或并发医学疾病。应回顾既往产科结局，特别注意小于胎龄的胎儿、先兆子痫、死产、流产和早产的病史。有活动性 SLE 证据的患者，特别是狼疮肾炎，应建议推迟怀孕，直到疾病得到良好控制至少 6 个月。对于肾功能不全的患者，咨询应包括评估暂时性或永久性肾功能下降的风险。妇女孕前疾病严重程度增加通常与妊娠期产妇和胎儿风险的增加相关，因此，近期卒中、心脏受累、肺动脉高压、严重间质性肺疾病和晚期肾功能不全都可能预示着母亲和胎儿的不良妊娠结局。为及早发现疾病应做如下检查：①在怀孕前评估 Ro/LA 抗体，因为这些抗体可能导致新生儿狼疮。②常规进行相关检测：肾功能（肌酐、尿沉渣分析、尿蛋白 / 肌酐比值）、全血细胞计数、肝功能、抗双链 DNA 抗体、补体（CH50 或 C3 和 C4）。③检测抗磷脂抗体（LA-IgG 和 IgM、抗心磷脂抗体 -IgG 和 IgM，抗 β_2 糖蛋白 I 抗体）等实验室指标以综合监测和评估。

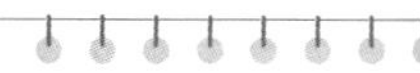

参考文献

[1] 张学武，刘栩，栗占国，等 . 145 例未分化结缔组织病的临床分析 . 中华医学杂志，2006，86（35）：2458-2461.

[2] DEMAESTRI M，SCIASCIA S，KUZENKO A，et al. Neonatal lupus in triplet pregnancy of a patient with undifferentiated connective tissue disease evolving to systemic lupus erythematosus. Lupus，2009，18（4）：368-371.

[3] SPINILLO A，BENEVENTI F，EPIS O M，et al. The effect of newly diagnosed undifferentiated connective tissue disease on pregnancy outcome. Am J Obstet Gynecol，2008，199（6）：632，e1-e6.

[4] ZUCCHI D，TANI C，MONACCI F，et al. Pregnancy and undifferentiated connective tissue disease：outcome and risk of flare in 100 pregnancies. Rheumatology（Oxford），2020，59（6）：1335-1339.

[5] 余海燕，刘兴会 . 妊娠合并系统性红斑狼疮 . 实用妇产科杂志，2008，24（7）：385-387.

[6] DEMAESTRI M，SCIASCIA S，KUZENKO A，et al. Neonatal lupus in triplet pregnancy of a patient with undifferentiated connective tissue disease evolving to systemic lupus erythematosus. Lupus，2009，18（4）：368-371.

（张宪军　金力）

第九篇 宫内早中孕期合并血液系统疾病

血液系统的疾病也是育龄妇女常见的内科疾病，很多妇女在孕前并没有发现，而在孕期意外发现，而且病情均比较严重，以至于不能继续妊娠，而在中孕期终止妊娠也是比较棘手的，需要血液科、麻醉科等多学科会诊以决定终止妊娠的方式，以及需要充分了解和评估病情做好相应问题的应对。

034　中期妊娠合并非霍奇金淋巴瘤

病历摘要

【主诉和现病史】患者，29 岁，G3P0，LMP 2019-11-02 主因“宫内孕 18^{+6} 周，发现纵隔大 B 细胞淋巴瘤 1 周余”于 2020 年

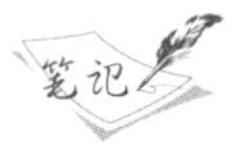

4 月 9 日入院。

患者平素月经规律，5 天 /28 天，量中，无痛经。早中孕期顺利，外院定期产检未见异常。2020 年 2 月 5 日无诱因出现胸闷、胸骨后疼痛，与活动无关，进行性加重，现无法平卧，伴干咳、头颈部水肿，于当地医院就诊，超声提示双侧颈部及锁骨上淋巴结肿大，少量心包积液。2020 年 2 月 27 日就诊我院风湿免疫科，血常规、肝肾功能及自身免疫抗体谱未见明显异常，建议行浅表淋巴结穿刺进一步明确诊断。2020 年 3 月患者出现吞咽困难，无恶心、呕吐，于我院胸外科就诊，考虑纵隔肿瘤可能性大。2020 年 3 月 20 日在超声引导下行纵隔淋巴结穿刺活检，病理提示原发性纵隔大 B 细胞淋巴瘤。近一周出现咯血，表现为痰中带鲜血，1 ～ 2 次 / 日，无头晕、头痛、意识丧失等。2020 年 4 月 9 日转入我院急诊，经多学科会诊，向患者及家属交代病情后，建议先终止妊娠后继续原发病治疗，近 1 周体重下降 3 ～ 4 kg。

【既往史】平素身体健康，否认药物、食物过敏史。

【家族史】母亲患有“宫颈癌”，父亲体健。

【入院查体】体温 36.1 ℃，脉搏 91 次 / 分，呼吸 20 次 / 分，血压 102/60 mmHg。强迫端坐体位，急性面容。颈部及锁骨上淋巴结肿大，心肺未见异常。

【妇科查体】宫底脐下 2 指，未及宫缩，胎心正常。阴道检查未见异常。

【辅助检查】（2020-02-27）AE1/AE3（–），CD20（+），CD79a（+），CD3（–），CD5（–），CD10（–），CD21（+），CD23（–），Bcl-2（+），Bcl-6（+），MUM-1（+），C-myc（–），CD30（–），Ki-67（80%+）。盆腔超声（2020-04-08）：胎儿双顶径约 4.1 cm，

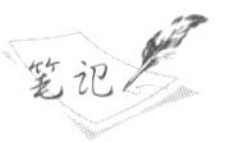

腹围 13.0 cm，股骨长 2.8 cm，可见胎心搏动。胎盘后壁，下缘远离宫颈内口，羊水 4.6 cm。病理诊断（2020-04-07）:（纵隔肿物）增生的纤维组织中有异型的淋巴样细胞浸润，结合免疫组化，病变符合原发性纵隔大 B 细胞淋巴瘤。超声心动图（2020-04-08）：肺动脉压 55 mmHg，左室射血分数 69%，微量心包积液。

【入院诊断】宫内孕 18^{+6} 周，G3P0；原发性纵隔大 B 细胞淋巴瘤；肺部受累不除外；上腔静脉阻塞综合征不除外；轻中度肺动脉高压；少量心包积液。

【治疗经过】2020 年 4 月 8 日多科会诊，考虑患者病情较重，建议尽快终止妊娠，以便尽早开始化疗。2020 年 4 月 9 日转入病房行超声引导下利凡诺羊膜腔内引产术，注入利凡诺 100 mg，2020 年 4 月 10 日临产入手术室，在持续心电监护下，顺利分娩 + 清宫。产后 2 天，转入血液科病房进一步治疗。

临床讨论

1. 病例特点

本病例特点：①年轻女性，中孕期出现咳嗽、咯血、呼吸困难等症状。②超声提示双侧颈部及锁骨上淋巴结肿大。③纵隔淋巴结穿刺活检，病理提示原发性纵隔大 B 细胞淋巴瘤。④超声心动图：肺动脉压 55 mmHg，左室射血分数 69%，轻 – 中度肺动脉高压。⑤多科会诊意见：建议尽快终止妊娠，积极治疗原发病。⑥引产方式选择利凡诺羊膜腔内注射引产。

2. 疾病介绍与分析

（1）淋巴瘤是产前诊断的第四大常见恶性肿瘤（发病率约

1 ∶ 6000），霍奇金淋巴瘤是其中的主要部分。原发性纵隔大 B 细胞淋巴瘤是非霍奇金淋巴瘤（non Hodgkin lymphoma，NHL）的一种。NHL 是一组异质性强的恶性肿瘤。NHL 的亚型分类大体上依据其生物学行为分为 3 种（惰性、侵袭性和高度侵袭性）。低级，或称静默型淋巴瘤，发展缓慢，不会危及生命。病程缓慢者，通过定期观察或化疗或局部放疗即可治愈。育龄妇女中非常少见。大多数 NHL 妊娠期组织学呈侵袭性，呈弥漫性大 B 细胞淋巴瘤。

（2）弥漫性大 B 细胞淋巴瘤是更具有侵袭性的淋巴瘤，临床病程较短，可很早出现危及生命的并发症。诊断依靠活检。本例患者妊娠中期发病，行超声引导下淋巴结穿刺活检病理提示原发性纵隔大 B 细胞淋巴瘤。此类淋巴瘤应通过联合化疗及针对 CD20 的单克隆抗体（美罗华）协同治疗。

（3）疾病与妊娠的相互影响：妊娠使 NHL 变得复杂，更具侵袭性和播散性。疾病本身可增加流产率和母体死亡率。胎儿风险主要来自治疗。根据应用的细胞毒性药物，早孕期的致畸危险最大。特别是美罗华可导致一些特殊并发症，因此，该药在妊娠期禁用。本类患者在发现时多为中晚期，这些患者的处理和预后与非妊娠期患者相似。本例患者因原发性纵隔大 B 细胞淋巴瘤出现呼吸困难，不能平卧，近一周出现咯血，病情比较危重，应尽早终止妊娠，进一步治疗原发病。

（4）终止妊娠的指征和方法：一般主张白血病早期妊娠应予以终止，中晚期妊娠应根据病情，与血液科医生一同来决定。引产方法一种是利凡诺羊膜腔内注射或米非司酮配伍米索前列醇的药物流产，视孕周的大小及有无药物应用禁忌选择合适方式，另一种就是剖宫产。引产风险主要是心肺功能。患者由于纵隔肿大

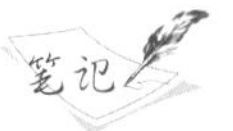

的淋巴结压迫静脉，使得回流受阻，导致心肺功能异常，主要问题为轻中度升高的肺动脉高压。引产方式的选择要根据患者的心肺功能是否能够耐受分娩过程决定。经过心内科、呼吸科、血液科、麻醉科多科会诊评估，考虑患者可以经阴道试产，分娩过程中需要密切观察患者的生命体征，在手术室进行，心内科医师在场，做好应急抢救等充分准备。本例患者顺利阴道分娩。分娩时孕妇采用侧卧位以避免大血管受压和可能发生的低血压。本例患者因呼吸问题只能采用半坐位，同时由于孕周相对较小，增大的子宫压迫静脉血管的回流不像足月严重。分娩时应严密监测体液平衡，减少出血，同时尽可能缩短产程，减少屏气用力，剖宫产多由于产科指征而进行的。

病例点评

肺动脉高压合并妊娠是一种严重情况，母亲死亡率高达 50%，可分为原发性和继发性。原发性肺动脉高压最危险的时期是在分娩期和产后早期，因为升高的肺动脉血管阻力不能很好地耐受血管内容量的改变。在分娩时由于心输出量增加或产后体液的改变会导致充血性右心衰竭。在分娩期，过量失血会减少前负荷，导致不能克服肺动脉的高血管阻力。这两种情况不但会导致左心室前负荷减少，而且会导致左心室输出量显著减少。直接的结果是心肌缺血，引起心律失常、心室功能衰竭和猝死。肺栓塞的发生也是非常致命的，肺部哪怕是小的栓塞都会显著加重肺动脉高压，同时也会影响胎儿在宫内的发育。患有活动性非霍奇金淋巴瘤的妇女应针对疾病及妊娠进行全面咨询，在接受治疗期间，建议有

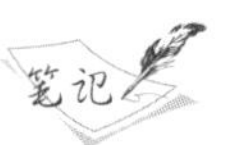

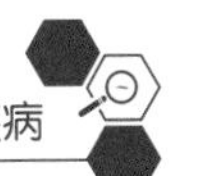

效避孕，防止妊娠。口服避孕药并不是禁忌。妊娠前咨询的内容包括疾病的预后、疾病对妊娠和治疗的影响，以及对胎儿的影响。妊娠前化疗似乎并不增加流产、生长受限或胎死宫内的发生风险。

参考文献

[1] PENTHEROUDAKIS G，PAVLIDIS N. Cancer and pregnancy：poena magna，not anymore. Eur J Cancer，2006，42（2）：126-140.

[2] STENSHEIM H，MØLLER B，VAN DIJK T，et al. Cause-specific survival for women diagnosed with cancer during pregnancy or lactation：a registry-based cohort study. J Clin Oncol，2009，27（1）：45-51.

[3] MATTHEWS T J，HAMILTON B E. Delayed childbearing：more women are having their first child later in life. NCHS Data Brief，2009，21：1-8.

[4] MARWAH S，GAIKWAD H S，MOHINDRA R，et al. Up the duff with non-hodgkin's lymphoma：the traumas and the dilemmas. J Clin Diagn Res，2017，11（2）：QD03-QD05.

[5] 复旦大学上海医学院 . 实用内科学 . 12 版 . 北京：人民卫生出版社，2005：2402-2403.

[6] WANG P I，CHONG S T，KIELAR A Z，et al. Imaging of pregnant and lactating patients：part 2，evidence-based review and recommendations. AJR Am J Roentgenol，2012，198（4）：785-792.

[7] PEREG D，KOREN G，LISHNER M. The treatment of Hodgkin's and non-Hodgkin's lymphoma in pregnancy. Haematologica，2007，92（9）：1230-1237.

（陈蔚琳 金力）

035 中期妊娠合并再生障碍性贫血

病历摘要

【主诉和现病史】患者，36 岁，G2P1，LMP 2021-02-15。主因“宫内孕 16 周，再生障碍性贫血，要求终止妊娠”入院。

患者月经规律，7 ～ 11 天 /25 ～ 28 天。停经 30 天测尿妊娠试验阳性，当地医院孕检无特殊。患者再生障碍性贫血 12 年，半个月前开始咳嗽、咳黄痰，7 日前开始发热，T_{max} 38.7℃，鼻衄，不伴咽痛、流涕，于家中自行口服退烧药，效果不佳。2021 年 5 月 24 日查血常规：WBC 1.74×10^9/L，NEUT% 45.9%，LY 0.77×10^9/L，NEUT 0.80×10^9/L，HGB 54 g/L，MCV 98.1 fL，PLT 8×10^9/L。于我院急诊科接受抗感染治疗，多科会诊后，拟终止妊娠。故以“宫内中孕，再生障碍性贫血”收住院。

【既往史】再生障碍性贫血 12 年，长期口服环孢素 6 粒 / 次 bid、司坦唑醇 1 粒 / 次 po tid，2021 年 3 月发现怀孕，自行停用上述药物，2021 年 6 月 4 日恢复口服药物。2016 年行剖宫产 1 次。

【入院查体】T_{max} 38.7℃，全身皮肤黏膜无淤青及淤斑，宫底高度在脐耻之间，胎心 150 次 / 分。

【辅助检查】盆腔超声（2021-05-29）：宫内单胎，胎儿双顶径 2.6 cm，腹围 8.9 cm，股骨长 1.4 cm，可见胎心搏动，胎盘前壁，下缘远离宫颈内口，羊水 3.4 cm。

【入院诊断】宫内孕 16 周，G2P1；再生障碍性贫血；发热原因待查。

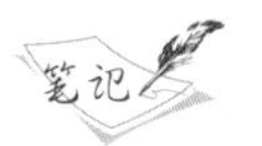

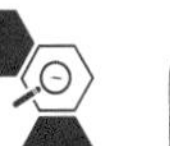

【治疗经过】根据孕周大小，拟行米非司酮 + 米索前列醇药物流产。血液科会诊：①恢复环孢素、司坦唑醇原剂量口服。②给予吉塞欣 150 μg 皮下注射升白细胞，维持 NEU ＞ 0.5 × 10^9/L。③可输 RBC 维持 HGB ＞ 80 g/L，引产前输 4 支免疫球蛋白及血小板 1 U，引产过程中输血小板 1 U，并备血小板 2 U（视出血情况输注），出血明显可静脉输注氨甲环酸（0.5 g bid）、卡络磺钠（40 mg bid）。2021 年 6 月 9 日输红细胞 2 U，备血小板 3 个治疗量。口服米索前列醇前，确保输注 1 ～ 2 个治疗量。2021 年 6 月 10 日 8 点 48 分口服米索前列醇。当日中午开始宫缩，输注血小板 1U。14 点 50 分流产儿娩出，超声引导下行清宫术。出血约 100 mL，过程顺利。产后出现头痛，平卧位较坐起加重，生命体征平稳，头颅 CT 未见异常，予以布洛芬止痛。产后第 3 天，头痛有好转，阴道无流血，出院，当地随诊。产后第 5 天，头痛加重，恶心，未吐，当地医院急诊 CT 可见右侧顶枕叶脑出血，给予甘露醇 125 mL、甘油果糖 250 mL 静脉输液，因血小板低，为进一步治疗再次来我院，急诊组织多科会诊（神经内科、神经外科、内科、麻醉科、妇产科、重症医学科），会诊意见如下：患者目前存在手术禁忌，积极补充血小板，按之前血液科会诊意见，可考虑输血前静脉注射免疫球蛋白、地塞米松。止血方面可应用卡络磺钠、氨甲环酸。脑出血方面可给予甘露醇脱水降颅压。维持血压在 140/90 mmHg 以下，避免过低和剧烈波动，监测血压、意识、瞳孔变化。2021 年 6 月 16 日收入神经外科。

第二次入院情况：（神经外科）查体：神志嗜睡，双侧瞳孔等大等圆，直接、间接对光反射灵敏，粗测视力正常，左侧视野偏盲，左侧面部及肢体痛温觉减退，右侧肢体肌力 V 级，左

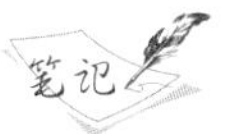

侧肢体肌力Ⅱ级，肌张力正常，左侧 Babinski 征（+）。头颅 CT（2021-06-16）：右侧顶枕叶脑出血；双侧额叶低密度影；右侧上颌窦炎症（真菌感染可能）。全血细胞分析（2021-06-16）：PLT 10×10^9/L，WBC 1.26×10^9/L，RBC 2.26×10^{12}/L，HGB 75 g/L，HCT 20.8%。入院诊断：右侧顶枕叶脑出血；再生障碍性贫血；血小板减少；中孕流产后。诊治经过：患者青年女性，急性病程，头痛，外院 CT 见右侧顶枕叶脑出血，合并再生障碍性贫血。治疗上给予吸氧、卧床、监测生命体征；避免剧烈咳嗽、大便用力等导致血压突然升高的情况；脱水降颅压，监测瞳孔、意识改变；多次输注血小板、免疫球蛋白等。治疗后复查 CT 提示脑局部出血症状没有加重，症状逐渐恢复，出院随诊。

临床讨论

1. 病例特点

本病例特点：① 36 岁，因宫内孕 16 周，再生障碍性贫血，要求终止妊娠入院。②再生障碍性贫血 12 年，长期服用环孢素 6 粒/次 bid，司坦唑醇 1 粒/次 tid。③全血细胞分析（2021-06-03）：PLT 8×10^9/L，WBC 1.74×10^9/L，HGB 54 g/L。④治疗经过，给予输注免疫球蛋白、红细胞、血小板，药物流产顺利。⑤引产术后头痛，间断性加重，术后 6 天发现脑出血，CT 提示右侧顶枕叶脑出血，再次入院。⑥于神经外科住院，经过保守治疗，症状、体征均缓解。

2. 诊疗要点

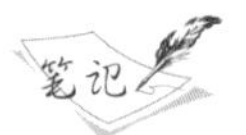

（1）再生障碍性贫血（aplastic anemia，AA）是一种危及生命

的骨髓衰竭，若不治疗，死亡率非常高。AA 是指与骨髓增生减低 / 再生障碍有关的全血细胞减少，最常见的原因为多能造血干细胞（hematopoietic stem cell，HSC）免疫损伤。“再生障碍性贫血”是一种误称，因为该病的特征为全血细胞减少而非单纯贫血。本例患者患病 12 年，血三系低，长期服用环孢素和司坦唑醇。

（2）AA 严重程度分类

1）重度 AA（severe AA，SAA）：至少存在以下 2 种情况：①网织红细胞绝对计数（absolute reticulocyte count，ARC）＜ 50 000/ μL（＜ 50×10^9/L；不同中心的阈值可能介于＜ 40 000/ μL 至＜ 60 000/ μL）。②血小板计数＜ 20 000/ μL（＜ 20×10^9/L）。③中性粒细胞绝对计数（absolute neutrophil count，ANC）＜ 500/ μL（＜ 0.5×10^9/L）。

2）极重度 AA（very severe AA，vSAA）：符合 SAA 的标准但 ANC ＜ 200/ μL（＜ 0.2×10^9/L）。

3）中度（非重度）AA（moderate AA，MAA）：不符合 SAA 或 vSAA 的标准。

（3）支持治疗是妊娠期 AA 的主要治疗方法。以输血为主，并将根治性治疗（强化免疫抑制剂治疗或移植）推迟至分娩后。应通过输注血小板使血小板计数维持在＞ 20 000/ μL。

（4）该例患者妊娠合并重度再生障碍性贫血，为终止妊娠入院。妊娠可以加重骨髓抑制并导致临床病情恶化。患者产后血小板仍然很低，产后 6 天血小板为 10×10^9/L，中性粒细胞出现危急值，疾病进行加重，以致发生了脑出血。

（5）如果在早孕期发现严重的再生障碍性贫血，应积极终止。本例为中孕，实施米非司酮配伍米索前列醇引产。引产术前、术中均积极输入血小板，手术顺利，出血不多。术后出现头痛，间

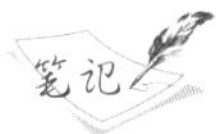

断性加重，同时伴有血小板、中性粒细胞进行性下降，应给予高度关注。围手术期仍然是发生出血的高风险时期。

（6）尚不清楚妊娠是否会增加 AA 风险，但妊娠期可能出现 AA，并且妊娠似乎会增加 AA 复发的风险。妊娠可以加重骨髓抑制并导致临床病情恶化。使用过强化免疫抑制治疗（immunosuppressive therapy，IST）的女性也许能妊娠且产科结局良好。AA 对胎儿的影响极小，仅出现过少数自然流产或新生儿并发症。

（7）鉴于育龄期前或育龄期 AA 患者较多，生育力是许多患者关注的问题，可能会影响骨髓移植与 IST 的选择。异基因造血干细胞移植（hematopoietic cell transplant，HCT）后也许能妊娠，不过移植比 IST 更可能影响生育力。

（8）男性患者可在 HCT 前储存精子，但对于 SAA/vSAA 女性，下列情况可能不宜因取卵而延迟 HCT：获得诊断时（以免延迟启动 / 耽误确定性治疗）；存在重度中性粒细胞减少时。由于血小板和中性粒细胞减少患者接受侵入性手术有风险，卵巢组织采集和冻存可能受限。

病例点评

本例患者有再生障碍性贫血 12 年，长期接受药物治疗，非孕期病情比较稳定。在妊娠 4 个月左右擅自停药，结果导致疾病发作，表现为全血的重度减少。虽然经过输血、血小板支持治疗，及时终止妊娠，但产后病情继续加重，出现危急值，以及脑出血等严重并发症。再生障碍性贫血是妊娠期间偶尔出现的一种血液

学疾病。因此，对产科、血液科和麻醉科等多学科管理都具有挑战性，治疗需要跨学科团队的共同努力，以协调产前护理，优化母胎结局，并做好围产期干预。

参考文献

[1] RIVEROS-PEREZ E，HERMESCH A C，BARBOUR L A，et al. Aplastic anemia during pregnancy：a review of obstetric and anesthetic considerations. Int J Womens Health，2018，28（10）：117-125.

[2] ROVÓ A，TICHELLI A，DUFOUR C，et al. Diagnosis of acquired aplastic anemia. Bone Marrow Transplant，2013，48（2）：162-167.

[3] JAMES D. K，STEER P. J，WEINER C. P，等 . 高危妊娠 . 3 版 . 段涛，杨慧霞，译 . 北京：人民卫生出版社，2009：792-793.

（金力）

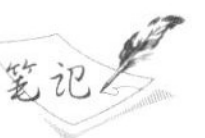

036 宫内中孕合并血栓性微血管病、抗凝血酶Ⅲ缺乏

病历摘要

【主诉和现病史】患者，33 岁，G4P0，LMP 2018-06-09。主因“孕 25^{+4} 周，血压升高 6 小时”于 2018 年 12 月 5 日急诊入院。

患者平素月经规律，孕期定期产检，唐氏筛查（–），75 g OGTT 正常。患者 2015 年被诊断为抗凝血酶Ⅲ缺乏，本次妊娠 8 周开始皮下注射克赛 6000 U 1 次 / 日，孕 12 周开始口服阿司匹林 100 mg qd，孕 22 周克赛改为 6000 U 2 次 / 日，皮下注射。（2018-11-27）盆腔超声：胎儿小于孕周，球拍状胎盘不除外；胎儿大脑中动脉搏动指数减低；双侧子宫动脉阻力增高伴舒张早期切迹。3 天前患者无明显诱因出现失眠、头痛，自觉颜面及四肢水肿，未处理。2018-12-05 自觉头痛、头晕，无视物模糊、恶心、呕吐及上腹不适感，无下腹痛、阴道流血及流液，胎动如常。家中自测血压 180/120 mmHg，我院急诊就诊查血压 170/110 mmHg，单次尿蛋白≥ 3 g。肝功能：Alb 32 g/L，ALT ＜ 6 U/L。血常规：WBC 11.14×10^9/L，LY% 19.7%，PLT 147×10^9/L。盆腔超声：胎儿大小符合 12 周，胎心率 150 次 / 分。眼底 A ∶ V=2 ∶ 3。予以拉贝洛尔 25 mg 口服，复查血压 160/100 mmHg。收入院进一步诊治。

【既往史】2011 年因早孕行药物流产 1 次，2014 年自觉心悸，24 小时心电图提示频发室性期前收缩，无症状。2015 年被诊断为抗凝血酶Ⅲ缺乏。2015 年孕 25^{+3} 周因胎盘早剥、胎死宫内，阴道

分娩一死女婴，体重 600 g。2017 年孕 9 周因胚胎停育清宫 1 次，胎儿染色体为 47，XXY。

【家族史】父亲及两个妹妹均为抗凝血酶Ⅲ缺乏。大妹孕 34 周因子痫前期剖宫产一活婴，产后使用克赛 2 ～ 3 个月，产后半年发现颅内静脉窦血栓，行取栓，重症监护治疗后好转出院，现仍有语言及行为功能障碍。二妹足月剖宫产 1 次，产后肺栓塞 2 次，抗凝治疗后好转。目前两个妹妹均口服拜瑞妥 20 mg qd。

【入院诊断】宫内孕 25^{+4} 周，G4P0；妊娠期高血压疾病，先兆子痫；抗凝血酶Ⅲ缺乏；不良孕史。

【治疗经过】患者入院后第一次多科会诊建议完善各项检查及相应治疗。

（1）血液病方面：①易栓症筛查：抗凝血酶Ⅲ 14% ↓，蛋白 S 49% ↓，蛋白 C 121%，活化蛋白 C 抵抗 2.9。②全身血栓筛查：下肢深静脉、双肾动脉、双侧肾静脉、双侧颈内静脉均未见血栓等异常。完善头颅 MRA、MRV 及 MRI-T_2WI 均未发现血栓。③血小板入院后呈下降趋势，低至 80×10^9/L。

（2）肾脏方面：患者表现为高血压、蛋白尿、全身水肿。超声检查双侧肾脏大小及皮质厚度未见异常。尿蛋白≥ 3.0 g/L（入院后连续 4 天），24 小时尿蛋白 15.01 g，肾功能进行性恶化（尿素 8.34 mmol/L ↑，Cr 91 μmol/L），低蛋白血症（Alb 26 g/L）。

（3）神经系统方面：患者主诉偶有头晕、头痛，头颅血栓筛查排除此方面问题，考虑与血压升高及面部水肿加重有关。

（4）心脏方面：患者于 2014 年发现频发室性期前收缩，无症状予以观察。目前入院心电图提示频发室性期前收缩。（2018-12-07）超声心动图：心房内径正常高限，轻度二尖瓣关闭不全，微量心

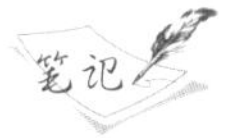

包积液。心肌酶谱（–）、NT-proBNP（2018-12-07）2178 pg/mL →（2018-12-08）2259 pg/mL ↑。血钾 5.5 mmol/L。24 小时动态心电图提示室性期前收缩 6000 余次，为单发。

（5）妊娠期高血压疾病：使用硫酸镁 + 拉贝洛尔 + 拜新同治疗。血压波动在（150 ～ 175）/（105 ～ 115）mmHg。患者左右侧血压有差异，完善双上肢动脉超声：未见动脉狭窄等异常，考虑为输液后反应。

（6）胎儿方面：胎儿大脑中动脉及脐动脉彩色多普勒超声检查示胎儿大脑中动脉 34.4 cm/s，搏动指数 1.54，阻力指数 0.73。胎儿脐动脉舒张末期血流消失，偶见舒张期反向血流，搏动指数 2.80 ～ 3.43。盆腔超声示胎儿双顶径 5.7 cm，腹围 19.1 cm，股骨长 4.1 cm，可见胎心搏动、胎盘前壁及左侧壁，下缘远离宫颈内口，脐带入口距胎盘边缘 1.7 cm，羊水 3.9 cm。

（7）免疫病方面：APS 及免疫疾病抗体筛查均阴性，不考虑免疫系统疾病。

（8）眼科方面：眼科会诊眼底 A ∶ V=2 ∶ 3，提示无异常。

第二次多科会诊情况：目前患者肌酐升高，血小板降低，LDH 升高，不排除微血管病性血管炎。需连查 3 天血涂片及 LDH，如确诊，则可能发生病情进展，导致肾衰竭、脑血管意外、血小板降低、出血及血栓双向紊乱。妊娠为主要诱因，需积极终止妊娠。

（2018-12-11）血涂片：红细胞形态大致正常，偶见红细胞碎片。网织红细胞分析：RET% 3.24% ↑，RET 122.30×10^9/L ↑。LDH 363 U/L ↑，ALT 35 U/L，Cr 104 μmol/L ↑。

综合患者临床表现及实验室检查结果，血液科医师认为微血管病性血管炎诊断成立。建议患者终止妊娠。

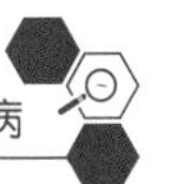

患者于 2018 年 12 月 12 日行利凡诺羊膜腔穿刺引产，2018 年 12 月 13 日行分娩 + 清宫，外观无特殊。

患者分娩后，血压、血小板、LDH、血涂片等实验室检查均见好转，产后 5 天出院，血液科就诊。

【出院诊断】宫内孕 26^{+4} 周，G4P0；血栓性微血管病；妊娠期高血压疾病，先兆子痫；抗凝血酶Ⅲ缺乏；不良孕史。

临床讨论

（1）抗凝血酶缺乏为常染色体显性遗传疾病，是最常见的遗传性凝血酶源性凝血功能异常。患者在产前发生静脉血栓（venous thromboebolism，VTE）的概率为 12% ～ 60%，产褥期发生 VTE 的概率为 11% ～ 33%。抗凝血酶缺乏可使流产的发生风险增加 2 倍，胎死宫内的发生风险增加 5 倍。本例患者具有家族史，两个妹妹都在孕期发生了严重的血栓性疾病，本人也有过胎死宫内、胎盘早剥史。本次妊娠虽然孕 8 周即开始抗凝治疗，但后来出现肌酐升高，血小板降低，LDH 升高，不排除微血管病性血管炎。连查 3 天血涂片及 LDH，已确诊，病情继续加重，导致肾衰竭、脑血管意外、血小板降低、出血及血栓双向紊乱。妊娠为主要诱因，因此需积极终止妊娠。

（2）原发性血栓性微血管病（thrombotic microangiopathy，TMA）综合征包括：血栓性血小板减少性紫癜（遗传性或获得性）、志贺毒素介导的溶血 – 尿毒综合征（Shiga toxin-mediated hemolytic-uremic syndrome，ST-HUS）、药物诱导的 TMA（drug-induced TMA，DITMA）综合征、补体介导的 TMA（遗传性或获得性），以及与

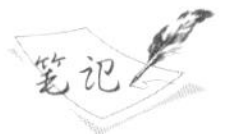

维生素 B_{12} 代谢或凝血相关因子有关的罕见遗传性疾病。这些综合征需要尽早针对 TMA 的病理生理进行治疗。原发性 TMA 综合征是一组可能需要针对病因进行特异性治疗的特殊疾病，包括遗传性和获得性疾病。

（3）TMA：并非所有的微血管病性溶血性贫血（microangiopathic hemolytic anemia，MAHA）均由 TMA 导致，但是几乎所有的 TMA 均可导致 MAHA 和血小板减少。TMA 是指一种特殊的病理损害，其微动脉和毛细血管的血管壁异常会导致微血管血栓形成。TMA 是一种依据组织活检做出的病理诊断。然而，该诊断常常是在有相应临床表现的情况下，通过观察到 MAHA 和血小板减少推断得出。

（4）MAHA：MAHA 是一个描述性术语，指的是由血管内红细胞破裂导致的非免疫性溶血性贫血，在外周血涂片上可观察到裂体细胞。该病常涉及微脉管系统（包括较小的微动脉和毛细血管）异常。然而，血管内的装置（如人工心脏瓣膜或辅助装置）也可能导致 MAHA。特征性的实验室检查结果是直接抗球蛋白试验（direct antiglobulin test，DAT）阴性、乳酸脱氢酶（lactate dehydrogenase，LDH）升高、间接胆红素升高及结合珠蛋白降低。

（5）其他可出现 MAHA 和血小板减少的全身性疾病包括妊娠相关综合征，如重度子痫前期/HELLP 综合征 [即溶血（hemolysis，H）、转氨酶升高（elevated liver enzymes，EL）和血小板减少（low platelets，LP）]；重度高血压；全身性感染和恶性肿瘤；自身免疫性疾病，如 SLE；造血干细胞移植（hematopoietic cell transplant，HCT）或器官移植并发症。与原发性 TMA 综合征不同，这些全身性疾病需要针对基础疾病进行治疗，而不需要针

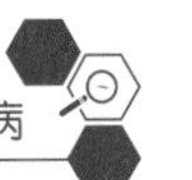

对 TMA 进行特异性治疗。

（6）所有患者均必须接受（且每日复查）的重要实验室检查包括：全血细胞计数和血小板计数，以评估贫血和血小板减少的程度；LDH，以跟踪检查溶血或器官损伤的程度；血清肌酐，以监测肾功能障碍的严重程度和进展。对于伴有肾损伤的患者，还应监测每日的尿量。

病例点评

抗凝血酶Ⅲ是机体内的主要凝血酶活性抑制剂，妊娠期伴有抗凝血酶Ⅲ缺乏者，血栓形成的风险将呈指数增长，大约 2/3 的先天抗凝血酶Ⅲ缺乏症的孕妇会罹患血栓症，其中 75% 发生在分娩前。如果患者既往有血栓栓塞病史，血栓形成的风险进一步增加。如果妊娠期间发生不明原因的血栓应积极筛查除外该凝血酶缺乏。抗凝血酶Ⅲ往往导致孕妇流产和死产风险增加。因此，该例患者不良的孕史及本次妊娠所发生的并发症，建议该患者尽快终止妊娠的同时，应做好避孕，不宜再妊娠，以免出现更为严重的并发症。

参考文献

[1] JAMES D. K，STEER P. J，WEINER C. P，等 . 高危妊娠 . 3 版 . 段涛，杨慧霞，主译 . 北京：人民卫生出版社，2009：717-723.

[2] WAYNE R. COHEN. Cherry and Merkatz 妊娠合并症：第 5 版 . 杨兴升，译 . 北京：科学出版社，2009：294-295.

（陈蔚琳　金力）

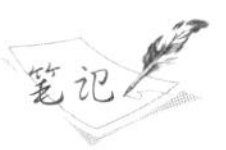

037 遗传性的血栓形成倾向——蛋白 C 缺乏症

病历摘要

【主诉和现病史】患者，29 岁，G1P0，就诊时间 2022-06-20。既往有脑血栓、胚胎停育，此次因咨询备孕就诊。

患者自 15 岁开始月经不规律，周期 40 ～ 180 天，经期 6 ～ 7 天，经量正常，痛经（–）。2019 年诊断为原发不孕、PCOS，经来曲唑促排卵治疗后怀孕。2020 年孕 6 ～ 7 周时出现头痛、呕吐，伴有言语不利。MRI 检查：左侧颞叶出血性病变，梗死伴出血可能。同时发现左侧颈内静脉、左侧乙状窦及横窦较细并显影较淡。外院诊断为颅内静脉窦血栓，蛋白 C 下降，行人工流产术。术后复查蛋白 C、蛋白 S 恢复正常，抗凝血酶Ⅲ 76%。给予那屈肝素抗凝治疗，然后过渡为华法林抗凝治疗。2020 年 5 月 27 日于血液科就诊，查 INR 2.28。LA、ACL、β_2 糖蛋白均正常。蛋白 C、蛋白 S、同型半胱氨酸、抗核抗体谱、D- 二聚体均正常。蛋白 C 基因杂合突变（+）：2q14.3 exon7 c2.572-574 delAGA。诊断为遗传性蛋白 C 缺乏症（？），静脉血栓形成。继续华法林抗凝治疗，定期复查 INR 和 D- 二聚体。2021 年 3 月自行停用华法林。2021 年 6 月因头痛，突发癫痫，于外院就诊，头部 CTV 提示顶枕部上矢状窦走行区高密度影，结合 CTV 考虑上矢状窦血栓形成，左颞顶叶软化灶，右顶叶皮层下低密度影，缺

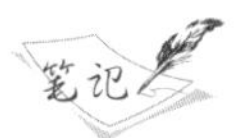

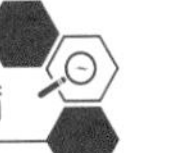

血性白质病变可能。给予华法林 + 抗癫痫治疗。2022 年 5 月我院门诊多科会诊：①血液科：患者颅内静脉窦血栓反复发作，孕期一过性蛋白 C 下降，之后多次复查蛋白 C 均正常。虽蛋白 C 基因杂合突变（+），但患者父亲携带同样蛋白 C 杂合突变，蛋白 C 活性也正常，因此遗传性蛋白 C 缺乏症证据不足。已行遗传性和获得性易栓症的相关检查，无异常发现。②神经科：患者诊断为静脉窦血栓，2021 年 6 月癫痫发作。之后未再出现发作。现服左乙拉西坦 0.25 g bid。脑电图未见明显癫痫样异常放电。给予左乙拉西坦减至每晚 0.25 g，观察 3 个月，若无癫痫发作，停药观察。若停药之后再出现癫痫发作，恢复至早晚各 0.25 g。处理意见：建议继续目前华法林抗凝治疗，监测 INR 在 2.0 ～ 2.5，观察出血等风险。如计划怀孕，建议前往妇产科和血液科咨询，交代再次血栓相关风险，并改用低分子肝素。

临床讨论

1. 病例特点

本病例特点：①育龄妇女，月经稀发，原发不孕，PCOS。②来曲唑治疗 3 个疗程，妊娠成功。③孕 6 周发生脑静脉血栓，终止妊娠，开始抗凝治疗。曾经停用华法林抗凝，因再次发生脑血栓改变，目前继续华法林治疗中。④发病当时发现蛋白 C 异常，D- 二聚体异常，治疗后正常。⑤患者基因检测为：*PROC* 基因杂合突变（+）：2q14.3 exon7 c2.572-574delAGA。⑥近期复查蛋白 C 结果正常。⑦患者父亲携带同样蛋白 C 杂合突变，但蛋白 C 活性正常，因此遗传性蛋白 C 缺乏症证据不足。

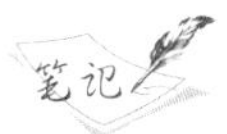

2. 疾病介绍与分析

（1）蛋白 S 和蛋白 C 缺乏症在一般人群中发生率为 0.2% ～ 0.5%，占孕期 VTE 的 10% ～ 25%。蛋白 C 或蛋白 S 缺乏携带者妊娠期发生 VET 的风险小于 5%，但产褥期 VET 的风险达 10% ～ 20%。这些患者妊娠发生流产的风险也会增加。一项研究发现，蛋白 C 缺乏症患者妊娠丢失率为 28%，蛋白 S 缺乏症患者为 17%，而对照组仅为 11%。Meta 分析显示蛋白 S 缺乏症患者胎儿丢失风险的 *OR* 为 7.39（95%*CI* 1.28 ～ 42.83）。

（2）发现蛋白 C 水平低则可诊断为蛋白 C 缺乏症。大多数情况下蛋白 C 水平约为正常值的 50%。然而，判断蛋白 C 缺乏症的绝对阈值尚不清楚。一项研究纳入了 28 例来自蛋白 C 缺乏症家族的个体，家系分析证实他们遗传了这种家族缺陷，蛋白 C 检测值的范围较宽（中位活性水平为 53%，范围为 19% ～ 82%；中位抗原水平为 54%，范围为 22% ～ 89%）。大多数实验室都将蛋白 C 缺乏症的阈值设为低于正常值的 65% ～ 70%。蛋白 C 水平低于正常值 55% 的患者很可能存在遗传异常，而水平介于 55% ～ 65% 的患者或者是蛋白缺乏，或者是处于正态分布的低值。

（3）对于有 VTE 病史、VTE 家族史或不良妊娠史的患者，应评估有无遗传性或获得性血栓形成倾向，不良妊娠史包括胎儿生长受限、胎盘梗死或胎盘早剥导致的胎死宫内、孕中期或孕晚期严重或复发性的子痫前期。不建议对一般人群进行筛查。

（4）患者发生过静脉血栓，为了改善妊娠结局，无论有无 VTE，只要有血栓形成倾向高危因素的患者，均应在孕期全程接受抗凝治疗，且产后至少持续 6 周。如果本次妊娠期间出现血栓，那么抗凝治疗至少 4 个月，产后继续预防性治疗至少 6 周。

笔记

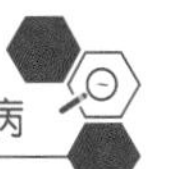

（5）有低危（更少发生血栓形成）血栓形成倾向（如 FVL、凝血酶原基因 *G20210A* 突变的杂合子，或蛋白 S、蛋白 C 缺乏，或叶酸和维生素 B_{12} 治疗无效的高同型半胱酸血症等）且没有 VTE 史的孕妇，孕期发生 VTE 的可能性很低（＜ 5%），这部分妇女产前不需要抗凝治疗。

（6）妊娠是华法林的禁忌，有致畸形和出血的风险。

（7）孕期使用肝素或低分子肝素抗凝治疗是安全的，产后可以改服华法林，对母乳喂养的产妇来说也是安全的。来曲唑目前被视为诱导 PCOS 女性排卵的首选药物。多年来，枸橼酸氯米芬一直是该人群的一线药物，二甲双胍作为替代药物。但枸橼酸氯米芬和二甲双胍诱导排卵的活产率似乎不如来曲唑，但需要关注的是，通过查询来曲唑（芳香化酶抑制剂）的药物说明书，发现来曲唑有导致血栓形成的风险，因此对于有血栓形成风险的人群应慎用。

病例点评

本例患者经过易栓症的检查，目前并未发现遗传性易栓症或获得性易栓症的证据，但血栓经抗凝治疗稳定，癫痫症状也有 1 年未发作，可停用抗癫痫药物，如无复发可再次进行促排卵治疗，并交代促排卵治疗及孕期再次发生血栓性事件的可能性，建议在促排卵期间和孕期改用低分子肝素抗凝。

参考文献

[1] JAMES D. K，STEER P. J，WEINER C. P，等 . 高危妊娠 . 3 版 . 段涛，杨慧霞，译 . 北京：人民卫生出版社，2009：830-831.

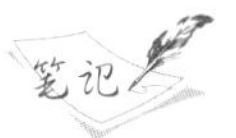

[2] SAMMOUR A，BILJAN M M，TAN S，et al. Prospective randomized trial comparing the effects of letrazole（LE）and clomiphene citrate（CC）on follicular development，endometrial thickness and pregnancy rate in patients undergoing super-ovulation prior to intrauterine insemination（IUI）. Fertil Steril，2001，76：S110.

[3] CORTÍNEZ A，DE CARVALHO I，VANTMAN D，et al. Hormonal profile and endometrial morphology in letrozole-controlled ovarian hyperstimulation in ovulatory infertile patients. Fertil Steril，2005，83（1）：110-115.

[4] AL-FOZAN H，AL-KHADOURI M，TAN S L，et al. A randomized trial of letrozole versus clomiphene citrate in women undergoing superovulation. Fertil Steril，2004，82（6）：1561-1563.

[5] FATEMI H M，KOLIBIANAKIS E，TOURNAYE H，et al. Clomiphene citrate versus letrozole for ovarian stimulation：a pilot study. Reprod Biomed Online，2003，7（5）：543-546.

[6] AL-OMARI W R，SULAIMAN W R，AL-HADITHI N. Comparison of two aromatase inhibitors in women with clomiphene-resistant polycystic ovary syndrome. Int J Gynaecol Obstet，2004，85（3）：289-291.

[7] LEGRO R S，BARNHART H X，SCHLAFF W D，et al. Clomiphene，metformin，or both for infertility in the polycystic ovary syndrome. N Engl J Med，2007，356（6）：551-566.

[8] MILETICH J，SHERMAN L，BROZE G Jr. Absence of thrombosis in subjects with heterozygous protein C deficiency. N Engl J Med，1987，317（16）：991-996.

[9] BOVILL E G，BAUER K A，DICKERMAN J D，et al. The clinical spectrum of heterozygous protein C deficiency in a large New England kindred. Blood，1989，73（3）：712-717.

（金力）

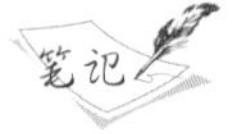

第十篇 妊娠剧吐合并 Wernicke 脑病

妊娠剧吐（hyperemesis gravidarum）是发生在妊娠早期至妊娠16周之间，以恶心、呕吐频繁为重要症状的一组综合征，发病率为0.3%～1.0%。恶心、呕吐严重者可致酸中毒、电解质紊乱、肝肾衰竭，甚至Wernicke脑病而死亡，虽不是很常见，但偶有发生。

038 早期妊娠剧吐合并 Wernicke 脑病

病历摘要

【主诉和现病史】患者，29岁，G1P0，LMP-2021-08-30。2021年11月14日因“停经10周，食欲不振、恶心、呕吐1月余，

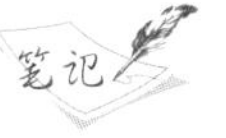

加重 10 天，以早孕、妊娠剧吐”入院。

患者既往月经规律，量中，痛经（–）。停经 42 天感到食欲不振，查尿 hCG（+）。恶心、呕吐近 2 个月，近 10 余天恶心、呕吐频繁，不能进食水，全身乏力，呕吐加重，每天呕吐 20 余次，吐出胃内容物、胆汁。外院给予补液 3 天效果不佳，呕吐加重。我院急诊查尿酮体（++），肝肾功能正常，血钾 2.7 mmol/L。超声提示“宫内早孕、胚胎发育正常”。以“宫内早孕，妊娠剧吐，酮症酸中毒，低钾血症”急诊收入院。

【既往史】体健，无肝炎等传染病病史，无消化道疾病史。无药物过敏史。

【入院查体】体温 37.0 ℃，心率 80 次 / 分，血压 95/60 mmHg。心肺检查（–）。

【妇科查体】外阴、阴道均（–），宫颈着色，宫体增大如妊娠 10 周大小，质地软，压痛（–），活动可，双附件未见异常。

【辅助检查】尿酮体 90 mg/dL，肝肾功能正常，血钾 2.7 mmol/L，余实验室检查正常。超声提示宫内早孕、活胎。

【入院诊断】宫内早孕；妊娠剧吐；酮症酸中毒；低钾血症。

【治疗经过】入院后暂予以禁食水，给予静脉补液、能量支持及补充电解质、维生素（尤其维生素 B_1）等治疗。注意尿量，保证一日尿量≥ 1000 mL；为防止代谢性酸中毒，给予碳酸氢钠对症治疗。患者入院当天出现神志淡漠、反应迟钝、语言不清，不能记忆发生的情景；双眼睑下垂，眼球固定、上下运动障碍。急请神经科会诊，行头颅 MRI 检查未发现占位，诊断为 Wernicke 脑病。即给予维生素 B_1、维生素 B_6 及维生素 C 静脉注射，静脉营养支持，并补充微量元素、门冬氨酸钾、碳酸氢钠、复方氨基

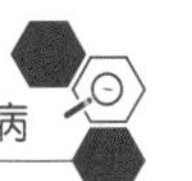

酸等。患者症状逐渐缓解，逐步恢复饮食。复查生化指标正常。超声提示胎儿发育正常。2021 年 11 月 30 日出院，回当地产科随诊。

【出院诊断】宫内早孕；妊娠剧吐；Wernicke 脑病。

临床讨论

1. 病例特点

本病例特点：①年轻女性，G1P0。②妊娠呕吐 30 余天，加重 10 天，当地医院补液治疗效果不佳。③逐渐出现精神、神经症状和体征。④发现及时，经过补液、多种维生素治疗，逐渐缓解，恢复正常。

2. 诊疗要点

（1）Wernicke 脑病的发生机制：妊娠早期剧吐、长期不能进水为 Wernicke 脑病的常见病因。该病发病率低，易误诊或漏诊。Wernicke 脑病是维生素 B_1 缺乏引起的中枢神经急性疾病。其发病机制不甚清楚，病理变化为脑室和导水管周围灰质、小脑、丘脑背核、下丘脑和乳头体斑点状出血或坏死。维生素 B_1 在体内不能合成，需要膳食摄入。如果长期摄入不足或吸收障碍，会导致维生素 B_1 的缺乏。维生素 B_1 作为糖代谢重要辅酶，参与糖代谢的氧化脱羧代谢。维生素 B_1 的缺乏会导致体内丙酮酸及乳酸的蓄积，出现糖代谢循环障碍，使得主要靠糖代谢供给能量的神经组织、骨骼组织和心肌代谢出现障碍。作为神经系统细胞膜的成分，维生素 B_1 缺乏可造成神经细胞变性坏死，使得神经细胞溶解，出现脱髓鞘表现。也有学者认为与脑干网状结构受累有关。

（2）Wernicke 脑病的诊断：该病发病率低，在非酗酒者中，

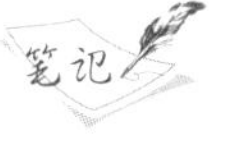

发病率为 0.04% ～ 0.13%。早期诊断比较困难，需要提高对该病的认识和警惕。三联征特点为脑病、眼球运动障碍、步态共济失调，需要早期识别。意识模糊是最常见的早期症状，其次是步态蹒跚和眼部问题。脑病表现为严重的定向障碍、淡漠及注意力迟钝。未经及时发现和治疗，患者可由昏睡到昏迷甚至死亡。眼球运动障碍表现为眼球震颤、外直肌麻痹、共轭凝视麻痹（表现为动眼神经、展神经及前庭神经核受损，通常由向两侧凝视诱发）、步态共济失调（表现为站姿和步态的异常，可能是由多神经病或小脑受累或前庭功能障碍受累造成的）。

（3）妊娠剧吐终止妊娠的指征：①体温持续高于 38 ℃。②脉搏＞ 120 次 / 分。③持续黄疸或蛋白尿。④出现多发神经炎或神经体征。⑤出现 Wernicke-Korsakoff 脑病。

（4）该病突然发病与妊娠合并脑血管意外相似，还需与急性病毒性肝炎、胃肠炎、胆管淤积症、脑膜炎、颅内肿瘤相鉴别。

病例点评

呕吐是引起 Wernicke 脑病的一种罕见原因。该患者在早孕后即有妊娠呕吐，没有及时就诊，同时在当地医院仅接受静脉输注葡萄糖等补液和止吐治疗，没有适当补充维生素 B_1，导致 Wernicke 脑病的发生。因此，对于妊娠剧吐的患者，不能忽视长期呕吐会导致严重并发症的可能，补充 B 族维生素、及时纠正电解质紊乱、补充营养等正确管理妊娠剧吐非常重要，以预防致命的并发症，如 Wernicke-Korsakoff 脑病的发生，同时要注意识别早期精神、神经症状。

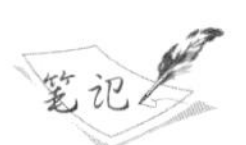

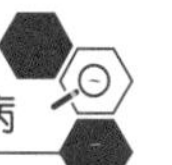

参考文献

[1] OMER S M，AL KAWI M Z，AL WATBAN J，et al. Acute Wernicke’s encephalopathy associated with hyperemesis gravidarum：magnetic resonance imaging findings. J Neuroimaging，1995，5（4）：251-253.

[2] GÁRDIÁN G，VÖRÖS E，JÁRDÁNHÁZY T，et al. Wernicke’s encephalopathy induced by hyperemesis gravidarum. Acta Neurol Scand，1999，99（3）：196-198.

[3] REES J H，GINSBERG L，SCHAPIRA A H. Two pregnant women with vomiting and fits. Am J Obstet Gynecol，1997，177（6）：1539-1540.

[4] NELSON-PIERCY C. Treatment of nausea and vomiting in pregnancy. When should it be treated and what can be safely taken? Drug Saf，1998，19（2）：155-164.

[5] 丰有吉，沈铿 . 妇产科学 . 2 版 . 北京：人民卫生出版社，2010.

[6] MISHRA V V，VERNEKER R A. Hyperemesis gravidarum causing Wernicke-Korsakoff syndrome：a rare complication. J Obstet Gynaecol Res，2019，45（9）：1929-1931.

（金力）

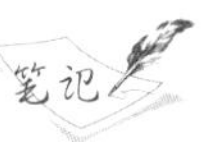

第十一篇 妊娠合并宫颈病变

育龄妇女是宫颈发生 HPV 感染和癌前病变的高发人群，如何对患有高危 HPV 感染或宫颈病变的妇女做好孕前咨询与管理非常重要。临床上经常会遇到因妊娠就诊，也有妊娠后才发现宫颈高级病变甚至宫颈癌的，该如何恰当地治疗和管理是非常重要的。同时，强调孕前常规的宫颈癌筛查（TCT/HPV 检测）是非常必要的。

039 妊娠合并宫颈上皮内瘤变

病历摘要

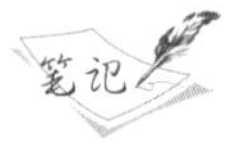

【主诉和现病史】患者，36 岁，G5P0，LMP 2017-12-13。主因“宫内孕 18^{+} 周，发现宫颈病变 4 周”于 2018 年 4 月 12 日入院。

患者既往月经规律，停经 40 天发现尿 hCG（+），停经 2 个月出现恶心、呕吐等早孕反应，停经 2 月余阴道少量流血，外院诊为“先兆流产”，给予地屈孕酮保胎治疗；孕 13 周外院常规产检行宫颈刮片（液基细胞学检查法）示高级别鳞状上皮内病变（high-grade squamous intraepithelial lesion，HSIL）；高危 HPV-DNA 检测：92.08 pg/mL；（2018-04-09）外院阴道镜活检：（3 点、6 点、9 点）比较广泛的宫颈上皮内瘤变（cervical intraepithelial neoplasia，CIN）Ⅲ级并累腺，（12 点）CIN Ⅱ级并累腺，其中一处可疑早期浸润；我院病理会诊：宫颈鳞状上皮重度不典型增生，伴累腺。患者孕前偶有同房出血，未曾进行宫颈防癌检查。

【既往史】多次人工流产史，宫外孕右输卵管开窗术。

【妇科查体】外阴（–）；阴道通畅；宫颈上唇肥大，呈结节状，质软无出血。宫底脐下两指，胎位不清，胎心 140 次 / 分。

【辅助检查】盆腔超声：宫内见一成形胎儿，双顶径 4.3 cm；股骨长 2.9 cm，胎盘前壁，羊水深 5.2 cm，胎心规律，脊柱排列整齐，子宫肌层回声均，双附件区未探及囊实性包块，提示宫内中孕。

【入院诊断】宫内孕 18^{+4} 周；CIN Ⅲ级，可疑浸润；宫外孕右卵管开窗术后。

【治疗经过】孕期宫颈病变一般考虑保守治疗，严密随诊，但该患者外院病理提示可疑浸润癌，有宫颈锥切指征，需进一步明确诊断。向家属交代病情及手术风险并谈话签字后，择期行宫颈锥形切除术。4 月 22 日行宫颈锥形切除术，术中见宫颈增宽，糜烂面重，组织糟脆。术后病理：宫颈 CIN Ⅲ级，累腺，局部灶性微小浸润癌。患者坚决要求继续妊娠，向患者及家属交代病情，

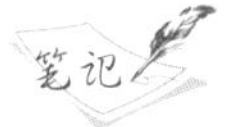

签署知情同意书，孕期间隔 3 ～ 4 个月阴道镜评估，孕 38 周行剖宫产。产后 42 天复查：TCT HSIL，HR-HPV 仍阳性，阴道镜活检 CIN Ⅲ级，择期行腹腔镜全子宫切除。术后病理为宫颈 3 点、9 点 CIN Ⅱ～Ⅲ级。

临床讨论

1. 病例特点

本病例特点：①育龄妇女，宫内中孕 18^{+4} 周。②中孕期液基薄层细胞学检测（thin-prep cytologic test，TCT）：HSIL，外院阴道镜病理活检结果：（3 点、6 点、9 点）比较广泛的 CIN Ⅲ级并累腺，（12 点）CIN Ⅱ级并累腺，其中一处可疑早期浸润。③我院病理会诊：宫颈鳞状上皮重度不典型增生，伴累腺。同时，高危 HPV-DNA 检测阳性，故诊断为宫内中孕合并 CIN Ⅲ级，可疑浸润。④宫颈锥切手术病理：宫颈 CIN Ⅲ级，累腺，局灶性微小浸润癌。

2. 诊疗要点

（1）妊娠与 CIN 的关系：细胞学筛查异常和 CIN 在 30 岁左右妇女中发生率最高，因此，在妊娠妇女中，宫颈涂片异常也就不足为奇了，它的发生率与非妊娠妇女有所不同，大约在 5%。在妊娠期间阴道镜检查的主要目的是除外浸润癌，然后采取保守治疗直到分娩之后。通常，按常规进行筛查的妇女，妊娠期间一般很少行宫颈涂片检查，只有很少一部分长期没有进行宫颈涂片筛查的妇女，在妊娠期间才进行宫颈涂片检查。本例患者即为在孕前未曾进行宫颈涂片检查，直到妊娠中期才进行检查，结果提示

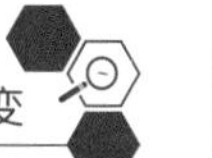

高度病变。因此，生育年龄妇女应该按照要求每年进行 1 次常规宫颈涂片筛查，这样可以避免在妊娠期间再进行宫颈涂片检查。

（2）妊娠期间，对于已有异常宫颈涂片或妊娠期间阴道出血的妇女，不应盲目进行保胎治疗，应该常规进行阴道检查，除外宫颈因素引起的出血，要尽早进行宫颈涂片检查，以便及时发现宫颈浸润癌，因为随着妊娠周数的增加，阴道镜评估就越困难。妊娠期间宫颈癌的发生率很低，仅为 0.45/1000，而妊娠本身对预后并没有副作用。但对预后产生影响的重要因素则是将妊娠期间阴道不正常出血归因于妊娠本身，或者缺乏足够的评价。

（3）妊娠时宫颈、阴道上皮的特点：妊娠期妇女，由于宫颈及移行带均增大，使得阴道镜检查比较困难，特别是随着妊娠周数的增加，宫颈黏液增多而黏稠，使得对宫颈的评价更为困难。同时由于妊娠宫颈血管形成丰富，常易导致过度诊断；并且由于阴道镜下活检所致的并发症发生率也明显增加，因此活检通常尽量不做，除非高度怀疑有浸润癌时方能进行。

（4）阴道镜检查难度增加：妊娠前 3 个月，宫颈的表现通常与非妊娠时无差别，随着妊娠月份增加，在妊娠前 3 个月末，血管生成增加，间质水分增加，宫颈增大、变软。同样随着妊娠天数的增加，阴道壁更加松弛、皱襞增加，宫颈的可视性就更困难。间质水肿也可导致柱状上皮发生生理性糜烂，在阴道酸性环境中，发生明显的鳞状上皮化生。这一过程随着妊娠周数的增加而增加，而活跃的化生可通过醋酸白试验得到证实。对阴道镜活检病理诊断有可疑浸润癌者，应进行锥切手术，以进一步明确诊断。但需与患者及其家属沟通，并告知手术有流产、早产、出血及感染等风险，且妊娠中期阴道松弛、宫颈水肿，会给宫颈锥切带来一定

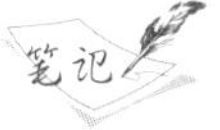

的困难。本例患者同意行宫颈锥切术，手术顺利，出血不多。术后病理有微小浸润癌，患者坚决要求继续妊娠。

3. 其他文献报道

著名的宫颈病变专家 Paraskevaidis 对妊娠期间患有 CIN 妇女的病情发展，以及细胞学和阴道镜监测的临床价值进行的研究表明，妊娠期间 CIN 消退率明显增加，原因可能与宫颈成熟及阴道分娩导致不典型鳞状上皮丢失有关。经常进行细胞学和阴道镜检查是安全的，对于可疑浸润癌的患者，可行小的环行电切活检。

雅典大学医院妇产科 Vlahos 等于 2002 年报道了其 10 年间对 208 名妊娠期间细胞学异常妇女进行回顾性研究，78 名经组织学证实为 CIN Ⅱ～Ⅲ级的患者在妊娠期间每 8 ～ 10 周复查 1 次细胞学和阴道镜，产后 8 ～ 12 周再重新评价。结果发现 30 例表现疾病持续存在，而另 48 例则退变到 CIN Ⅰ级。在随诊期间无 1 例发展为浸润癌。因此，在妊娠期间保守治疗 CIN Ⅱ～Ⅲ级是可行的，但需密切随访，由有经验的阴道镜专家进行阴道镜检查是非常必要的。

新西兰相关专家对因 CIN 行激光或 LEEP 治疗后是否增加早产及其相关疾病进行了研究。652 名患者行激光锥切、激光气化及 LEEP，对照组为 426 名正常分娩的妇女。结果：总早产率为 13.8%。37 周前胎膜早破（premature rupture of membranes，PROM）发生率为 6.2%。自然早产率为 3.8%。分析表明所有治疗方法的总发生早产率危险性用调节相对危险度（adjust relative risk，aRR）表示为 1.1，95%*CI* 0.8 ～ 1.5，或自发早产危险性 *aRR*=1.3，95%*CI* 0.7 ～ 2.6，没有显著差异。激光锥切 *aRR*=2.7，95%*CI* 1.3 ～ 5.6；LEEP *aRR*=1.9，95%*CI* 1.0 ～ 3.8 治疗后引起

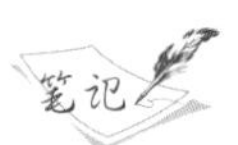

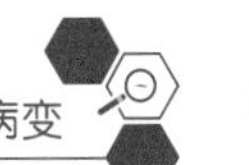

PROM 的危险性显著增加。而激光气化则没有（*aRR*=1.1，95%*CI* 0.5 ～ 2.4）。因此，胎膜早破或早产率随着锥切高度的增加而显著增加。与正常未行治疗的妇女相比（*aRR*=3.6，95%*CI* 1.8 ～ 7.5，锥切高度≥ 1.7 cm），其发生 PROM 或早产的危险增加了 3 倍，提示 LEEP 或激光锥切治疗显著增加了胎膜早破的危险性。

匈牙利作者对 1993—1997 年，19 807 例因宫颈癌前病变行冷刀锥切后的妇女妊娠情况进行了回顾性分析研究，结果表明：有 48 名患者在妊娠期间表现为细胞学 HSIL，55 名患者表现为 LSIL。所有 HSIL 的妊娠妇女，无论阴道镜检查是否满意，均在妊娠 4 ～ 6 个月时通过冷刀锥切进行诊断。结果在 HSIL 组，44 名患者患有 CIN Ⅲ级，3 名患者患有微小浸润癌（FIGO 分期Ⅰ/A1 期），1 名既不是宫颈癌前病变也不是浸润癌。在 48 名 HSIL 的孕妇中，2 名患者分别在妊娠 21 周和 22 周时发生了自然流产，妊娠流产率是 4.2%。40 名（83%）足月分娩，6 名（12.5%）发生早产。24 名（52%）经阴道分娩，22 名（48%）剖宫产。与对照组（妊娠妇女患有 LSIL）相比无显著差异。3 名患有微小浸润癌（FIGO 分期Ⅰ/A1 期）的妇女在妊娠足月选择剖宫产之后即行子宫全切除术。该组人群中妊娠宫颈癌前病变的发生率为 0.22%，微小浸润癌的发生率为 0.015%，妊娠期间因宫颈癌前病变进行宫颈冷刀锥切的妇女，并没有增加妊娠并发症的发生率，但却增加了剖宫产的发生率。

病例点评

患有 CIN 的妇女并不是妊娠的绝对禁忌证，但妊娠期间需进

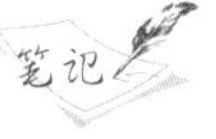

行足够的细胞学和阴道镜监测，并需有经验的阴道镜专家进行评价，除外有浸润癌的可能。对曾患有 CIN 或正患有 CIN 的妇女，最好在经过治疗，完成术后细胞学、阴道镜随访，并转入常规随诊后再妊娠。已行激光或 LEEP 或冷刀锥切的妇女，妊娠后要密切随诊，注意胎膜早破或早产的发生。分娩方式可选择阴道分娩或剖宫产。妊娠期间 CIN 患者，除外浸润癌后，可采取保守观察，待产后 42 天再进一步检查处理。

参考文献

[1] PALLE C，BANGSBØLL S，ANDREASSON B. Cervical intraepithelial neoplasia in pregnancy. Acta Obstet Gynecol Scand，2000，79（4）：306-310.

[2] YOST N P，SANTOSO J T，MCINTIRE D D，et al. Postpartum regression rates of antepartum cervical intraepithelial neoplasia II and Ⅲ lesions. Obstet Gynecol，1999，93（3）：359-362.

[3] SELLERET L，MATHEVET P. Diagnostic et prise en charge des lésions précancéreuses du col utérin pendant la grossesse. J Gynecol Obstet Biol Reprod（Paris），2008，37 Suppl 1：S131-S138.

[4] WRIGHT T C J r，MASSAD L S，DUNTON C J，et al. 2006 consensus guidelines for the management of women with cervical intraepithelial neoplasia or adenocarcinoma in situ. Am J Obstet Gynecol，2007，197（4）：340-345.

[5] FREGA A，SCIRPA P，COROSU R，et al. Clinical management and follow-up of squamous intraepithelial cervical lesions during pregnancy and postpartum. Anticancer Res，2007，27（4C）：2743-2746.

[6] SADLER L，SAFTLAS A. Cervical surgery and preterm birth. J Perinat Med，2007，35（1）：5-9.

[7] JAKOBSSON M，GISSLER M，SAINIO S，et al. Preterm delivery after surgical treatment for cervical intraepithelial neoplasia. Obstet Gynecol，2007，109（2 Pt 1）：309-313.

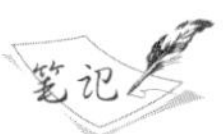

[8] PARASKEVAIDIS E，KOLIOPOULOS G，KALANTARIDOU S，et al.

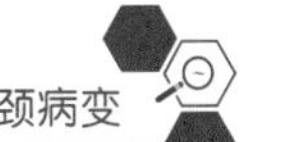

Management and evolution of cervical intraepithelial neoplasia during pregnancy and postpartum. Eur J Obstet Gynecol Reprod Biol，2002，104（1）：67-69.

[9] DEMETER A，SZILLER I，CSAPÓ Z，et al. Outcome of pregnancies after cold-knife conization of the uterine cervix during pregnancy. Eur J Gynaecol Oncol，2002，23（3）：207-210.

[10] SADLER L，SAFTLAS A，WANG W，et al. Treatment for cervical intraepithelial neoplasia and risk of preterm delivery. JAMA，2004，291（17）：2100-2106.

[11] VLAHOS G，RODOLAKIS A，DIAKOMANOLIS E，et al. Conservative management of cervical intraepithelial neoplasia（CIN（2-3））in pregnant women. Gynecol Obstet Invest，2002，54（2）：78-81.

（金力）

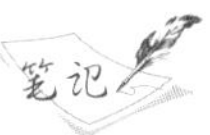

040 妊娠合并宫颈癌

病历摘要

【主诉和现病史】患者，27 岁，G5P1。主因“同房后阴道出血 5 个月”入院。

患者既往月经规律，量中，痛经（–）。5 年前顺产。出现同房后阴道出血 5 个月，妇科查体发现宫颈菜花样肿物，直径 6 cm，肿瘤累及阴道穹隆及左侧宫旁，宫颈活检诊断为子宫颈腺鳞癌，临床分期为Ⅱ b 期。行子宫动脉插管化疗（顺铂 +5-FU）2 个疗程后，肿瘤明显缩小；行腹腔镜下双侧卵巢悬吊术以避免放疗损害卵巢功能，术后拟放疗。放疗前患者停经 46 天，超声诊断为宫内早期妊娠，拟终止妊娠入院。

【既往史】体建，无药物过敏史。近几年未曾体检。

【妇科查体】宫颈肿物较化疗前明显缩小，直径约 3 cm，宫颈口可见。肿瘤累及左侧穹隆，左侧宫旁缩短，结节性增厚。子宫增大如妊娠 7 周大小，软。双侧附件未触及异常。

【辅助检查】血常规、肝肾功能正常。盆腔超声：子宫增大，宫腔内见妊娠囊 2.1 cm × 1.7 cm，双侧卵巢正常大小。宫颈增大，形态欠规则，符合肿瘤样改变。双肾输尿管超声提示正常。

【入院诊断】子宫颈腺鳞癌Ⅱ b 期，化疗 2 个疗程；双侧卵巢悬吊术后；宫内早孕。

【治疗经过】患者在静脉麻醉下行电吸人工流产术，绒毛直径约 2 cm，术中扩宫、吸宫及刮宫过程顺利，宫颈肿物无出血。

人工流产术后当天即开始体外放射治疗，先体外后腔内放疗。

【随访】治疗结束后随诊 5 年余，患者健康存活。

临床讨论

1. 病例特点

本病例特点：①年轻患者，27 岁，有明确停经史，超声检查宫内见妊娠囊，符合妊娠 7 周。②多年没有查体，因有明确的接触性出血史，结果发现宫颈菜花状肿物，活检诊断为子宫颈腺鳞癌，诊断明确。肿瘤累及左侧宫旁，故临床分期为Ⅱ b 期。③因年轻行卵巢悬吊术后积极放疗，终止妊娠后再行放疗。④长期存活。

2. 诊疗要点

（1）宫颈癌合并妊娠较少见，国外报道其发生率约为 1/2000 次妊娠。近年来，随着宫颈癌发病率的上升和发病年龄的年轻化，妊娠合并宫颈癌也较以前多见。症状多为孕期出现阴道出血或排液增多，此时不应该武断地认为是先兆流产而盲目保胎，也不能因为妊娠而延误检查和诊断。阴道窥器检查是必要的，若宫颈有可疑病变应同非孕期一样，按照宫颈刮片细胞学检查 - 宫颈活检或宫颈锥切病理检查的程序以明确诊断。

（2）合并宫颈癌的无生育要求的妊娠，其终止方式应根据宫颈癌期别的早晚而定。Ⅱ a 期以内的宫颈癌是可以手术切除的，即可以不处理妊娠，直接行根治性子宫切除术，将妊娠和癌瘤一起切除。年轻患者保留卵巢，予以悬吊，以避免术后辅以放疗损害卵巢功能。Ⅱ b 期及更高期别的宫颈癌不能够通过直接手术切除肿瘤，文献中对合并早期妊娠者多建议先行体外照射，待胎儿

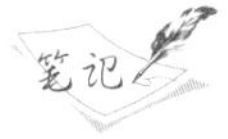

自然流产后再行腔内放疗。中晚期妊娠胎死宫内，应先行剖宫取胎术以避免死胎对母体的影响，或经阴道分娩引起宫颈肿瘤撕破裂、出血和扩散，然后给予常规体外及腔内放疗。

（3）此例为宫颈癌治疗期间发生妊娠，临床更为少见。患者宫颈肿瘤巨大，但经 2 个疗程的子宫动脉插管化疗后，瘤体缩小，肿瘤血供减少，活性下降，且宫颈口显露尚清，考虑到人工流产术引起肿瘤破溃、出血的可能性不大，结合妊娠仅 7 周，电吸即可，无须钳刮，操作简单，时间短，终止妊娠效果明确且并发症少；对比之下，如果先采用放疗，等待自然流产，妊娠终止的时间无法预测，可能出现不全流产、患者失血过多等急诊情况，如果合并放疗并发症可能处理起来更为棘手，因而采取了经阴道电吸人工流产术，操作顺利。然后常规进行放疗，取得了满意的治疗效果。

（4）由于宫颈癌合并妊娠较少见，有关宫颈癌合并妊娠的预后，多数资料显示：妊娠并不促进宫颈癌的发展，其 5 年存活率与非孕期宫颈癌相似：Ⅰ～Ⅱ期约为 85%；Ⅲ～Ⅳ期约为 40%。

（5）妊娠合并宫颈癌，妊娠的终止方式应根据宫颈癌的分期、瘤体大小、患者的全身状况，以及妊娠周数来具体化分析和处理。

病例点评

对妊娠前诊断为宫颈癌Ⅱ b 期，且已进行子宫动脉插管化疗、双侧卵巢悬吊术拟放疗的患者，发现早孕，相对处理起来比较容易。对于妊娠合并宫颈癌患者的处理，需基于来自非妊娠期宫颈癌女性的随机试验的证据、对于妊娠女性的观察性研究结果，以及对每个病例的独特医学和伦理学等特点。治疗应个体化，要基

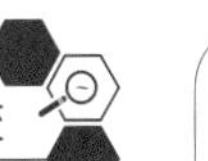

于癌症的分期、患者继续妊娠的意愿，以及在妊娠期改变治疗或延迟治疗的风险。诊断为宫颈癌后，有些患者会选择终止妊娠。对于早期癌症患者，通常推荐行根治性子宫切除术（包括胎儿在内），术中尽可能保留卵巢。对于更晚期的宫颈癌患者，应给予根治性治疗，与非妊娠期患者相同。而Ⅰ b2 期或更高级别、肿瘤直径≥ 2 cm 的患者，目前缺乏延迟治疗和结局相关数据。一些肿瘤科医生建议，对于肿瘤直径超过 4 cm 的患者（包括确诊或临床怀疑有淋巴结转移的患者），不要延迟治疗。然而，如果患者不愿意提前分娩，提倡给予新辅助化疗直至分娩，而不是延迟治疗。总之，治疗需要个体化，全面评估，衡量利弊。

参考文献

[1] GERMANN N，HAIE-MEDER C，MORICE P，et al. A Management and clinical outcomes of pregnant patients with invasive cervical cancer. Ann Oncol，2005，16（3）：397.

[2] 丰有吉 . 宫颈癌合并妊娠 . 实用妇产科杂志，2001，17（4）：189.

[3] 耿岩 . 宫颈癌合并妊娠的诊断及治疗进展 . 国际肿瘤学杂志，2006，33（6）：450-453.

[4] 李辉，关洪波，李树连，等 . 宫颈癌合并妊娠 8 例临床分析 . 中国实用妇科与产科杂志，2004，20（8）：56-57.

[5] 李晓林，刘雪兰，刘林 . 宫颈癌合并妊娠 11 例 . 第四军医大学学报，2006，27（3）：254.

[6] PERLMAN S，LEVY R，BEN-ARIE A，et al. Cervical carcinoma associated with pregnancy. Harefuah，2003，142（10）：680-684，718.

[7] CHARKVIANI L，CHARKVIANI T，NATENADZE N，et al. Cervical carcinoma and pregnancy. Clin Exp Obstet Gynecol，2003，30（1）：19-22.

[8] KAL H B，STRUIKMANS H. Radiotherapy during pregnancy：fact and fiction. Lancet Oncol，2005，6（5）：328-333.

（曹冬焱）

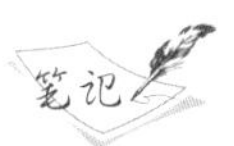

第十二篇 妊娠合并滋养细胞疾病

妊娠滋养细胞疾病（gestational trophoblastic disease，GTD）是来源于胎盘滋养细胞的疾病，根据组织学可将其分为葡萄胎、侵蚀性葡萄胎、绒毛膜癌和胎盘部位滋养细胞肿瘤，后三者又称为妊娠滋养细胞肿瘤（gestational trophoblastic neoplasm，GTN）。GTN 绝大多数发生在葡萄胎、流产和正常产后，因来源于妊娠胎盘的滋养细胞而得名。该肿瘤破坏性极强，原发于子宫，很早就可以通过血运转移到全身，成为一种全身性疾病。自发现一系列有效化疗药物之后，恶性滋养细胞肿瘤的治愈率可达 90% 以上。GTN 的治疗相对成熟，所以并不像其他肿瘤，每年都会有较大的进展和突破，甚至颠覆既往的治疗观念。对于 GTN 的治疗，强调规范性及合理性，避免过度治疗，或者误诊误治。

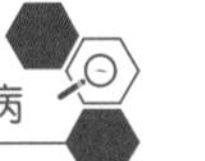

041　子宫肌瘤合并葡萄胎

病历摘要

【主诉和现病史】患者，32 岁，G4P1。主因“停经 9 周发现胚胎停育，要求手术”入院。

患者于 2019 年 4 月 20 日因停经 9 周、阴道出血 1 周余就诊外院，行 MRI 检查提示葡萄胎伴子宫肌瘤可能，不排除侵袭性葡萄胎。肌瘤最大 6.0 cm × 6.1 cm × 5.5 cm，边界不清。右附件囊肿 2.0 cm × 1.7 cm × 1.2 cm。hCG ＞ 400 000 IU/L。头颅 CT 及胸腹 CT 均未提示异常。（2019-04-22）当地医院行葡萄胎清宫术。术后病理：滋养细胞增生，间质水肿，见中央水泡。（2019-04-29）随诊 hCG 降至 34 889 IU/L，盆腔超声提示子宫后位增大，大小约 11.8 cm × 8.7 cm × 11.7 cm，形态失常，肌壁可见多发低回声结节及团块，大者位于后壁，约 5.4 cm × 5.3 cm × 6.1 cm，边界清，血流不丰富。宫腔内可见一不均质回声团，大小约 3.0 cm × 2.0 cm × 5.1 cm，边界清，葡萄胎组织残留可能大，门诊以“葡萄胎？宫腔积血，子宫肌瘤”收入院。

【既往史】有子宫肌瘤史，1995 年产程停滞，行剖宫产。人工流产 2 次。

【入院诊断】葡萄胎；清宫术后残留？子宫肌瘤。

【治疗经过及随诊】（2019-04-30）在全身麻醉 + 超声引导下再次行清宫术。病理回报：病变符合葡萄胎，滋养细胞中度增生。术后随诊血 β-hCG 变化：13 206.2 IU/L（2019-05-01）→

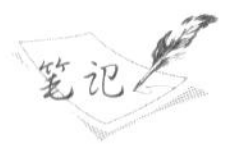

2199 IU/L（2019-05-08）→ 925 IU/L（2019-05-18）→ 1587 IU/L（2019-05-28）→ 2830 IU/L（2019-06-04）→ 3017 IU/L（2019-06-10）。2019 年 5 月 18 日开始 hCG 呈上升趋势。（2019-06-06）胸部 CT 平扫：双肺散在索条影；双肺多发微结节，建议随诊；双侧乳房假体置入；肝左叶小囊肿可能；脾脏饱满；右肾小囊肿可能；双肾乳头密度增高，钙盐沉积可能。（2019-06-10）盆腔常规 + 增强 MRI：子宫肌层强化不均匀；子宫肌层多发异常信号占位，多发子宫平滑肌瘤可能大；右侧附件区囊性结节，囊肿可能大；盆腔少量积液；子宫前下壁局部变薄，剖宫产术后改变可能。考虑侵蚀性葡萄胎 I 期，建议化疗。行 KSM 单药化疗 6 个疗程。

【最终诊断】侵蚀性葡萄胎 I 期 2 分。

临床讨论

1. 病例特点

本病例特点：①育龄，G4P1，本次妊娠 9 周发现胚胎停止发育，子宫如孕 5 个月大小。② MRI 提示葡萄胎伴子宫肌瘤可能，不排除侵袭性葡萄胎。③经过 2 次清宫术，达到满意效果。④术后病理：完全性葡萄胎，中度滋养细胞增生。⑤术后随诊过程中，hCG 下降 1 个月后没有转阴，反而又呈上升趋势。⑥盆腔常规 + 增强 MRI 提示子宫肌层强化不均匀。⑦胸部 CT 平扫提示双肺散在索条影；双肺多发微结节。⑧诊断为侵蚀性葡萄胎 I 期，给予单药化疗。

2. 诊疗要点

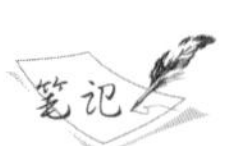

（1）常规的葡萄胎清宫术，应该根据孕周尽可能用大号吸管

将妊娠组织吸出，有条件者，最好在超声引导下吸宫，争取一次性清除干净。术中根据出血情况，可以适当使用宫缩剂，如果出血不多，可以不用。本例患者合并大子宫肌瘤，子宫如孕 5 个月大小，给手术带来了困难，外院清宫术后，发现有残留。由于子宫较大，目前尚无超长吸管，一般吸管探到宫腔 14 ～ 15 cm，长度就不够了，因此，术前要与患者及家属做好沟通，同时充分了解病情及手术的难度和风险后，尽可能以最简单、最有效的方式清除宫内妊娠组织。即使一次清除不干净，随着大部分组织的清除及激素水平的下降，子宫逐渐缩小到手术吸管可以达到宫底的大小，就可以尽可能清除干净了。但有时遇到子宫多发肌瘤，明显凸向宫腔，造成手术盲区，为手术增加了难度。这种情况需要动态观察，只要没有大出血或感染的迹象都可以适当地等待子宫和肌瘤缩小来进一步手术。而肌瘤剔除术需要等到 hCG 降到正常，月经恢复后，再择期行开腹肌瘤剔除术。

（2）葡萄胎清宫术后，hCG 通常会在术后随诊过程中下降，平均 1 个月转阴。本例患者 hCG 下降 1 个月后没有转阴，反而又呈上升趋势，行肺部 CT 检查及盆腔增强 MRI 提示子宫肌层强化不均匀，胸部 CT 平扫提示双肺散在索条影，双肺多发微结节。结果为侵蚀性葡萄胎。进行单药化疗 6 个疗程后痊愈。

（3）葡萄胎术后随诊非常重要，开始为每周查一次血 β -hCG，如连续 3 次正常，改为每月 1 次，如连续 6 ～ 12 个月正常，可停止继续监测。

（4）无论是国际妇产科联盟（International Federation of Gynecology and Obstetrics，FIGO）指南还是美国国家综合癌症网络（National Comprehensive Cancer Network，NCCN）指南，都强

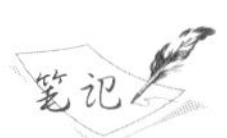

调对低危GTN患者采用单药化疗的方式。但FIGO指南（2018年）中对低危GTN治疗提出分层处理的意见，在FIGO临床分期及预后评分系统中，评分＜6分归于低危患者，＞6分归于高危患者。对于低危患者，如评分0～4分的GTN患者，多半肿瘤的恶性程度和其病情程度都没有那么严重，所以这一类患者首选单药化疗，包括像放线菌素D（Act-D）、甲氨蝶呤（MTX）等常用药物。而对于FIGO预后评分5～6分的GTN患者，即低危人群中相对高危的患者，指南建议可以直接采用联合化疗方案。本例患者为2分，单药化疗6个疗程，痊愈。

病例点评

常规的葡萄胎清宫术应根据孕周尽可能地用大号吸管将妊娠组织吸出，有条件者最好在超声引导下吸宫，争取一次性清除干净。术中根据出血情况，可以适当使用宫缩剂，如果出血不多，可以不用。本例患者合并大子宫肌瘤，子宫如孕5个月大小，给手术带来了困难，外院清宫术后，发现有残留。由于该患者子宫较大，目前尚无超长吸管（一般吸管探到宫腔14～15 cm时长度就不够了），因此，术前要与患者及家属做好沟通，同时充分了解病情及手术的难度和风险后，尽可能以最简单、最有效的方式清除宫内妊娠组织。即使一次清除不干净，随着大部分组织的清除及激素水平的下降，子宫逐渐缩小到手术吸管可以达到宫底的大小，就可以尽可能地清除干净。但有时遇到子宫多发肌瘤，明显凸向宫腔，造成手术盲区，为手术增加了难度，这种情况需要动态观察，只要没有大出血或感染的迹象都可以适当地等待子

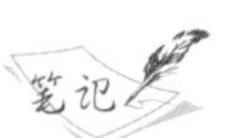

宫和肌瘤缩小以进一步手术，而肌瘤剔除术需要等到 hCG 降到正常、月经恢复后，再择期行开腹肌瘤剔除术。

（金力）

笔记

042 双胎妊娠之一葡萄胎

病历摘要

【主诉和现病史】患者，29 岁，G5P2，LMP 2021-06-05。主因“停经 18 周，阴道出血 1 小时”入院。

患者月经周期 6 ～ 7 天 /30 天，量中，暗红，无痛经。停经 45 天左右无诱因出现少许阴道流血，无其余不适症状，2021 年 7 月 21 日当地医院盆腔超声提示宫内早孕，孕囊 20 mm × 11 mm × 26 mm，见胎芽、胎心，给予地屈孕酮片保胎治疗。此后多次超声均提示宫腔积液，积液量无明显变化，胚胎生长正常。2021 年 9 月 10 日至当地妇幼保健院就诊，盆腔超声提示宫腔内异常回声（妊娠合并部分性葡萄胎可能），单胎约孕 14 周。之后辗转多家医院反复行超声检查均提示胎儿存活，宫腔下段至宫颈管混合回声。考虑妊娠合并部分性葡萄胎。患者昨日夜间活动较多，1 小时前突发阴道大流血，伴下腹阵痛，遂急诊就诊于我院，因阴道出血量大、失血性休克收入急诊抢救室，入室后给予快速补液、输红细胞 6 U、血管活性药物纠正休克。妇产科及放射科床旁会诊，建议急诊行子宫动脉栓塞治疗后转手术室急诊行小剖宫产术。

【既往史】平素体健，G5P2，顺产 2 女体健，1 次早孕自然流产史，1 次中孕引产史。

【入院查体】体温 36.7 ℃，脉搏 144 次 / 分，呼吸 21 次 / 分，血压 117/91 mmHg，血氧饱和度 97%。急性贫血貌，自主体位，神清语利，查体合作。

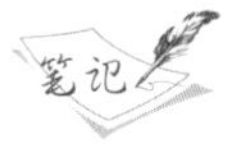

【妇科查体】宫底脐上 2 横指，有阵发性宫缩。外阴大量凝血块及水泡状物质，有活动性流血，阴道内至宫颈管外口充满水泡状物质及凝血块，宫颈容 2 指。

【辅助检查】（2021-10-01）盆腔超声：宫腔内异常回声（妊娠合并部分性葡萄胎可能）；胎儿心率快；单胎。肝、胆、胰、脾、双肾 B 超未见异常。血 β-hCG 1 704 350 IU/L。HGB 62 g/L。

【入院诊断】妊娠合并部分性葡萄胎？阴道大出血；失血性休克；失血性贫血。

【治疗经过】开通静脉通道，予以多管输液、输血，抗休克治疗。急诊行子宫动脉栓塞术，以及小剖宫产术，术中见子宫孕 22 周大小，以臀位顺娩一死胎（性别不详）；手取胎盘、胎膜及葡萄胎组织。术后病理：符合葡萄胎。手术顺利，出血总量约 100 mL。术中共输注红细胞 6 U，血浆 600 mL。术后予以抗感染治疗，第 8 天 β-hCG 2002.4 IU/L，出院诊断为双胎之一葡萄胎。

【随诊】hCG 1 700 000 mIU/mL（清宫术前）→ 50 000 mIU/mL（术后第 1 天）→ 2000 mIU/mL（术后 10 天）→ 350 mIU/mL（术后 20 天）→ 172 mIU/mL（术后 30 天）→ 270 mIU/mL（术后 50 天）→ 187 mIU/mL（术后 56 天）。2021 年 12 月 1 日盆腔超声：宫腔左前不均质结构——考虑残留物？2021 年 12 月 8 日盆腔增强 MRI：宫腔近前壁异常强化小结节，子宫左前壁异常低信号，请结合临床；子宫前下段肌层变薄，剖宫产术后改变；宫颈管积血可能；双侧附件区生理性改变；盆腔少量积液。2022 年 1 月 13 日于外院清宫，病理未见异常。

绒毛膜癌组教授随诊，诊断为侵袭性葡萄胎，采用 KSM 单药化疗 6 个疗程。

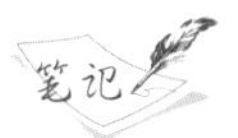

临床讨论

1. 病例特点

本病例特点：①育龄，29 岁，G5P2，有生育要求。②孕早期至外院多次检查提示宫内早孕，宫腔积液。中孕后辗转多家医院复诊，均提示宫内中孕，胎儿存活，宫腔下段至宫颈管囊实性混合回声区提示：宫内单活胎合并葡萄胎可能。③停经 18 周，阴道大量出血 1 小时。④查体：脉搏 144 次 / 分，血压 117/91 mmHg，外阴大量凝血块及水泡状物质，有活动性流血，阴道内至宫颈管外口充满水泡状物质及凝血块。⑤急诊行子宫动脉栓塞 + 全身麻醉下小剖宫产术，病理：中期胎儿及葡萄胎。⑥术后随访，hCG 下降 2 个月后，保持较低水平持续异常。⑦再次清宫无异常，诊断为侵蚀性葡萄胎，予以 KSM 单药化疗。

2. 疾病分析

（1）双胎妊娠完全性葡萄胎与正常胎儿并存（complete hydatidiform mole and coexisting normal fetus，CHMCF）极为罕见，据估计，2 万～ 10 万例妊娠中有 1 例发病，CHMCF 对母亲和胎儿都有一些并发症，如胎儿死亡、阴道出血、子痫前期、甲状腺功能亢进和妊娠滋养细胞瘤的发展，包括持续性/侵袭性葡萄胎、绒毛膜癌、胎盘部位滋养层肿瘤和上皮样滋养层肿瘤。CHMCF 的妊娠管理目前还没有标准化，如果胎儿没有异常，可以继续妊娠，但产妇并发症多，且活产率仅 7% ～ 37%。

（2）本例通过术前超声、手术所见及术后病理，修正诊断为宫内中孕，双胎，另一胎为葡萄胎。临床中当诊断不清时，行 MRI 有利于明确诊断。双胎之一为葡萄胎的临床状况并不常见。

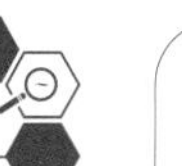

双胎妊娠可能并发 GTD，为 1 个正常孕体与 1 个葡萄胎（完全性或部分性）组合或 2 个葡萄胎的组合。

（3）GTN 包括绒毛膜癌、胎盘部位滋养细胞肿瘤（placental site trophoblastic tumor，PSTT）、上皮样滋养细胞肿瘤（epithelioid trophoblastic tumor，ETT）和侵蚀性葡萄胎。若葡萄胎被清除后 hCG 仍持续升高，且无组织可以进行组织病理学诊断时，则诊断为 GTN。本例患者术后 2 个月 hCG 持续在一个较低水平，宫腔内无残留组织。葡萄胎妊娠排出后，约有 20% 的患者持续存在滋养层组织，但高危患者中比例更高。较高的风险与年龄较大、距离前次妊娠间隔时间较长及较高的 β-hCG 水平相关。葡萄胎妊娠排出后必须进行监测，以排除持续性疾病的存在。诊断主要根据发现血清 β-hCG 浓度稳定或连续升高，而非基于组织检查。组织学上，在葡萄胎妊娠后出现血清 hCG 浓度稳定或连续升高的病例，其中 75% 为侵蚀性葡萄胎，另 25% 为绒毛膜癌。在这种情况下通常不会发生 PSTT。

（4）术后随诊 hCG 变化非常重要。hCG 水平降低定义为：在连续 3 周的 4 次检测中，如第 1 日、7 日、14 日和 21 日，检测值逐渐降低＞ 10%。

若 hCG 无法检出，则部分性葡萄胎或完全性葡萄胎患者发生 GTN 的风险远低于 1%，且前者的风险低于后者。对于完全性葡萄胎患者，在 hCG 恢复正常后，继续再监测 3 个月的 hCG 水平（每月 1 次），若仍然无法检出，即可停止监测。对于部分性葡萄胎患者，hCG 恢复正常 1 个月后再检测 1 次，如果仍检测不到，即可停止监测。

FIGO 推荐葡萄胎妊娠患者每 1～2 周随访检测 1 次 hCG 水平，直至恢复正常，然后每月检测 1 次。对于部分性葡萄胎患者，若

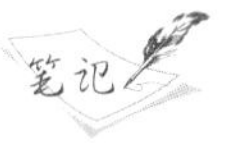

hCG 恢复正常后 1 个月复查 hCG 仍然正常，则可停止监测；对于完全性葡萄胎患者，需要证实 hCG 水平恢复正常持续 6 个月才能停止监测。NCCN 的指南也建议，每 1 ～ 2 周复查 1 次 hCG 水平。若 hCG 水平连续 3 次检测均正常，则应再检测 2 次（每 3 个月 1 次），如果水平依然正常，可停止监测。

（5）化疗疗程多少，依病情而定，一般要达到完全恢复标准（即血清 hCG 每周检测 1 次，连续 3 次正常，阴道或肺转移完全消失或基本消失，临床急性症状消失）再加巩固治疗至少 1 个疗程，这是因为即使当前的测定方法非常敏感，但至 1 ～ 5 mIU/mL 即不易测出，此时体内可能仍有几万或几十万生长活跃的滋养细胞，还需化疗抑制其生长，以防反弹或复发。

病例点评

有人对双胎妊娠之一为葡萄胎的 13 例患者的妊娠结局进行了回顾性研究，发现其中有 12 例在妊娠（17 ± 2.7）周时进行了超声诊断，其中有 6 例患者在妊娠早期超声检查中表现为绒毛膜下血肿，与本例患者相似；13 例中有 8 例（62%）进行了产前侵入性手术；2 例决定终止妊娠；在 13 ～ 21 周期间，4 例发生晚期流产（36%，4/11），1 例发生早期新生儿死亡（9%，1/11）；5 例患者中分娩 1 名活产儿，平均胎龄为 31 周（范围为 26 ～ 37 周），新生儿总生存率为 45%（5/11）；31% 的病例发生了妊娠滋养细胞肿瘤（4/13）。研究表明，双胎之一为葡萄胎者，在妊娠早期可能被误诊为绒毛膜下血肿，需要动态观察。如果影像学高度怀疑葡萄胎，要与患者充分讨论继续妊娠的预后。

参考文献

[1] NOBUHARA I，HARADA N，HARUTA N，et al. Multiple metastatic gestational trophoblastic disease after a twin pregnancy with complete hydatidiform mole and coexisting fetus，following assisted reproductive technology：case report and literature review. Taiwan J Obstet Gynecol，2018，57（4）：588-593.

[2] GIORGIONE V，CAVORETTO P，CORMIO G，et al. Prenatal diagnosis of twin pregnancies with complete hydatidiform mole and coexistent normal fetus：a series of 13 cases. Gynecol Obstet Invest，2017，82（4）：404-409.

[3] TAY E T. Partial hydatidiform mole and coexisting viable twin pregnancy. Pediatr Emerg Care，2013，29（12）：1298-1300.

[4] LIN L H，MAESTÁ I，BRAGA A，et al. Multiple pregnancies with complete mole and coexisting normal fetus in North and South America：a retrospective multicenter cohort and literature review. Gynecol Oncol，2017，145（1）：88-95.

[5] 宋鸿钊，杨秀玉，向阳 . 滋养细胞肿瘤的诊断和治疗 . 2 版 . 北京：人民卫生出版社，2004：102-104.

[6] SCHMITT C，DORET M，MASSARDIER J，et al. Risk of gestational trophoblastic neoplasia after hCG normalisation according to hydatidiform mole type. Gynecol Oncol，2013，130（1）：86-89.

[7] BRAGA A，MAESTÁ I，MATOS M，et al. Gestational trophoblastic neoplasia after spontaneous human chorionic gonadotropin normalization following molar pregnancy evacuation. Gynecol Oncol，2015，139（2）：283-287.

[8] COYLE C，SHORT D，JACKSON L，et al. What is the optimal duration of human chorionic gonadotrophin surveillance following evacuation of a molar pregnancy? A retrospective analysis on over 20，000 consecutive patients. Gynecol Oncol，2018，148（2）：254-257.

[9] NGAN H Y S，SECKL M J，BERKOWITZ R S，et al. Update on the diagnosis and management of gestational trophoblastic disease. Int J Gynaecol Obstet，2018，143 Suppl 2：79-85.

（金力）

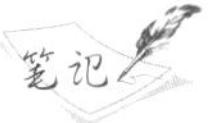

043　部分性葡萄胎

病历摘要

【主诉和现病史】患者，43 岁，G1P0，LMP 2021-12-23。因停经 9 周，阴道出血 1 天，发现胚胎停育，要求手术入院。

患者平素月经规律，6 ～ 7 天 /30 天，量多，痛经（+），VAS 1 ～ 2 分。2022 年 1 月 28 日自测尿妊娠试验（+）。2022 年 2 月 10 日盆腔超声：宫内妊娠囊 2.8 cm × 2.2 cm × 2.0 cm，胎芽 0.3 cm，无胎心。2022 年 2 月 23 日出现少量阴道出血，少于月经量，急诊就诊。复查超声：宫腔上部见妊娠囊，大小约 5.0 cm × 4.4 cm × 1.9 cm，内未见明确胎芽及胎心搏动。肌层回声欠均，以后壁为主，内见散在小片状低 - 无回声，后伴栅栏样声影。双附件区未见明确囊实性包块。盆腔未见游离积液。考虑胚胎停育，子宫腺肌病可能。

【既往史】体健。

【入院诊断】宫内孕 9 周；胚胎停育；子宫腺肌病。

【治疗经过】入院完善各项检查，因年龄大，不想再生育，要求术中放置宫内节育器。因有痛经、子宫腺肌病，选择放置曼月乐。患者于 3 月 1 日在全身麻醉超声引导下行清宫术 + 放置曼月乐，术中超声可见子宫肌层增厚，前壁约 3.4 cm，后壁约 3.8 cm，完整清出宫腔妊娠组织物，术毕宫腔线清晰，宫内无残留，超声引导下放置曼月乐，测量节育器距宫底 1.7 cm。术后可见陈旧退化的绒毛组织及部分绒毛小水泡状物质，病理：退变的早期绒毛

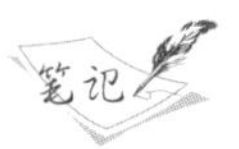

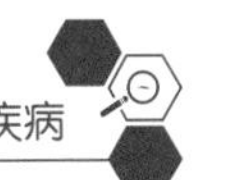

及蜕膜组织，绒毛间质高度水肿，Ki-67（index 80%），P57（+）。提示部分性葡萄胎。

【随访】术后随诊 β-hCG，1 个月恢复正常，复查盆腔超声无异常。月经恢复，痛经明显减轻。

临床讨论

1. 病例特点

本病例特点：① 43 岁，高龄妇女初次妊娠。②孕 9 周超声发现胚胎已停育。③术前、术中超声仅提示胚胎停育，子宫腺肌病。④因年龄大，无生育要求，同时合并子宫腺肌病，故要求放置曼月乐。⑤术后病理提示绒毛间质水肿，免疫组化 Ki-67（index 80%），P57（+）。提示部分性葡萄胎。术后随诊 hCG 下降良好。

2. 诊疗要点

（1）本例患者因过期流产、胚胎停育行清宫术。患者为高龄意外妊娠，结果发生胚胎停育。既往有痛经及子宫腺肌病，因高龄，不打算再妊娠，故要求放置曼月乐。结果术后病理诊断为部分性葡萄胎。术后 2 周超声复查 IUS 位置正常，hCG 下降满意，术后 1 个月降为正常，每月随诊 1 次，均正常。

（2）葡萄胎源于受精异常的良性病变，但发生持续性或恶性 GTN 的风险增高。葡萄胎分为完全性葡萄胎和部分性葡萄胎。在葡萄胎中，父系和母系的遗传物质占比不均，多为父系基因占主导。完全性葡萄胎是由于丢失遗传物质的卵母细胞与 2 个精子或 1 个经自身复制为二倍体的精子受精而成。因此，完全性葡萄胎只含父系 DNA，多表现为二倍体核型 46XX（也可见 46XY）。

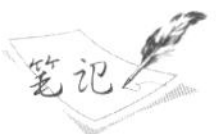

部分性葡萄胎则由 1 个卵母细胞和 2 个精子受精而成，形成父系和母系 DNA 含量比例为 2 ∶ 1 的 3 倍体。父系和母系基因组对 GTN 的形成可能均有作用。在日常的流产中，特别是像本例的稽留流产，由于胚胎停育在宫腔里时间较久，术后检查妊娠组织陈旧，绒毛水肿，出现了胎盘绒毛退化性改变，或绒毛水泡样变，因此术后清出的妊娠组织一定要认真仔细观察并描述，常规送病理检查。最新的 WHO 女性生殖器官肿瘤分类还新增了“异常（非葡萄胎）绒毛病变”，其组织学特征被认为类似于部分性葡萄胎，此类病变具有部分性葡萄胎的一些特征（如绒毛水肿和轻度滋养细胞增生），但还不足以诊断部分性葡萄胎。异常绒毛病变的组织来源多样，相关疾病包括水肿性流产胎、染色体异常、双雌性 3 倍体妊娠和胎盘间质发育不良。为了区别于部分性葡萄胎，可能需要进行 DNA 基因型分型检查；若无法开展该检查，则需将此类患者按部分性葡萄胎进行随访。

（3）部分性葡萄胎在病理上和核型上均不同于完全性葡萄胎。部分性葡萄胎通常（约 90%）为 3 倍体（69XXX、69XXY，偶尔为 69XYY），成因是 1 个卵子（含有一套母系单倍染色体）与 2 个精子（含有 2 套父系单倍染色体）受精。部分性葡萄胎的胎儿或胚胎组织最常具有 3 倍体核型。本例患者未做染色体分析。而完全性葡萄胎最常见的核型为 46XX；所有的染色体均为父系来源。这是由空卵（即缺乏母系染色体或母系染色体失活）与单倍体精子受精造成的，由于完全性葡萄胎的细胞核完全是父系起源，所以它实际上是母体中的一个父系异体移植物。罕见的情况下，完全性葡萄胎为双亲来源，并与一种容易造成葡萄胎妊娠的常染色体隐性遗传病相关。这些患者常常反复发生葡萄胎，现在认

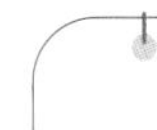

识到，在一些复发性完全性葡萄胎患者中，葡萄胎为双亲来源的2倍体葡萄胎，而非雄性来源，携带的基因突变主要在*NLRP7*，少数*KHDC3L*。与父系来源的完全性葡萄胎患者相比，双亲来源的完全性葡萄胎患者复发的风险非常高，且进展为持续性滋养细胞疾病的风险也有所升高。

（4）部分性葡萄胎与完全性葡萄胎不同，部分性葡萄胎常常含外观正常的绒毛膜绒毛和胎儿组织，与水肿的绒毛相混杂。水肿为局灶性且不太显著，伴滋养细胞增生（程度较轻且异型性较轻）。绒毛膜绒毛呈明显扇形且间质内滋养细胞包涵体也很常见。部分性葡萄胎和非葡萄胎性水肿性流产胎的鉴别可能有难度。然而，水肿性流产胎的绒毛常常有各种大小，而部分性葡萄胎只有2种大小的绒毛类型。另外，水肿性流产胎水肿绒毛表面的滋养细胞数量减少，而部分性葡萄胎则表现为至少是轻度的滋养细胞增生。仅有绒毛水肿表现还不足以诊断葡萄胎，因为滋养细胞增生才是关键的诊断特征。病理上，葡萄胎以绒毛滋养细胞显著增生为特征，伴绒毛膜绒毛水肿。完全性葡萄胎和部分性葡萄胎妊娠的一个重要区别是前者通常没有胎儿/胚胎组织，而后者有，并且混杂有水肿的绒毛。完全性葡萄胎和部分性葡萄胎的遗传差异使得这两种GTD可以通过免疫组织化学方法来区分。p57（KIP2）蛋白是父源印记、母源表达的基因产物。因此，p57免疫组织化学染色在完全性葡萄胎（父系来源，但无母系基因组）中为阴性，而在部分性葡萄胎或非葡萄胎性水肿性流产胎（同时含有双亲的遗传物质）中呈阳性。p57在绒毛细胞滋养层细胞中呈强印记，这种印记并不发生于中间型（绒毛外）滋养细胞。因此，在部分性葡萄胎和完全性葡萄胎中，中间型（绒毛外）滋养细胞均会表

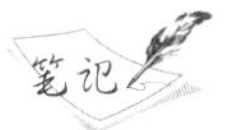

达 p57，而中间型（绒毛外）滋养细胞和蜕膜组织在此免疫染色中可以作为良好的内部对照。因此，仅有关于绒毛水肿的描述而未提及滋养细胞的增生，表明孕体是一个水肿性流产胎而非葡萄胎，无须随访。完全性葡萄胎后发生绒毛膜癌的风险增加，而部分性葡萄胎后鲜有发生绒毛膜癌的报道。

病例点评

该例患者 hCG 随访正常后如果接下来的 2 个月仍为阴性，可以结束复查 hCG。放置曼月乐术后几个月会有不规则少量阴道出血，为患者带来一定的紧张情绪，应做好解释工作，以免不必要的担心。这也提示我们胚胎停育清宫术后，要仔细检查绒毛，是否有水肿等问题，如果肉眼疑似有小水疱，可以暂不放置曼月乐，待病理结果出来后，月经恢复再放置。

参考文献

[1] KURMAN R J，CARCANGIU M L，HERRINGTON C S，et al. WHO classification of tumours of female reproductive organs. Geneva：WHO Press，2014.

[2] DEVEAULT C，QIAN J H，CHEBARO W，et al. NLRP7 mutations in women with diploid androgenetic and triploid moles：a proposed mechanism for mole formation. Hum Mol Genet，2009，18（5）：888-897.

[3] PARRY D A，LOGAN C V，HAYWARD B E，et al. Mutations causing familial biparental hydatidiform mole implicate c6 or f221 as a possible regulator of genomic imprinting in the human oocyte. Am J Hum Genet，2011，89（3）：451-458.

[4] FISHER R A，HODGES M D. Genomic imprinting in gestational trophoblastic disease--a review. Placenta，2003，24 Suppl A：S111-S118.

[5] BAERGEN R N，KELLY T，MCGINNISS M J，et al. Complete hydatidiform

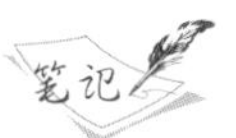

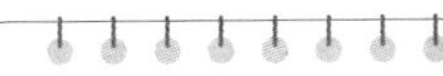
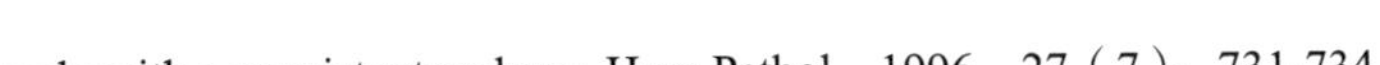

mole with a coexistent embryo. Hum Pathol，1996，27（7）：731-734.

[6] CASTRILLON D H，SUN D，WEREMOWICZ S，et al. Discrimination of complete hydatidiform mole from its mimics by immunohistochemistry of the paternally imprinted gene product p57KIP2. Am J Surg Pathol，2001，25（10）：1225-1230.

[7] NIEMANN I，PETERSEN L K，HANSEN E S，et al. Predictors of low risk of persistent trophoblastic disease in molar pregnancies. Obstet Gynecol，2006，107（5）：1006-1011.

（金力）

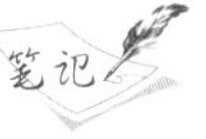

044 异位绒毛膜癌

病历摘要

【主诉和现病史】患者，39 岁，G4P1，LMP 2019-05-16。因“停经阴道出血 4 个月”于 2019 年 9 月 19 日入院。

患者既往月经规律，量中，痛经（–）。因“停经 38 天，阴道少量出血 1 周”于 2019 年 7 月 6 日就诊于当地市级医院，查血 β-hCG 为 1542 mIU/mL，盆腔超声提示宫内外均未见孕囊，诊断为宫外孕，行米非司酮药物保守治疗，具体不详。2019 年 7 月 21 日就诊于另一家医院，查 β-hCG 为 4688 mIU/mL，行诊断性刮宫，未刮出组织物，考虑异位妊娠，给予中药治疗。2019 年 7 月 31 日查血 β-hCG 为 4827 mIU/mL，行 MTX 80 mg 肌内注射。2019 年 8 月 11 日查血 β-hCG 为 7647 mIU/mL，盆腔超声示右附件 45 mm × 32 mm 包块，考虑保守治疗失败，行开腹探查，未见明确妊娠组织，行子宫肌瘤剔除术 + 右卵巢囊肿剔除术 + 诊断性刮宫 + 通液术，双侧输卵管通畅，病理示宫腔呈分泌期子宫内膜，间质蜕膜样变，盆腔凝血块内见少许脱落上皮，右卵巢黄体囊肿出血，子宫平滑肌瘤。术后第 2 日查血 β-hCG ＞ 10 000 mIU/mL。再次予以 MTX 100 mg 肌内注射，复查 hCG 无下降。随诊血 β-hCG 25 980 mIU/mL（2019-08-31）→ 46 530 mIU/mL（2019-09-07），2019 年 9 月 9 日再次行 MTX 90 mg 化疗，并行盆腔 MRI 检查：子宫稍增大，形态可，内膜清晰，厚 5 mm，宫壁肌肉信号均匀度不佳，左附件区见 2.0 cm × 1.8 cm 异常信号区。遂于 2019 年 9 月

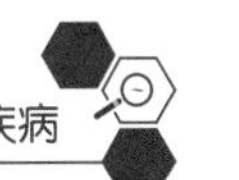

17 日就诊于我院门诊，查子宫如孕 6 周大，左附件可触及囊性物 5 cm，欠活动，无压痛。胸部 X 线片可见右下肺斑片影，右侧肋膈角钝；根据病史考虑为绒毛膜癌，待排除。2019 年 9 月 19 日因阴道出血增多收入院。

【既往史】体建，1995 年足月顺娩 1 女婴，体健；1998 年孕 6 月中期引产 1 次；2004 年早孕自然流产后行清宫术。

【入院诊断】异位妊娠；妊娠滋养细胞疾病?

【治疗经过】入院后外院病理切片会诊结果为宫腔呈分泌期子宫内膜，间质蜕膜样变，盆腔凝血块中见少许脱落的间质细胞；右卵巢黄体囊肿；子宫平滑肌瘤。盆腹腔超声发现：子宫 6.5 cm × 5.7 cm × 4.0 cm，内膜厚 0.5 cm，肌层回声均，右卵巢 2.6 cm × 1.6 cm，左卵巢 2.7 cm × 1.5 cm，左侧髂窝处见 3.8 cm × 3.7 cm 低回声，形态不规则，边界尚清；CDFI：周边可见血流信号，RI 0.65，右附件区未见明确囊实性包块。超声提示左髂窝处实性包块；2019 年 9 月 22 日查血 β-hCG 为 72 063.5 mIU/mL。故诊断为“持续性异位妊娠，腹腔妊娠？绒毛膜癌？”。

2019 年 9 月 24 日查血 β-hCG 为 121 019.8 mIU/mL；当日行腹腔镜检查术，术中见子宫正常大小，表面光滑；左卵巢卵管外观形态未见明显异常，与腹壁粘连；右卵巢卵管外观形态未见异常；子宫直肠窝见少许陈旧性出血，约 20 mL，于盆腔左侧可见大网膜包裹一团块，直径约 5 cm，呈紫蓝色，无明显出血。分离粘连后，使用双极电凝处理包块周围大网膜，将包块完整切下，置入标本袋取出，体外检查取出物可见凝血块状绒毛样组织。病理：腹腔大网膜的网膜组织中可见大量异型增生的滋养细胞伴出血坏死，并可见血管内瘤栓，病变符合绒毛膜癌诊断标

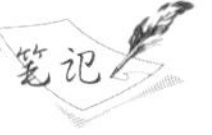

准。免疫组化：HPL（++），hCG（+），β-hCG（++），PLAP（–），AE1/AE3（++），Ki-67（index 约 90%）。

诊断为“绒毛膜癌Ⅲ期、9 分”，给予行 FUDR+KSM+VP-16 2 个疗程，EMA-CO（KSM+MTX+VP-16+VCR+CTX）5 个疗程，共化疗 7 个疗程。治愈。

临床讨论

1. 病例特点

本病例特点：① 39 岁，G4P1。②以停经阴道出血就诊。③经过诊断性刮宫、MTX 治疗、开腹探查术，之后 hCG 还进行性升高。④盆腹腔超声、MRI 提示盆腔占位。⑤腹腔镜检查发现盆腔占位。⑥术后病理示腹腔大网膜的网膜组织中可见大量异型增生的滋养细胞伴出血坏死，并可见血管内瘤栓，病变符合绒毛膜癌诊断标准。⑦诊断为绒毛膜癌Ⅲ期，术后给予化疗。

2. 诊疗要点

（1）妊娠滋养细胞肿瘤的发生 60% 继发于葡萄胎之后，30% 发生于流产，10% 发生于足月妊娠或异位妊娠。有文献报道，2.5% 发生于异位妊娠后，继发于葡萄胎排空半年以内的妊娠滋养细胞肿瘤的组织学诊断多数为侵蚀性葡萄胎，而 1 年以上者多数为绒毛膜癌，半年至 1 年者，绒毛膜癌和侵蚀性葡萄胎均有可能。而继发于流产、足月妊娠、异位妊娠之后者，组织学诊断则为绒毛膜癌。

（2）与持续性异位妊娠的鉴别：1977 年 Kelly 首次对持续性异位妊娠（persistent ectopic pregnancy，PEP）进行了报道，并对

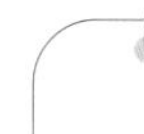

其进行了定义。PEP 是指输卵管妊娠行保守治疗后，hCG 滴度不下降或反而上升，其特点为仍有滋养细胞存活，hCG 保持一定水平，阴道有不规则流血，PEP 是输卵管妊娠保守治疗后最常见的并发症。本例患者在诊断性刮宫术后多次接受保守治疗，血 β-hCG 持续不降，外院首次查血 β-hCG 为 1542 mIU/mL，所以本例为持续性异位妊娠，首次诊断应在保守治疗的初期，但至开腹手术前 β-hCG 升至 121 019.8 mIU/mL，术后第 4 日 β-hCG 降至 12 713.3 mIU/mL，之后短期内又上升至 128 637.5 mIU/mL，提示异位妊娠保守治疗后 4 周以上，hCG 仍呈持续高水平，腹腔镜手术未见明确妊娠物，亦无再次妊娠可能，故应高度怀疑滋养细胞肿瘤。应及时关注以免耽误治疗，影响预后。

（3）腹腔妊娠的诊断：本例患者在外院行诊断性刮宫及开腹手术均未发现病灶，术后 hCG 持续升高，术后 MRI 提示左附件区 2.0 cm × 1.8 cm 异常信号区，故提示有病灶存在。于是患者入院后行盆腹腔超声仔细扫描，提示左髂窝处实性包块，经腹腔镜检查表明盆腔左侧大网膜包裹一团块。

（4）腹腔妊娠是一种罕见的异位妊娠，其发病率为 1 ∶ 15 000～1 ∶ 30 000 次妊娠，腹腔妊娠可分为原发性和继发性，大多数腹腔妊娠为继发性的。继发性腹腔妊娠往往发生在输卵管妊娠流产或破裂后，胚囊落入腹腔，由破口继续向外生长，附着在盆壁、肠管、阔韧带等处。其诊断标准为：①双侧输卵管和卵巢必须完全正常，无近期妊娠的证据。②无子宫腹膜瘘形成。③妊娠只存在于腹腔内，无输卵管妊娠等可能性。本例腹腔镜检查后不能排除腹腔妊娠诊断，在可疑异位妊娠行腹腔镜或开腹探查时，要仔细检查子宫、双卵管卵巢的完整性，同时检查阔韧带、盆壁，以

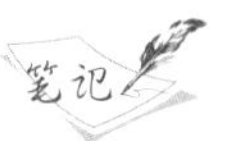

及大网膜肠管的完整性。为避免异位妊娠盆腔种植及继发绒毛膜癌的发生，不应行通液检查。手术时应保证病灶完整取出（如手术过程中用标本袋取出标本），切忌残存病灶，以免引起病灶扩散及继发种植导致持续异位妊娠或腹腔妊娠等。

（5）子宫外绒毛膜癌的诊断标准：子宫外绒毛膜癌是指原发于输卵管、宫颈、阔韧带等部位的绒毛膜癌，非常罕见。1965 年 Saito 等首次描述了原发于子宫外的绒毛膜癌诊断标准：①宫腔内无绒毛膜癌原发灶。②绒毛膜癌得到组织病理学证实。③排除宫外葡萄胎和正常宫内妊娠。④宫体肌壁间的绒毛膜癌不作为异位绒毛膜癌。本例患者符合上述诊断标准，根据患者病史，结合 β-hCG 的上升情况，考虑为异位妊娠后绒毛膜癌可能性大。病灶可能为输卵管、卵巢妊娠异位于腹腔后发展为绒毛膜癌，但此患者尚有可能为子宫外非妊娠性绒毛膜癌。妊娠性绒毛膜癌与非妊娠性绒毛膜癌从病理形态上看似无明显差异，但从发生学和组织来源上有明显不同。妊娠性绒毛膜癌来自下一代的滋养细胞，非妊娠性绒毛膜癌来自自己本代的滋养细胞。再从细胞成分上看，差别也很明显，妊娠性绒毛膜癌是有父源成分在内的异体细胞变成的肿瘤，因而具有较强的免疫原性或抗原性。而非妊娠性绒毛膜癌则像其他肿瘤一样是自体细胞变成的肿瘤，具有较弱的免疫原性或抗原性。确切区分需对肿瘤基因组进行多态性分析，即采用特异位点的微卫星探针进行 DNA 限制性片段长度多态性分析，并与取自患者及其配偶的血样进行比较，如果肿瘤成分仅来自患者本身，则可肯定为原发的非妊娠性绒毛膜癌。反之，如果肿瘤内有父源成分存在，则为妊娠性绒毛膜癌，此方法还可鉴别出妊娠性绒毛膜癌是来自哪一次妊娠。

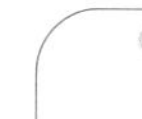

病例点评

异位妊娠术后需动态监测血 β-hCG 的改变，对于早期诊断持续异位妊娠的患者，鉴别滋养细胞肿瘤具有重要的临床价值。超声检查及必要时 CT 的广泛盆腹腔扫描发现异位妊娠，特别是腹腔妊娠，以此定位病灶对手术探查具有重要的指导意义，可避免手术的盲目性。腹腔镜检查对于异位妊娠的诊断和治疗具有其独特的优越性（首选），而开腹手术视野小，具有一定的局限性。子宫外绒毛膜癌虽然罕见，但根据患者症状、体征、各项辅助检查结果仍然可做出早期诊断，早期确诊后行化疗将有良好的预后。

参考文献

[1] 丰有吉，沈铿 . 妇产科学 . 北京：人民卫生出版社，2005.

[2] 乐杰 . 妇产科学 . 6 版 . 北京：人民卫生出版社，2007：115，323.

[3] KELLY R W，MARTIN S A. Persistent ectopic pregnancy：an argument for heightened vigilance and patient compliance. Am J Obstet Gynecol，1979，133（2）：225-227.

[4] 游坤，卢焕霞 . 腹腔妊娠的临床分析 . 中国现代医学杂志，2002，12（12）：92-93.

[5] TAKESI S. Unsubtracted dispersion relations in weak interactions and a partially conserved axial-vector current. Physical Review，1965，140（4）：957-958.

[6] FISHER R A，NEWLANDS E S，JEFFREYS A J，et al. Gestational and nongestational trophoblastic tumors distinguished by DNA analysis. Cancer，1992，69（3）：839-845.

（刘倩　金力）

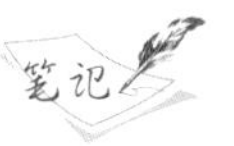

045 异位分泌 hCG 肿瘤

病历摘要

【主诉和现病史】患者，43 岁，已婚，G6P1，LMP 2015-01-01。第一次住院情况。主因“停经 52 天，阴道流血伴腹痛 10 天”入院。

患者既往月经规律，5 天 /30 天，量中，痛经（–），宫内节育器避孕。2 月 12 日开始少量阴道出血，2 月 16 日下腹轻度坠痛，可忍。2 月 22 日 β-hCG 629.30 mIU/mL，孕酮 0.55 ng/mL。阴道超声：宫内外未见明确孕囊及包块。患者无生育要求。

【既往史】无特殊，无药物过敏史。

【妇科查体】宫颈口少量陈旧性出血，宫体及双附件检查未见明显异常。

【辅助检查】盆腔超声提示子宫 5.4 cm × 4.4 cm × 3.6 cm，内膜 1.2 cm，回声不均，宫内节育器位置正常，左侧卵巢 2.3 cm × 2.5 cm，右侧卵巢 2.1 cm × 1.9 cm，宫内外未见明确孕囊及包块。

【入院诊断】早孕；先兆流产；异位妊娠?

【治疗经过】入院当天行诊断性刮宫 + 取环术，肉眼检查刮出组织，未见妊娠组织。病理：增殖期子宫内膜。次日复查 β-hCG 上升至 965.70 mIU/mL，故考虑异位妊娠可能性大。给予甲氨蝶呤肌内注射，门诊随诊。

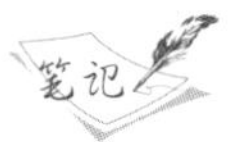

第二次住院情况：出院后于甲氨蝶呤注射后第 7 天和第 15 天

复查 β-hCG，分别为 975.20 mIU/mL 和 2952.80 mIU/mL。复查盆腔超声提示左卵巢附近低回声包块。无明显出血及腹痛。

【妇科查体】外阴及阴道未见异常，宫颈光滑，宫体及双附件检查未见明显异常。

【辅助检查】盆腔超声提示子宫 5.3 cm × 4.0 cm × 3.5 cm，内膜 0.8 cm，左侧卵巢 2.3 cm × 2.5 cm，左侧卵巢内侧 1.5 cm × 1.0 cm 混合回声，点状血流信号，右侧卵巢 2.1 cm × 1.9 cm。

【入院诊断】异位妊娠。

【治疗经过】入院第 2 天行腹腔镜探查，术中见左侧输卵管轻度增粗，左卵巢内侧见一直径 1.5 cm 黄体，切除左侧输卵管（术后病理提示输卵管慢性炎症）。探查腹腔发现肝脏表面密布直径 0.5 ～ 3.0 cm 的灰白色结节。活检病理提示为中分化腺癌，免疫组化［CDX2（+），CK20（部分 +），CK7（–），CgA（–），hCG（±），Hepatocyte（–），Syn（–），TTF-1（–）］提示消化道来源可能性大。术后第 1 天复查 β-hCG 上升至 4812.30 mIU/mL，性激素：LH 2.18 IU/mL，FSH 5.9 mIU/mL，E_2 88.2 pg/mL，PRL 7.41 ng/mL，T 9.1 ng/dL，P 0.59 ng/mL。大便隐血（+），肿瘤指标明显升高（AFP 285.8 ng/mL；CEA 23.97 ng/mL）。以上结果高度提示消化道恶性肿瘤可能，行盆腹腔 CT：肝脏多发结节，转移癌可能性大。PET-CT：乙状结肠高代谢灶，伴肝脏及全身淋巴结多处转移。进一步肠镜检查发现：距肛门口 25 cm 处有一菜花样突起，活检结果证实为中分化腺癌。修正诊断：中分化结肠腺癌（Ⅳ期）。肿瘤科及普外科会诊建议化疗，患者放弃治疗，3 个月后去世。

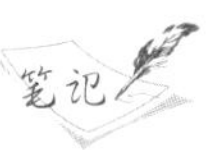

临床讨论

1. 病例特点

本病例特点：①育龄妇女，以停经、阴道出血为主诉，发现血 hCG 升高，宫内未见孕囊。临床按照常见病（异位妊娠）予以诊治，但在甲氨蝶呤治疗后 hCG 进行性升高。②诊断性刮宫病理提示为增殖期子宫内膜。③腹腔镜探查时未找到明确异位妊娠包块，却意外发现肝脏转移灶，并以此为线索，找到了原发结肠癌。

2. 诊疗思路

此病例为异位分泌 hCG 的结肠癌误诊为异位妊娠的特殊病例。在疾病之初，因为有停经、阴道出血的症状，患者无生育要求，所以完全按照异位妊娠的鉴别诊断思路进行了诊断性刮宫，刮宫无肉眼可见绒毛，病理提示为增殖期子宫内膜，应当考虑到非妊娠的可能。hCG 在术后仍上升，就按照异位妊娠进行了甲氨蝶呤的保守治疗。当保守治疗失败进行手术探查时，却意外发现肝脏转移灶，所以术后进行了全身肿瘤的排查，异常升高的 AFP 是肝脏转移的表现，而 PET-CT 在无症状肿瘤的排查中起到了绝好的定位作用，最终肠镜活检明确了原发灶为结肠，病理为中分化腺癌。

3. 疾病介绍

β-hCG 是妇产科医生最为熟悉的一项指标，多数情况下我们知道它是由滋养细胞合成分泌的，但我们常会遗漏一些 β-hCG 的罕见来源。事实上，已经发现的人体内 hCG 共有 4 种，包括常规 hCG、高糖基化 hCG、垂体 hCG 和高糖基化 hCG 游离 β 亚单位。这些 hCG 可以通过特定的抗体进行识别，但临床诊断常用的

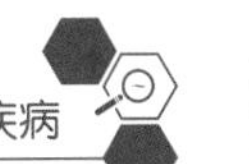

hCG 检验方法无法区别这几种亚型。前三种 hCG 均包含 α 和 β 亚单位，多与胚胎着床及胎盘形成有关。常规 hCG 由合体滋养细胞分泌，在子宫内膜的蜕膜化及胚胎种植中起到关键作用，高糖基化 hCG 由细胞滋养细胞分泌，也在滋养细胞侵蚀子宫内膜及胎盘形成中有着重要的意义。所以以上两种亚型主要是参与妊娠的过程。而高糖基化游离 β 亚单位则与恶性肿瘤相关，包括滋养细胞及非滋养细胞来源肿瘤。异位高糖基化游离 β 亚单位分泌可见于 20% ～ 40% 的上皮来源肿瘤，在结直肠癌中高达 16%。但这种异位 hCG 分泌水平多较低。经查阅文献，仅发现一例在结直肠癌患者中高水平 hCG 分泌的类似报道。

体内和体外研究表明，多种肿瘤细胞膜表面及胞浆内均有 β 亚单位表达，故认为肿瘤细胞内有可表达 hCG 水平的信使 RNA。游离 β 亚单位与转化生长因子 -β（TGF-β）结构相似，可以拮抗 TGF-β 受体，导致细胞恶变及抑制细胞凋亡，并有促进肿瘤血管生产和转移作用。另有研究表明肿瘤细胞生长与游离 β 亚单位浓度呈正相关。故游离 β 亚单位高水平多提示肿瘤转移及预后不良。由于高水平的 hCG 可以抑制垂体负反馈机制，引起如闭经、不规则阴道出血及妊娠剧吐等症状，所以这种异位 hCG 在生育年龄女性中极易误诊。

病例点评

异位分泌 hCG 肿瘤在临床中并不常见，在生育年龄妇女中可表现为停经、阴道出血，所以易被误诊为妊娠相关并发症，如异位妊娠或先兆流产。回顾该病例的诊治过程，有两个临床疑点可

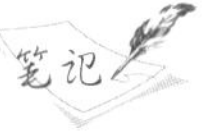

供日后工作警诫：①当 hCG 升高而超声未提示宫内或宫外异常回声时。②当 hCG 升高，孕酮值却为非孕期状态（＜3 ng/mL）时。当遇到生育年龄妇女，以停经、阴道出血为主诉就诊时，我们一般会把常见病作为鉴别诊断首选，那么血 hCG、孕酮及超声检查就是最基础的项目。假如出现以上两种情况中的任何一种情况，均应考虑到其他引起 hCG 升高的临床情况。只有了解了 hCG 的生理病理分泌情况，才能逐一地进行鉴别诊断。诊断性刮宫病理提示为增殖期子宫内膜，表明无孕激素作用，这一点非常重要，在诊治过程中忽视了。这里建议对于临床无法用妊娠解释的 hCG 升高应进一步检查尿 hCG、性激素、肿瘤标志物、胸腹盆腔 CT 或超声，必要时可行 PET-CT 或腹腔镜探查，以明确诊断。

参考文献

[1] DEMIRTAS E，KRISHNAMURTHY S，TULANDI T. Elevated serum beta-human chorionic gonadotropin in nonpregnant conditions. Obstet Gynecol Surv，2007，62（10）：675-691.

[2] ILES R K. Ectopic hCGbeta expression by epithelial cancer：malignant behaviour，metastasis and inhibition of tumor cell apoptosis. Mol Cell Endocrinol，2007，260/262：264-270.

[3] LOUHIMO J，CARPELAN-HOLMSTRÖM M，ALFTHAN H，et al. Serum HCG beta，CA 72-4 and CEA are independent prognostic factors in colorectal cancer. Int J Cancer，2002，101（6）：545-548.

[4] MASHIACH R，KAPLAN B，BRASLAVSKY D，et al. Carcinoma of the colon associated with high extragenital production of beta-hCG--a case report. Acta Obstet Gynecol Scand，1995，74（10）：845-848.

[5] ACEVEDO H F，HARTSOCK R J. Metastatic phenotype correlates with high expression of membrane-associated complete beta-human chorionic gonadotropin in vivo. Cancer，1996，78（11）：2388-2399.

[6] ACEVEDO H F, HARTSOCK R J, MAROON J C. Detection of membrane-associated human chorionic gonadotropin and its subunits on human cultured cancer cells of the nervous system. Cancer Detect Prev, 1997, 21（4）: 295-303.

[7] LAPTHORN A J, HARRIS D C, LITTLEJOHN A, et al. Crystal structure of human chorionic gonadotropin. Nature, 1994, 369（6480）: 455-461.

[8] BUTLER S A, IKRAM M S, MATHIEU S, et al. The increase in bladder carcinoma cell population induced by the free beta subunit of human chorionic gonadotrophin is a result of an anti-apoptosis effect and not cell proliferation. Br J Cancer, 2000, 82（9）: 1553-1556.

[9] BELLET D, LAZAR V, BIÈCHE I, et al. Malignant transformation of nontrophoblastic cells is associated with the expression of chorionic gonadotropin beta genes normally transcribed in trophoblastic cells. Cancer Res, 1997, 57（3）: 516-523.

[10] LI D, WEN X, GHALI L, et al. hCG beta expression by cervical squamous carcinoma--in vivo histological association with tumour invasion and apoptosis. Histopathology, 2008, 53（2）: 147-155.

（陈蔚琳）

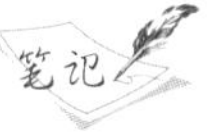

第十三篇
妊娠合并卵巢肿瘤

妊娠合并卵巢囊肿特别是生理性的黄体囊肿非常常见，或皮样囊肿也很常见。临床对于持续存在的卵巢囊肿，需要进一步评估。妊娠合并卵巢恶性肿瘤多为上皮交界性肿瘤或卵巢恶性生殖细胞肿瘤。妊娠期间肿瘤易发生蒂扭转，宜积极探查。根据肿瘤的性质，必要时终止妊娠。可采取保留生育功能的手术。孕前应常规进行阴道超声检查，发现异常肿物应积极处理，避免孕期窘迫情况的发生。

046 妊娠合并良性卵巢囊肿

病历摘要

【主诉和现病史】患者，28 岁，G1P0，LMP 2017-03-01。因“停经 12 周，右下腹痛 1 周，加重 1 天，伴恶心、呕吐”入院。

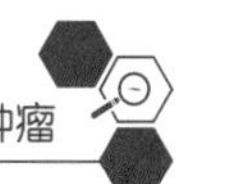

患者既往月经规律。停经 40 天有恶心等早孕反应，尿 hCG（+）。孕 50 天外院超声提示宫内早孕，可见胎心搏动，右附件囊实性肿物，大小约 5 cm，畸胎瘤不除外。患者于 1 周前无明显诱因开始出现右下腹隐痛，昨天下午上述症状明显加重，伴有恶心、呕吐 1 次，为胃内容物，伴有低热。

【妇科查体】子宫中位，12 周大，软，右附件区局部有明显压痛，轻度反跳痛，无明显肌紧张，右附件区似可触及直径 5 ～ 6 cm 的囊实性肿物，边界清，活动可。腹部叩诊呈鼓音，移动性浊音阴性。

【辅助检查】血尿常规检查正常。肝肾功能等检查正常。CA125 29 U/mL，血 β-hCG 10 589 mIU/mL，α-FP 40 ng/mL。盆腔超声提示子宫增大，宫内见妊娠囊，胚胎头臀长 6.1 cm，可见胎心搏动，胎盘后壁。右附件区可见直径 6.3 cm × 5.8 cm 混合回声，其内以无回声和强回声为主。彩超未见血流信号。提示宫内早孕；右附件囊性包块，畸胎瘤不除外。

【入院诊断】宫内早孕；右卵巢囊肿（畸胎瘤？），蒂扭转？

【治疗经过】入院后急诊行各项检查，并行腹腔镜检查加治疗，术中见右卵巢直径 7 cm，表面呈暗红色，肿物扭转 180°，较松，遂行囊肿复位 + 囊肿剔除术，囊内容物为大量脂肪及毛发，有头节。手术顺利，出血不多。术后给予黄体酮 40 mg qd × 1 周。术后病理：右卵巢成熟畸胎瘤，门诊随访至足月分娩。

临床讨论

1. 病例特点

育龄妇女，因宫内早孕伴右下腹痛 1 周，加重伴有恶心等胃

肠道反应急诊入院。查体发现右下腹均有压痛，轻度反跳痛，超声右附件区可见直径 6.3 cm × 5.8 cm 混合回声，考虑有囊肿扭转的可能，行急诊手术，确定为畸胎瘤扭转。

2. 诊疗要点及病例分析

（1）妊娠合并卵巢肿瘤的发生率为 1.7‰，而且大多数为良性肿物，组织学类型中首先以成熟畸胎瘤为多见，占近 50%，同时由于该类肿瘤重心分布不均，容易发生蒂扭转；其次是卵巢囊腺瘤（20%）和卵巢功能性囊肿（13%），发生卵巢癌的概率为 0.6%。孕前妇女如果发现卵巢肿物应及时进一步检查，以区分卵巢肿瘤的类型、大小，决定是否手术治疗。原则上妊娠前发现的卵巢肿物，若直径超过 4 cm，在排除生理性卵巢囊肿后应及时进行手术治疗，以后再妊娠。最常用的手术方法有腹腔镜囊肿剔除术和开腹囊肿剔除术。

（2）本例患者为右附件囊肿伴有腹痛，合并蒂扭转的可能性大。囊内以无回声和强回声为主，彩超未见血流信号，而肿瘤标志物 CA125 正常，提示畸胎瘤可能性比较大，血 β-hCG 和 α-FP 升高与妊娠有关，但易与未成熟生殖细胞肿瘤相混淆，因妊娠期 CA125 可能升高，hCG、α-FP 可能升高，有时很难区分。同时，右下腹痛也应警惕有无急性阑尾炎发生，但需手术来进一步明确诊断。

病例点评

妊娠早期发现肿瘤可根据盆腔检查的结果，决定手术切除肿瘤的时间是否需要等到妊娠中期。如果盆腔检查发现卵巢肿瘤直径＜ 10 cm，以囊性为主，单侧性，包膜完整，活动好，可随诊

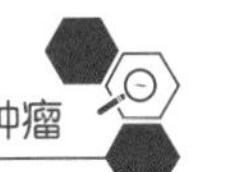

到妊娠中期再手术。如果在随诊中，肿瘤越来越小，则可能为生理性黄体囊肿，但如果生长较快，则宜尽早手术。如果肿瘤性质实而硬，结节状，不活动，双侧性或合并腹水应及早手术。妊娠期合并卵巢囊肿，特别是生殖细胞肿瘤，易发生卵巢囊肿蒂扭转，需急诊手术治疗。如发现早，卵巢没有缺血坏死，则及时行囊肿剔除术；如发现较晚，可能导致卵巢缺血坏死，造成一侧附件切除，这样可能会因为激素水平的剧降而引发流产。妊娠期间腹腔镜手术是安全的，切口位置的选择应根据宫底的高度来决定。术中尽量降低气腹压力，避免使用单极电极，并尽量避免对妊娠子宫的翻动。如果孕周过大，腹腔镜无法进行，则选择开腹手术。

参考文献

[1] CASPI B，LEVI R，APPELMAN Z，et al. Conservative management of ovarian cystic teratoma during pregnancy and labor. Am J Obstet Gynecol，2000，182（3）：503-505.

[2] GLANC P，BROFMAN N，SALEM S，et al. The prevalence of incidental simple ovarian cysts >or = 3 cm detected by transvaginal sonography in early pregnancy. J Obstet Gynaecol Can，2007，29（6）：502-506.

[3] CONDOUS G，KHALID A，OKARO E，et al. Should we be examining the ovaries in pregnancy? Prevalence and natural history of adnexal pathology detected at first-trimester sonography. Ultrasound Obstet Gynecol，2004，24（1）：62-66.

[4] BEN HMID R，MAHJOUB S，MABROUK S，et al. Prise en charge du kyste de l'ovaire et grossesse：a propos de 25 cas. Tunis Med，2007，85（9）：773-776.

[5] LENGLET Y，ROMAN H，RABISHONG B，et al. Traitement coelioscopique des kystes de l'ovaire au cours de la grossesse. Gynecol Obstet Fertil，2006，34（2）：101-106.

（曹冬焱）

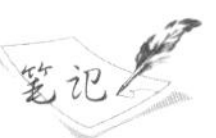

047　宫内中孕合并卵巢交界性肿瘤

病历摘要

【主诉和现病史】患者，20岁，未婚，G1P0，LMP 2017-03-02。因“停经3个月，恶心、呕吐一个半月，右下腹隐痛1个月”入院。

患者既往月经规律，量中，痛经（–）。停经40天有轻早孕反应，近1个月恶心、呕吐症状加重，伴有右下腹隐痛，就诊于当地医院，盆腔超声发现早孕及盆腔实性占位，遂就诊于我院，以“宫内孕12周，盆腔实性占位”收入院。

【妇科查体】子宫增大变软，如孕3个月大小，子宫右后方可触及约10 cm×8 cm大小囊实性肿物，边界清楚，活动受限，压痛（+）。

【辅助检查】血常规、肝肾功能正常。盆腔超声提示子宫增大，宫腔内见成形胎儿，头臀长5.5 cm，双顶径1.7 cm；胎心搏动好；右附件区可探及大小8.1 cm×7.0 cm×8.7 cm无回声区，内见中等回声区4.2 cm×0.6 cm大小，盆腔未见游离液体。肝胆胰脾超声提示未探及异常。肿瘤标志物：血清CA125 82.9 U/mL；AFP 18.9 ng/mL。

【入院诊断】宫内中孕；右卵巢囊实性肿物蒂扭转？卵巢交界性肿瘤？卵巢生殖细胞肿瘤？

【治疗经过】患者因未婚，无生育要求，且肿瘤不排除恶性，本人及家属要求终止妊娠。故在入院后完善各项检查，阴道放置米索前列醇软化宫颈，并在全身麻醉下行钳夹术＋清宫术，手术顺利，出血不多。然后行开腹探查术，术中见肿物来自右卵巢，

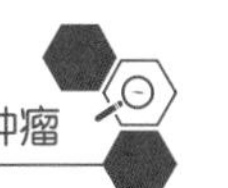

以囊性为主，包膜完整，扭转 180°，未变色。子宫及对侧附件正常。行右侧卵巢肿物剔除术。囊内液清亮，囊内壁见内生乳头。手术顺利，术后病理为“右卵巢交界性浆液性乳头状囊腺瘤”。术后定期随诊至今，无瘤存活，术后 3 年再次妊娠，因无生育计划，于早孕期行人工流产术。

临床讨论

1. 病例特点

本病例特点：①患者仅 20 岁，未婚妊娠，3 个月左右因右下腹隐痛发现盆腔实性占位。超声提示来自右侧卵巢可能性大。同时有压痛，不能排除蒂扭转的可能。②包块为囊实性，患者非常年轻，仅 20 岁，卵巢上皮性癌的可能性不大，血清 CA125 轻度升高，不能排除卵巢上皮性交界性肿瘤的可能性。卵巢生殖细胞肿瘤也常见于年轻女性，但多以实性为主，常有特征性肿瘤标志物的上升，也不能完全排除。③行开腹囊肿剔除术，术后病理为右卵巢交界性浆液性乳头状囊腺瘤。④随诊，预后良好。

2. 诊疗要点及分析

（1）妊娠合并卵巢恶性肿瘤非常少见，我院总结了 20 年来近 3 万例妊娠中合并卵巢恶性肿瘤者仅占 0.75/1 万。其中上皮癌尤其少见，多以卵巢生殖细胞恶性肿瘤及上皮性交界性卵巢肿瘤为多，且往往多为早期病变。大多数妊娠合并卵巢肿瘤的患者没有特异性症状，这与卵巢位置深、盆腹腔容量较大有关。肿瘤长大后轻微腹胀、腹痛等症状也往往很难与孕期的不适相区分。无生育要求的患者在妊娠终止前需接受盆腔检查和超声检查，通常会发现无症状的包

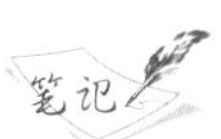

块。如果肿瘤巨大，含有实性成分，往往提示非良性可能，应尽早处理。血清肿瘤标志物的检查有助于判断卵巢肿瘤的种类和性质。

（2）妊娠期的卵巢肿瘤由于受到增长子宫的推动和挤压，容易发生蒂扭转、破裂等并发症。因此，一旦发现妊娠合并卵巢肿瘤，且高度可疑为非良性，妊娠为计划外妊娠，则应尽快终止妊娠，并选择合适方式探查和切除卵巢肿瘤。

（3）由于这类患者年轻、全身状况多良好，卵巢肿瘤多为早期，因而手术耐受性较好。早孕者可在电吸人工流产术的同时行剖腹探查。中孕者可先引产，妊娠问题解决后再行剖腹探查。卵巢生殖细胞恶性肿瘤及上皮性交界性卵巢肿瘤都可以采取保留生育功能的手术方式，通常患侧附件切除甚至于卵巢肿瘤剔除就足够了。如果是上皮性癌，因其恶性程度高、预后差，还是应该行肿瘤细胞减灭术，这样既终止了妊娠也治疗了肿瘤。

3. 其他学者报道

田可歌等报道了早孕期合并卵巢肿瘤（包括良性肿物）37 例，均先行人工流产或药物流产，随诊肿瘤继续存在，排除生理性后进行手术治疗，包括择期剖腹探查和腹腔镜手术，均获得了很好的治疗效果。

病例点评

本例患者非常年轻，未婚妊娠，卵巢肿瘤体积比较巨大，有腹痛的病史，查体有压痛，考虑有扭转，应采用最快的处理方式。无论是药物流产还是羊膜腔内注射利凡诺引产都需要 2 ～ 3 天的时间，因此手术终止妊娠是比较适合的。但妊娠周数较大，胎儿

已成形，患者又为初次妊娠，若直接行钳刮术，操作难度较大，故选择在阴道放置米索前列醇软化宫颈，待宫颈口松弛后，再行钳刮术，但如果孕周再大，不是紧急情况，可先行药物引产。考虑患者 CA125 水平不高，单侧肿瘤，包膜完整，期别早，术中采取了保守性手术方式，即右侧卵巢肿瘤剔除。术后定期随诊未复发。随诊期间患者再次妊娠并行人工流产术，说明保留生育功能是成功的。但如果孕周更大，钳夹手术无法进行，应根据当时情况，以急症为主，再择期终止妊娠。值得注意的是，卵巢交界性肿瘤虽不是癌，但有低度恶变潜能，有复发可能，此患者应该继续随诊，终身监测。

参考文献

[1] 孔北华，李鹏．卵巢恶性肿瘤合并妊娠．实用妇产科杂志，2001（4）：191.

[2] 田可歌，傅才英，乔丽雅，等．卵巢肿瘤对妊娠结局的影响．中国优生与遗传杂志，2006，14（6）：60-61，64.

[3] 许如秀，孙永，宋敏．妊娠合并卵巢肿瘤 113 例诊治分析．中国实用妇科与产科杂志，2003，19（12）：753-754.

[4] 张群，王山米．妊娠合并卵巢肿物 62 例临床分析．中国妇产科临床杂志，2004，5（5）：381-382.

[5] 赵学英，黄惠芳．妊娠期卵巢恶性肿瘤的诊断与处理．中华妇产科杂志，2004，39（5）：359-360.

[6] BAKRI Y N，EZZAT A，AKHTAR，et al. Malignant germ cell tumors of the ovary. Pregnancy considerations. Eur J Obstet Gynecol Reprod Biol，2000，90（1）：87-91.

[7] HERMANS R H，FISCHER D C，VAN DER PUTTEN H W，et al. Adnexal masses in pregnancy. Onkologie，2003，26（2）：167-172.

[8] LEISEROWITZ G S，XING G，CRESS R，et al. Adnexal masses in pregnancy：how often are they malignant？Gynecol Oncol，2006，101（2）：315-321.

（曹冬焱）

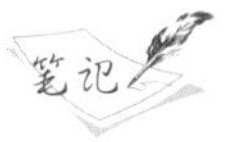

第十四篇 早中孕期合并生殖道畸形

生殖道畸形经常为育龄妇女因妊娠而意外发现。常见的有阴道不完全梗阻，如斜隔、纵隔、横膈，以及子宫、宫颈的畸形等，临床中要求掌握不同畸形的特点，全面评估，做好应对治疗方案。阴道斜隔综合征（oblique septum syndrome，OVSS），又被称为 Herlyn-Werner-Wunderlich 综合征（Herlyn-Werner-Wunderlich syndrome，HWWS），其基本特点是双宫体、双宫颈、双阴道，一侧阴道完全或不完全闭锁的先天性畸形，多伴有闭锁阴道侧的泌尿系统畸形，以肾脏缺如多见。

048 早孕合并阴道斜隔综合征

病历摘要

笔记

【主诉和现病史】患者，20 岁，未婚，G0P0，LMP 2012-02-10。

主因“停经 47 天，要求终止妊娠”入院。

患者平素月经周期规律，5 天 /30 天。停经 30^+ 天自测尿妊娠试验阳性，根据外院早孕 B 超核对孕周大致相符。因未婚，故要求终止妊娠，术前盆腔超声提示子宫畸形（双子宫、双宫颈、双阴道）、早孕（右子宫）、宫腔积液（左子宫）、右侧阴道内包块、右肾缺如，考虑阴道斜隔综合征，隔后腔子宫妊娠。于门诊行人工流产手术，超声引导下探针无法进入右侧宫腔，遂收入院。

【既往史】体健，无药物过敏史。

【入院查体】生命体征平稳，神志清楚，心肺查体未见明显异常，腹软，无压痛。

【妇科查体】外阴发育正常；阴道通畅，阴道右上方见一斜隔，无孔，上端起自宫颈右侧，下端止于右侧阴道壁中段，斜隔后方囊性感，略隆起，张力不大；斜隔左侧见一宫颈，光滑，直径约 2 cm，宫口闭，质中，无举痛，触之无出血。宫体 2 个，左侧子宫正常大小，质中，无压痛；右侧子宫略大，质中，压痛（+）。

【辅助检查】（2012-03-28）盆腔超声提示子宫畸形（双子宫、双宫颈、双阴道）、早孕（右子宫，图 48-1）、宫腔积液（左子宫，图 48-2）、右侧阴道内包块、右肾缺如，考虑阴道斜隔综合征，隔后腔子宫妊娠。余检查结果未见明显异常。

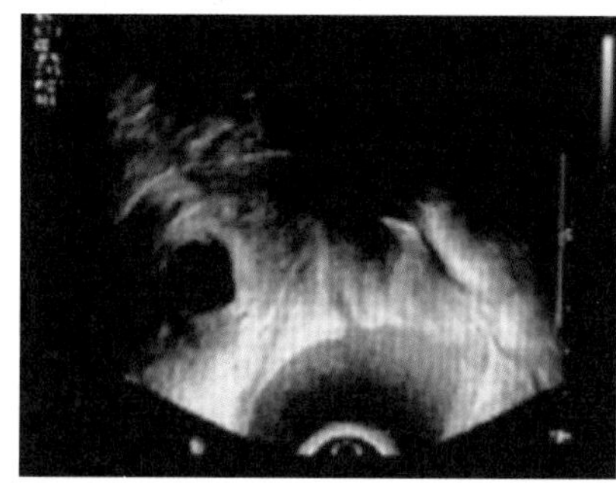
图 48-1　右侧宫腔妊娠及右侧阴道积液

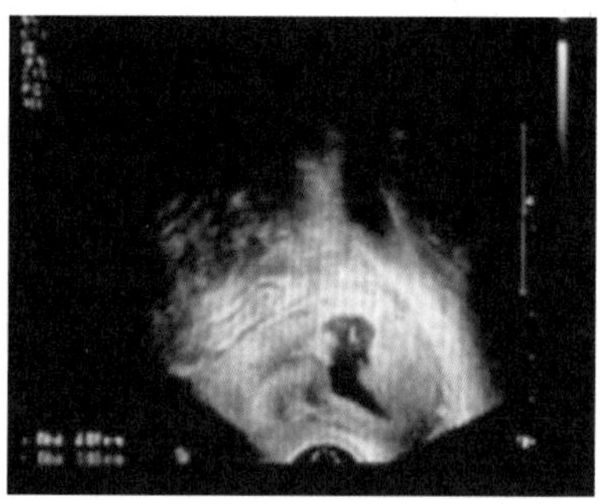
图 48-2　左侧宫腔积液

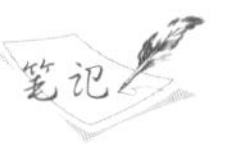

【诊断】宫内早孕；阴道斜隔综合征。

【治疗经过】患者入院后在全身麻醉下行阴道斜隔造口 + 人工流产术（手术过程见图 48-3 ～图 48-7）。穿刺阴道右侧膨出部位，抽出暗红色积血，诊断明确，楔形切除斜隔组织，清除阴道内陈旧性积血及积血块，创面使用 2-0 可吸收线连续锁边缝合止血。小拉钩暴露右侧宫颈，见右侧宫颈发育差，探右侧宫体深 7 cm，扩张宫颈，吸刮出绒毛样组织及蜕膜组织。再次暴露阴道、宫颈，见两侧宫颈并排，使用一块碘伏纱布压迫止血。术后 1 周妇科检查：阴道斜隔创面愈合佳，无渗血，痊愈出院。

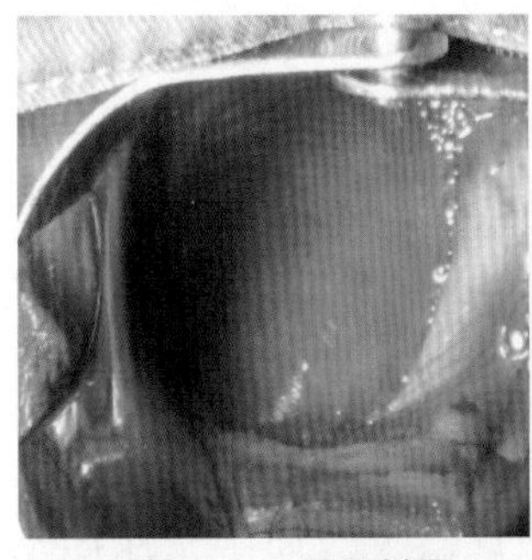
图 48-3　暴露斜隔

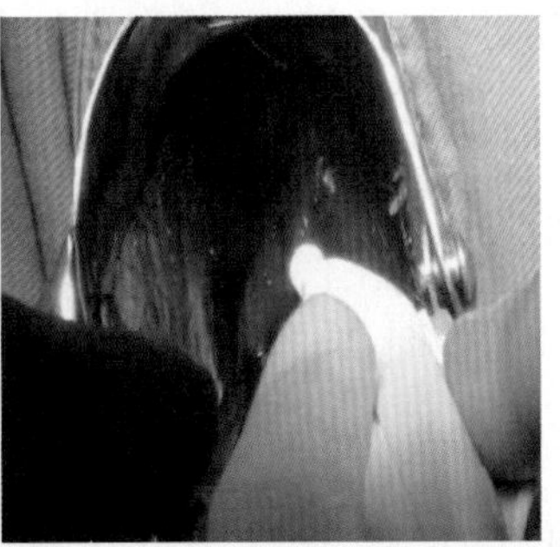
图 48-4　穿刺

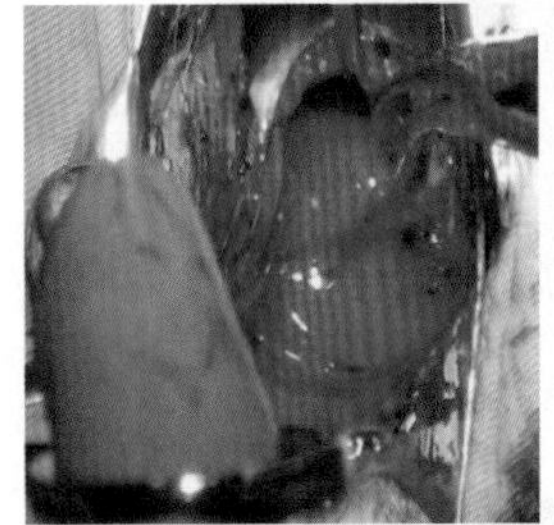
图 48-5　楔形切除斜隔

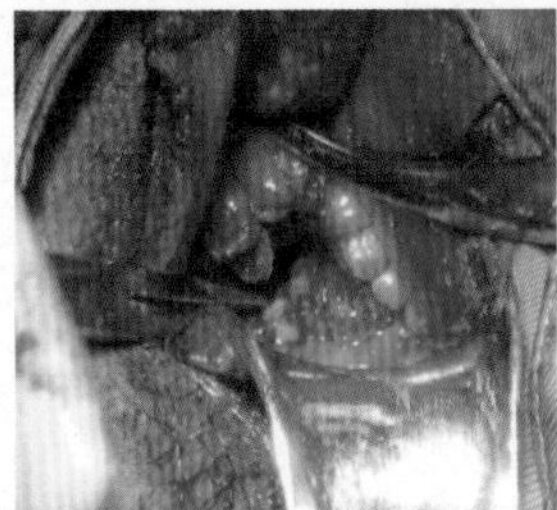
图 48-6　缝合切缘

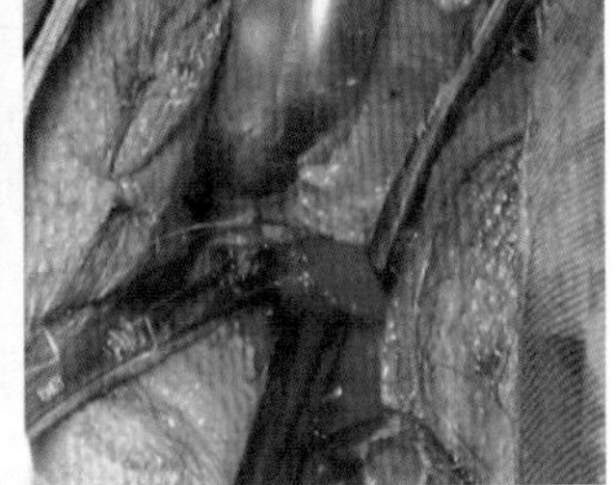
图 48-7　暴露宫颈，吸净宫腔

临床讨论

1. 病例特点

本病例特点：①患者 20 岁，G1P0，未婚，意外妊娠。②门

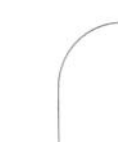

诊查彩超提示双子宫畸形，右侧子宫妊娠，拟行人工流产术终止妊娠。门诊术前未诊断阴道斜隔综合征，故作为双子宫患者进行常规超声引导下手术。因探针无法探入宫腔，手术失败，再次复查超声提示子宫畸形、右侧阴道内包块、右肾缺如，考虑阴道斜隔综合征，隔后腔子宫妊娠。因为首次就诊没有仔细检查阴道，是双阴道、双子宫还是阴道斜隔？直至术中才发现。③隔后腔子宫妊娠的处理：该患者为Ⅲ型阴道斜隔综合征，即无孔斜隔合并子宫颈瘘管型，因此要终止隔后腔子宫妊娠，需先行阴道斜隔切开术，暴露隔后宫颈，再行负压吸引术。

2. 诊疗要点及分析

（1）阴道斜隔综合征合并妊娠可导致胚胎停育、人工流产困难或难产。因隔后腔子宫妊娠诊断困难，故容易误诊。对合并阴道斜隔综合征的非意愿妊娠患者，首先需正确诊断。当隔后腔存在积液时仔细行妇科检查，较容易发现斜隔的存在，反之则容易漏诊。

（2）根据该患者 B 超诊断（双子宫、双宫颈、双阴道，一侧阴道积液，右肾缺如），结合临床妇科查体所见，可确诊为先天性阴道斜隔综合征，斜隔上无孔而斜隔后腔子宫妊娠。推测系无孔斜隔合并宫颈瘘管类型的Ⅲ型阴道斜隔综合征。

（3）Ⅲ型阴道斜隔综合征隔后腔子宫妊娠，如果阴道斜隔位置高，且引流可从另一侧宫颈排出，则阴道斜隔不容易诊断，临床医师可能会误诊为单宫颈双子宫或双角子宫而盲目进行人工流产，导致手术失败，需要注意。

病例点评

隔后腔子宫妊娠的病例报道少见，该侧妊娠的诊治存在一定的难度，手术须先行斜隔切开术再行人工流产术。由于切开斜隔后，手术视野小，宫颈暴露困难，且该侧宫颈发育差，不易钳夹着力，吸宫术操作困难，建议手术在超声引导下进行更准确。这类妇女在非计划妊娠期间，应做好避孕，复方口服避孕药适合于年轻尚未生育的妇女；已育、短期无生育要求的妇女可选择长效避孕方法，如放置皮下埋植剂等，不适合放置宫内节育器。

参考文献

[1] 朱兰，郎景和，宋磊，等 . 关于阴道斜隔综合征、MRKH 综合征和阴道闭锁诊治的中国专家共识 . 中华妇产科杂志，2018，53（1）：35-42.

[2] 卞美璐，黄荣丽，吴葆桢，等 . 先天性阴道斜隔 . 中华妇产科杂志，1985，20（2）：85-88.

[3] BURGIS J. Obstructive Müllerian anomalies：case report，diagnosis，and management. Am J Obstet Gynecol，2001，185（2）：338-344.

[4] 陈娜，朱兰 . 阴道斜隔综合征的诊治 . 实用妇产科杂志，2018，34（9）：641-643.

[5] 朱松楠，朱颖军 . 阴道斜隔综合征的诊断与治疗 . 国际妇产科学杂志，2017，44（3）：262-264.

[6] REZAI S，BISRAM P，LORA ALCANTARA I，et al. Didelphys uterus：a case report and review of the literature. Case Rep Obstet Gynecol，2015，2015：865821.

[7] 闵淑云，郑晓骏，赵欣 . 双子宫畸形合并妊娠并泌尿系子宫内膜异位症 1 例报告并文献分析 . 系统医学，2019，4（7）：43-45.

[8] 朱颖，曹云霞 . 子宫发育异常患者妊娠结局分析 . 安徽医科大学学报，2016，51（7）：1042-1045.

（陈秀娟）

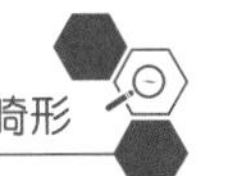

049 中孕期妊娠合并子宫畸形、胎盘植入

病历摘要

【主诉和现病史】患者，31 岁，G2P0，LMP 2019-10-07。主因“停经 21^{+5} 周，腹痛伴阴道出血 1 天”于 2020 年 3 月 7 日入院。

患者平素月经周期 30 ～ 50 天，停经 40^{+} 天自测尿妊娠试验阳性，停经 10^{+5} 周于我院彩超提示早孕、不全子宫纵隔（胎囊位于右侧宫腔，胚芽长 0.5 cm），相当于孕 7 周。孕期定期产检，未见明显异常。1 天前无明显诱因出现阵发性下腹闷痛，无放射痛，伴阴道少许流血，色鲜红，无阴道流水、发热等不适。

【既往史】2019 年因稽留流产行清宫术 1 次，期间发现不全子宫纵隔，未进一步处理。

【入院查体】生命体征平稳，神志清楚，心肺查体未见明显异常，腹软，无压痛。

【妇科查体】外阴已婚未产式。阴道通畅，见少许血性分泌物，黏膜无充血。宫颈中度糜烂，直径 3.0 cm，宫口闭，无着色，质中，无举痛，触之无出血。宫体增大如孕 4^{+} 个月大小，质中，无压痛。双附件未扪及肿物，无压痛。

【辅助检查】（2020-03-07）超声提示子宫内单胎妊娠，胎儿存活，子宫纵隔（右侧宫腔见一胎儿，右侧宫底肌层较薄处厚约 0.09 cm，BPD 4.0 cm，HC 14.1 cm，AC 13.7 cm，FL 2.5 cm，AFV 6.4 cm。胎盘附着于右侧壁、后壁）。余检查结果未见明显异常。

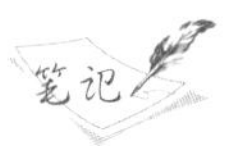

【入院诊断】宫内妊娠 18 周，G2P0；晚期先兆流产；不全子

宫纵隔。

【治疗经过】患者入院后保胎失败，出现羊膜囊膨出，直径约6 cm，考虑难免流产，行人工破膜 + 缩宫素点滴失败，又给予米非司酮 + 卡前列甲酯栓引产仍失败。2020 年 3 月 12 日因“药物引产失败”在全身麻醉下行超声指引下钳夹术，术中超声提示子宫纵隔下缘近宫颈内口，胎盘附着于右侧宫腔宫底部，术中卵圆钳进入右侧宫腔困难，仅取出胎体及少部分胎盘组织，术中超声示宫底部肌壁极菲薄，未见胎儿残留，剩余胎盘组织与右宫底肌壁粘连致密，反复钳夹牵拉无法取出，阴道出血少，考虑胎盘植入，遂停止操作。

【术后诊断】中期妊娠难免流产，药物引产失败；不全流产伴胎盘植入；不全子宫纵隔。

【进一步处理】术后盆腔 MRI 提示右宫腔内混杂信号团块影与肌层分界不清，并见多发迂曲血管影，结合病史，需考虑胎盘残留并浅植入。取出少部分胎盘组织，病理回报：符合胎盘植入病理改变。进一步处理，于 2020 年 3 月 13 日、2020 年 3 月 19 日、2020 年 4 月 3 日分别给予甲氨蝶呤 50 mg 肌内注射，定期监测血 β-hCG 逐渐下降，2020 年 6 月 5 日复查血 β-hCG 正常。2020 年 6 月 8 日复查经阴道三维彩超：宫腔右上段稍高回声不均区 5.8 cm × 4.4 cm × 4.5 cm（未探及血流信号，边界尚清），宫腔粘连，不全子宫纵隔。2020 年 6 月 10 日在超声引导下行宫腔镜下宫腔粘连分离 + 部分纵隔切除 + 妊娠物清除术。术后第 13 天患者自然行经，经量较前无明显减少。2020 年 8 月 4 日再次复查宫腔镜：术中未见纵隔残留，宫腔形态正常，无明显粘连形成，内膜有斑块状缺失，左侧壁及左宫角内膜尚好。

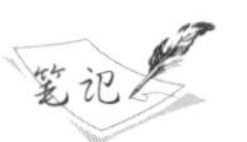

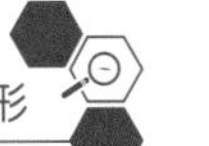

临床讨论

1. 病例特点

患者 31 岁，G2P0，既往稽留流产 1 次、发现不全子宫纵隔，此次妊娠 18 周出现难免流产、药物引产失败，直接钳夹、钳取胎盘困难，相关检查提示胎盘植入，经甲氨蝶呤保守治疗后再次行超声引导下宫腔镜宫腔粘连分离 + 部分纵隔切除 + 妊娠物清除术，术后月经如期来潮，经量较前无明显减少，复查宫腔镜示宫腔形态正常，无粘连，内膜斑片状缺失。

2. 诊疗思路

该患者诊断相对明确，但在处理上存在困难。因孕周大、合并子宫畸形，术中发现胎盘植入，遂在生命体征稳定的前提下进行钳夹手术，但术中发现胎盘植入钳夹困难，因而手术适可而止。术后采用药物保守治疗 + 后期手术方案，为患者保留了生育功能，处理是成功的。但该病例处理仍有不足之处，患者两种方案引产失败，未进一步全面评估引产失败原因。对于妊娠合并子宫纵隔且 B 超提示右宫角肌层薄的患者需警惕胎盘植入可能，因此引产前应进行全面检查（包括胎盘 MRI）以排除胎盘植入可能。同时，子宫纵隔妊娠期手术易发生宫腔粘连等并发症，所以不建议在流产等妊娠物清除术的同时行子宫纵隔切除术，此病例行宫内残留妊娠物清除时因子宫纵隔存在困难，因此术中同时行纵隔切除，正常情况下应该避免。所以，对于子宫纵隔应尽量争取在妊娠前进行处理。

3. 诊疗要点

（1）子宫纵隔对妊娠结局的不利影响：子宫纵隔是一种女性

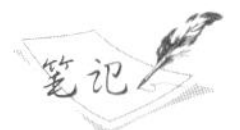

生殖系统先天性米勒管畸形，在育龄期女性中的发生率为 4.3%，在不孕妇女中的发生率为 3.5%，在复发性流产女性中的发生率为 13%。子宫纵隔的胚胎存活率很低，为 5% ～ 27%；不孕率很高，达 36%；反复流产率甚至在 65% 以上。此外，子宫纵隔妊娠后还容易发生胎位异常、胎儿生长受限及产后胎盘滞留等。

（2）子宫纵隔的处理：宫腔镜下子宫纵隔切除术是目前治疗子宫纵隔的最佳方法，具有创伤小、术后恢复快、并发症少等优点，可明显改善有不良妊娠史患者的生殖预后。虽然缺乏针对不孕合并纵隔原因的随机对照研究，但目前的证据已足够支持经宫腔镜切除子宫纵隔，尤其是在 ART 之前有利于改善自然和人工助孕结局。该术式对于反复流产和种植失败的病例具有明确的治疗指征，而对于切除纵隔预防流产和其他不良妊娠结局也是有共识的，对于原发不孕的价值仍不明确，需告知患者手术的相关风险，知情选择。

（3）子宫纵隔的诊断方法：可以通过以下 4 种方法对子宫纵隔进行诊断，其中三维超声是目前推荐的标准检查方法。①超声检查：A. 优势：三维超声能清晰分辨子宫内膜、肌层及纵隔，准确测量夹角深度和两侧内膜夹角，对子宫畸形诊断具有重要的临床价值。B. 局限：三维图像必须建立在清晰的二维图像基础上；在月经前 3 ～ 5 天（分泌期）子宫内膜较厚时检查才可使子宫内膜与肌层形成良好对照，从而得到满意显像；子宫过大时需分段进行三维成像。② MRI：能显示不同类型子宫畸形的宫腔形态、子宫外部轮廓，能准确进行诊断。③ HSG：只可评估宫腔形态及输卵管通畅情况，不可显示子宫的外部轮廓，无法鉴别子宫纵隔、双子宫及双角子宫。因而不再推荐采用 HSG

检查诊断子宫纵隔。④腔镜：宫腔镜只可直视宫腔内部结构，腹腔镜只可显示子宫的外部轮廓，宫腹腔镜联合可以对子宫畸形进行诊断。

（4）子宫纵隔切开术后并发症及术后处理：子宫纵隔切开术后近期并发症主要是子宫穿孔和 TURP 综合征，远期并发症有残留纵隔、宫腔粘连及妊娠期子宫破裂等。术中不要切割肌壁过深，可在 B 超或腹腔镜监护下手术，以降低假道和子宫穿孔的发生率。术后复查三维超声或 MRI 可以协助确诊是否有残留纵隔、宫腔粘连及妊娠期子宫破裂等。目前普遍认为超过 1 cm 的残留纵隔需要再次行宫腔镜手术切除。子宫纵隔切开术后是否需要放置宫内节育器及是否需要雌激素治疗，这两个问题存在争议。若患者合并宫腔粘连，则需要参考宫腔粘连诊疗指南的术后综合治疗方法。我们强调纵隔切开术后的宫腔镜复查手术，不仅可以明确是否有宫腔粘连、残留纵隔等，而且可以达到即见即治的效果。

（5）妊娠合并胎盘植入引产的处理：对于妊娠合并胎盘植入需要引产的患者，引产前应进行充分的评估，若病情稳定，应转诊至有多学科支持、有救治条件的上级医院进行进一步治疗。对于术中发现的胎盘植入，若没有活动性出血，应适可而止，不要强行钳取。在病情稳定的前提下，进一步评估病情，选择合适的后续治疗方案，如采用期待治疗、MTX 或子宫动脉栓塞治疗，等待胎盘缺血坏死、自行排出或再次钳刮；胎盘植入患者引产发生急性大出血时，首选子宫动脉栓塞，若子宫动脉栓塞治疗失败，则进一步行局部病灶切除甚至全子宫切除。

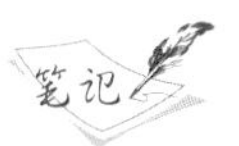

病例点评

该患者因不明原因宫口开大、羊膜囊膨出，行人工破膜＋缩宫素引产失败，又给予米非司酮＋卡前列甲酯栓引产仍失败。中孕期药物引产中羊膜囊对于宫口扩张，促进宫缩－引产成功具有重要的意义，过早破膜，容易导致引产失败。同时，临床中也要关注不明原因“药物引产失败”是因为胎盘问题导致的，警惕胎盘粘连或植入的可能，可进一步行超声评估。本例患者不仅有胎盘植入，还有不全纵隔，为手术增加了难度。

参考文献

[1] 钞晓培，谭先杰 . 纵隔子宫与妊娠 . 生殖医学杂志，2018，27（7）：702-706.

[2] 邓姗，田秦杰 . 子宫发育异常合并不孕症的诊治策略 . 中国实用妇科与产科杂志，2020，36（6）：519-523.

[3] GRIMBIZIS G F，DI SPIEZIO SARDO A，SARAVELOS S H，et al. The Thessaloniki ESHRE/ESGE consensus on diagnosis of female genital anomalies. Hum Reprod，2016，31（1）：2-7.

[4] 王素敏，顾小燕，许锋 . 宫腔镜子宫纵隔切开术治疗纵隔子宫 . 中国实用妇科与产科杂志，2018，34（4）：371-374.

[5] 顾向应，黄丽丽，于晓兰，等 . 剖宫产后中期妊娠胎盘前置状态伴植入终止妊娠的专家共识 . 中华妇产科杂志，2018，53（9）：585-589.

（陈秀娟　林风宁）

第十五篇
妊娠与感染

妊娠期间发生的各种感染，根据致病微生物的种类与致病性，会导致宫腔感染、宫内胎儿感染，引起不同结局。如细菌感染会造成胎膜早破、流产，有些病毒等微生物感染会致畸等。发生宫内感染的途径主要有以下4个方面：①上行途径，即通过阴道和宫颈。②血行途径，通过胎盘进入。③逆行种植，腹膜腔内感染通过输卵管进入。④由有创性的宫内操作不当引起，如羊膜腔穿刺术、脐带穿刺术及绒毛活检术等。其中，最为常见的是上行感染。

050　妊娠与单纯疱疹病毒感染

病历摘要

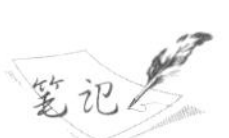

【主诉和现病史】患者，28岁，G1P0，LMP 2021-10-29。因

"单纯疱疹病毒（herpes simplex virus，HSV）感染，发现早孕咨询是否可以继续妊娠"入院。

患者停经 36 天，发现早孕，夫妻双方均有 HSV-Ⅱ感染且 3 年余，平均 2 个月发作一次，担心 HSV 是否会导致宫内胎儿感染，咨询是否可以继续妊娠。患者既往月经规律，4 天 /29 天，量中，痛经（–）。最近双方正在服用维德思，每次 1 片，每日一次，抗病毒治疗中。

【既往史】2018 年诊断为生殖器疱疹，HSV-Ⅱ IgM、IgG 持续阳性，口服伐昔洛韦片。近两年复发频繁，每次复发均口服伐昔洛韦片。2021 年 1 月 7 日孕 26 周因超声提示胎儿完全性大动脉转位行中期引产。

【辅助检查】2021 年 11 月 27 日复查血：HSV-Ⅰ IgG（–），IgM 1.27 S/CO（+）；HSV-Ⅱ IgG 5.42 S/CO（+），IgM 1.74 S/CO（+）；以上抗体阴性均为≤ 0.90 S/CO。

临床讨论

1. 病例特点

本病例特点：①该病例为早孕，HSV-Ⅱ感染。②夫妇双方均为 HSV-Ⅱ感染 3 年余，平均 2 个月发作一次。③既往有过胎儿畸形引产史。④ HSV-Ⅰ IgG（–）；IgM 1.27 S/CO（+）；HSV-Ⅱ IgG 5.42 S/CO（+）；IgM 1.74 S/CO（+）。⑤正在服用维德思，每次 1 片，每日一次，抗病毒治疗中。

2. 诊疗要点

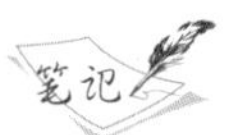

（1）HSV 感染在全世界的孕龄女性中普遍存在，均为 DNA 病

毒。在妊娠期间，母体感染 HSV 时最令人担忧的问题是其是否会传染给胎儿，而新生儿感染可导致严重的并发症和死亡。

（2）20% ～ 30% 的孕妇既往感染过 HSV-Ⅱ，产生了 IgG 抗体，并伴有阴道黏膜间断性分泌病毒。2% ～ 4% IgG 阴性的妇女在妊娠期间出现血清转化（感染 HSV 后，出现 IgM 阳性），而这些妇女中有 90% 是没有被诊断的。

（3）临近分娩时获得的生殖器感染（原发性感染或非原发性初次感染）是传染给新生儿的主要危险因素，复发性生殖器感染 HSV 的患者在经阴道分娩时传染给新生儿的风险要低很多，HSV 感染率为 0 ～ 3%。经胎盘的垂直传播是非常罕见的。因此妊娠期感染的准确分类尤其重要。本例患者根据病史，为典型的复发性感染。

（4）生殖器 HSV 感染包括 3 种临床类型：①原发性感染：患者首次出现生殖器 HSV 感染病灶，并且体内尚不存在 HSV-Ⅰ和 HSV-Ⅱ的抗体。②非原发性初次感染：患者首次出现生殖器 HSV 感染病灶，但是体内已经存在 HSV 抗体，而这种抗体又不同于从此次生殖器 HSV 感染病灶中所获得的抗体。③复发性感染：生殖器病损处检出的 HSV 类型与血清中已存在的抗体类型相同。若既往生殖器感染没有症状，复发性感染可能是首次识别的生殖器疱疹。

（5）宫内或产程中获得的感染是胎儿和新生儿死亡的重要原因，也是儿童早期或晚期发病的重要因素。感染的新生儿约 50% 会出现弥散性疾病或中枢神经系统损害（如癫痫、嗜睡、烦躁、震颤、营养不良、体温不恒定及囟门膨出等），30% 以上的婴儿会因此死亡，40% 以上的婴儿尽管给予抗病毒治疗，也会留下神

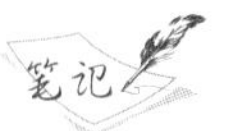

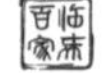

经系统后遗症。

（6）妊娠期间是否需要治疗：对于所有在妊娠期任何时间出现生殖器 HSV 感染的女性，无论是原发性感染、非原发性初次感染还是复发性感染，均推荐从妊娠 36 周开始直至分娩发动，采用每日抑制性治疗，而不是不治疗（Grade 1A）。使用阿昔洛韦 400 mg po tid；伐昔洛韦是另一个选择，伐昔洛韦 500 mg bid，直到分娩。抑制性治疗可以降低分娩时 HSV 临床复发的风险，因此也减少了对剖宫产的需求。但是，对新生儿 HSV 感染的临床影响尚不清楚。

（7）妊娠期使用阿昔洛韦是否安全？阿昔洛韦和其他抗 HSV 药物的作用机制是特异性抑制病毒胸苷激酶，它们可以通过胎盘但不会在胎儿体内蓄积，对胎儿是安全的（B 类药）。伐昔洛韦是阿昔洛韦的前体物质，需要通过肝脏代谢才具有活性。容易吸收，半衰期长，与阿昔洛韦相比，能减少疼痛持续时间和病毒分泌。哺乳期阿昔洛韦可以使用。有关伐昔洛韦的资料较少，但结果良好。

（8）妊娠期原发或首次生殖器 HSV 感染孕妇应该接受以下治疗：①止痛（全身或局部）。②保持局部清洁，避免酵母菌或细菌感染。③抗病毒治疗（促进皮损愈合和减少病毒排泌）：阿昔洛韦 400 mg po tid，连续 7 ～ 14 天；或伐昔洛韦 1 g bid，连续 7 ～ 14 天。既往有 HSV 感染的妇女，在出现有症状的复发感染时，应接受的治疗方法同上，疗程为 5 天。

（9）分娩方式的选择：剖宫产可使新生儿 HSV 感染的风险降低，但不能完全消除风险。对于有 HSV 感染史及在临产时有生殖器 HSV 病变或前驱感染症状的女性，推荐行剖宫产（Grade 1B）。

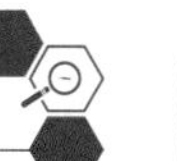

对于在妊娠末期（如分娩前 6 周内）出现原发性或非原发性初次生殖器感染但临产时无活动性病变的女性，建议分娩方式为剖宫产（Grade 2C）。

（10）诊断生殖器疱疹最敏感的方法为 PCR 分析生殖器疱疹取样。由于病毒是间断性分泌，检测阴性并不意味着没有 HSV 感染，特异性糖蛋白 -G 血清学检查也应进行。HSV 培养应在病损出现后 48 ～ 72 小时进行。HSV 抗体在感染后第一周开始出现，并持续终身。

（11）本例为复发性感染的患者，可以使用阿昔洛韦 400 mg po tid × 15 天，或伐昔洛韦 500 mg po bid，从孕 36 周直至分娩，持续服用。

病例点评

临床中，HSV 感染必须通过实验室检查以确诊。生殖器 HSV 感染的临床诊断通常是由于发现疱疹或溃疡破损做出的。HSV 感染的诊断检查包括 PCR、病毒培养、直接荧光抗体试验和特异性血清学试验。妊娠期生殖器 HSV 感染的诊断方法取决于临床表现：对于没有生殖器 HSV 感染史，但在妊娠期表现出活动性生殖器溃疡的女性，可直接进行病灶处病毒检测和特异性血清学检测。水疱可挑破，用拭子取水疱液和溃疡基底部样本送检 PCR。PCR 比病毒培养更敏感，已成为有症状患者的首选诊断性试验。对于生殖器溃疡女性，若临床高度怀疑 HSV 感染，但病毒检测和抗体检测结果为阴性，则需在 3 ～ 4 周后重复进行血清学检查。如果重复检测结果显示任一类型特异性抗体的血清学转化，则可以诊断

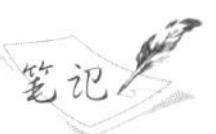

为原发性感染（或当先前已存在另一种特异性抗体时，则诊断为非原发性初次感染）。如果该重复检测结果没有发现血清学转化，则该生殖器溃疡不太可能是 HSV 感染。

参考文献

[1] 文森佐 . 母胎医学循证指引 . 陈敦金，刘慧姝，译 . 广州：广东科技出版社，2012：375-379.

（金力）

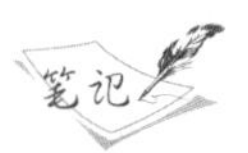

051　妊娠合并巨细胞感染两例

病历摘要

病例 A

【主诉和现病史】患者，32 岁，已婚，G1P0。LMP 2021-01-24。主因“早孕 56 天，发现巨细胞抗体阳性”就诊咨询。

患者既往月经规律，量中，痛经（–）。停经 45 天，尿妊娠试验（+），发现早孕，3 周前就诊于当地医院，进行超声检查及甲状腺功能、[TO 即刚地弓形虫（toxoplasma，TOX）；R 即风疹病毒（rubella virus，RV），C 即巨细胞病毒（cytomegalovirus，CMV），H 即单纯疱疹病毒，（herpes simplex virus，HSV）] 等相关检查。超声提示宫内早孕，可见胎芽，有胎心搏动。CMV-IgM 30 S/CO（+），CMV-IgG 80 S/CO（+）。无任何症状，当地医生建议终止妊娠，故就诊于我院进行咨询，复查 CMV-IgM 20 S/CO（–），CMV-IgG 78 S/CO（+）。

病例 B

【主诉和现病史】患者，26 岁，G1P0。宫内孕 20 周，因“发现胎儿异常”就诊咨询。孕 20 周超声提示胎儿小于孕周，相当于 18 周。21 周行羊水穿刺，染色体正常，CMV-IgM（+），抽母血 CMV-IgM（–），IgG（+）。孕 24 周超声提示胎儿头小，胎儿头颅有钙化，肝脾大。行羊水穿刺 CMV-DNA 46×10^6 copies /mL，诊断为巨细胞病毒宫内感染。

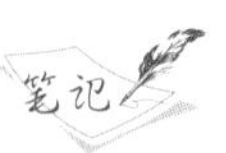

临床讨论

1. 病例特点

（1）病例 A 特点：① 32 岁，初孕。②早孕期查体发现 CMV-IgM 异常，咨询是否可以继续妊娠。③无任何症状。④动态随诊过程中，CMV-IgM、CMV-IgG 抗体没有升高趋势。

（2）病例 B 特点：① 26 岁，G1P0。②宫内孕 20 周，发现胎儿异常，孕 20 周超声提示胎儿小于孕周，相当于 18 周，21 周行羊水穿刺，染色体正常，CMV-IgM（+），抽母血 CMV-IgM（–），CMV-IgG（+）。孕 24 周超声提示胎儿头小，胎儿头颅有钙化，肝脾大。③行羊水穿刺 CMV-DNA 46×10^6 copies /mL，诊断为 CMV 宫内感染。

2. 诊疗要点

（1）妇女大多数 CMV 感染为亚临床感染，常被忽视。

（2）CMV 是引起病毒性宫内感染最常见的病毒。

（3）大约 2% IgG 阴性的妇女在妊娠时感染 CMV，将近 41% 首次感染 CMV 的孕妇通过垂直传播将病毒传递给胎儿。传播率会随着孕龄增长而增长。

（4）先天性感染 CMV 婴儿的并发症包括黄疸、斑点、血小板减少、肝脾大、生长抑制、小头畸形、颅内钙化、免疫性水肿以及一些迟发型合并症，如听力缺失、智力迟钝、精神发育迟缓、视力障碍、癫痫发作、学习障碍等，长期死亡率为 10% ～ 30%。

（5）该病毒为疱疹家族里的双链 DNA 病毒。筛查 CMV 感染通常包括利用血清学方法查找 IgG 抗体。方法学有酶联免疫组化、间接荧光抗体反应、间接凝血反应、补体结合反应。这些方法的

敏感性和特异性不同，因此对于检测结果分析时要充分考虑。其中酶联免疫组化是目前最好的方法。

（6）抗体阳性不能判断是既往感染还是近期感染。只有当抗体含量较 3 ～ 4 周前筛查升高 4 倍以上，才支持近期感染的诊断。

（7）那么 IgM 阳性是否代表近期感染呢？有研究显示，初次感染后 IgM 可持续 18 周，复发性感染期间也可存在。如果出现单次 IgM 阳性，应使用不同的方法证实后再进一步检查。捕获酶联免疫组化技术可避免类风湿因子等感染物质的影响，可提高 CMV 感染检测的精确度。

（8）母体 CMV 感染是通过血清 IgM 阳性来确诊。血清 IgM 阳性可诊断为母体初次 CMV 感染，IgM 可在血清中存在 4 ～ 8 个月，动态监测有利于明确诊断。

（9）如病例 A 患者，妊娠前半期发生原发性感染后，没有充足的循证依据建议终止妊娠，流产的胎儿中至少有 90% 的可能是正常的。

（10）如果确实怀疑宫内感染，需要有创性产前诊断。应用羊膜腔穿刺、脐带穿刺或二者联合的方式获得羊水或胎儿血样进行分析。利用病毒培养或 PCR 技术对羊水进行分析精确性更高、危险性更小。如果羊水检查呈阳性，可以推测胎儿已感染，并已向尿液中排放病毒。有研究显示，在妊娠 21 周后取样，PCR 的敏感性为 100%，无假阳性存在；21 周之前的敏感性只有 45.4%。因此，建议至少应在孕 21 周以后或对孕妇做出血清学诊断 4 周后再取羊水检查。如果在这之前确实有必要确定胎儿是否感染，羊水穿刺结果阴性也不能排除胎儿感染，应在 4 ～ 8 周后重复进行。经过胎盘传播可能需要数周至数月。胎儿血培养敏感性很低，不

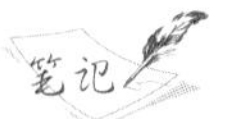

建议使用。

（11）胎儿 CMV 感染的诊断是通过 PCR 的方法检测羊水中含有 CMV 病毒。如病例 B 患者，经羊水穿刺证明宫内感染，同时超声诊断胎儿异常，故积极终止妊娠。

（12）CMV 感染是通过巨细胞核内包埋的方式侵入，4 ～ 8 周潜伏期，3 ～ 12 周病毒血症期（婴儿需要 6 年才能完全清除病毒），CMV 特异性抗体的上升期可能长达 4 周。

（13）在怀孕早期没有对 CMV 免疫，即 IgG（–）、IgM（–）的妇女中有将近 2% 获得原发性母体感染。经胎盘传递可以在原发性母体 CMV 感染数周或数月之后发生，还可以通过 PCR 技术从羊水中分离出可以确定传播的 CMV。

（14）咨询内容：疾病的发展史、垂直传播的可能性、预后的情况及并发症。定量 PCR 计数每毫升 ≥ 10^3 个基因组是先天性感染的一个确定标志。如图 51-1 所示。

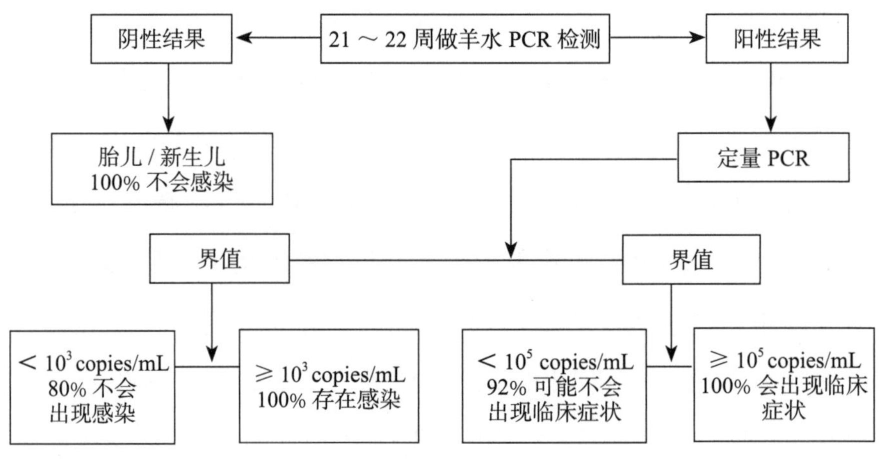

图 51-1　中孕期羊水巨细胞定量 PCR 测定的解读

（15）关注孕期超声监测，如果提示胎儿异常应该终止妊娠。

（16）目前尚无特效药物治疗。

（17）有时也会遇到患者超声检查正常，但羊水 PCR 结果为阳性的情况，可根据胎儿转氨酶结果和全血细胞计数来决定是否继续妊娠。

病例点评

先天性 CMV 感染是最常见的。世界范围内先天性感染率中发达国家的发病率为 0.6% ～ 0.7%，在美国和欧洲联合研究报告中，每年有 6 万新生儿患有先天性 CMV 感染。在发展中国家的发病比例更高，据估计占所有人口的 1% ～ 5%。临床中经常给患者孕前检查 TORCH，但如何解读化验结果非常重要：CMV-IgG（+）、CMV-IgM（−），表示患者曾经感染过 CMV，体内已经产生抗体，正常备孕就可以。如果出现 CMV-IgM（+），表示近期感染，一般 CMV 感染 4 ～ 9 周可出现此抗体阳性，持续 18 周，因此，临床中根据发现该抗体阳性的时间，每间隔 2 个月左右复查。近期感染可以联合 IgG 抗体亲和力检测，来确定是否为近期感染。CMV-IgM（+）妇女，暂时避孕，待抗体转阴再妊娠。CMV 可在子宫内、分娩时或母乳喂养期间由母婴传播。宫内传播可导致先天性巨细胞病毒感染，是导致婴儿永久性听力、视力丧失和神经系统损伤的主要原因。

【参考文献】

[1] NICOLE L D，CAROLINE C K，ATHENA P K. Cytomegalovirus infection in pregnancy. Birth Defects Res，2017，15，109（5）：336-346.

[2] MARSICO C，DAVID W，KIMBERLIN. Congenital Cytomegalovirus infection：advances and challenges in diagnosis，prevention and treatment. Italian Journal of

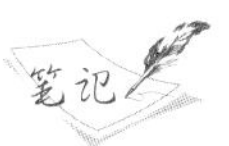

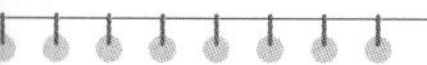
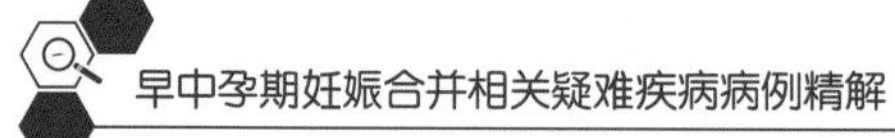

Pediatrics，2017，43（1）：38.

[3] KENNESON A，CANNON M J. Review and meta-analysis of the epidemiology of congenital cytomegalovirus（CMV）infection. Rev Med Virol，2007，17：253-276.

[4] DOLLARD S C，GROSSE S D，ROSS D S. New estimates of the prevalence of neurological and sensory sequelae and mortality associated with congenital cytomegalovirus infection. Rev Med Virol，2007，17：355-563.

[5] DE VRIES J J，VOSSEN A C，KROES A C，et al. Implementing neonatal screening for congenital cytomegalovirus：addressing the deafness of policy makers. Rev Med Virol，2011，21：54-61.

[6] MANICKLAL S，EMERY V C，LAZZAROTTO T，et al. The “silent” global burden of congenital cytomegalovirus. Clin Microbiol Rev，2013，26：86-102.

[7] CANNON M J，SCHMID D S，HYDE T B. Review of cytomegalovirus seroprevalence and demographic characteristics associated with infection. Rev Med Virol，2010，20：202-213.

（金力）

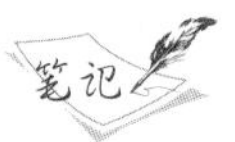

052　妊娠合并 HPV 感染三例

病历摘要

病例 A

【主诉和现病史】患者，26 岁，已婚，G2P0。早孕 7 周，发现 HPV 感染咨询是否需要终止妊娠。患者于 2 个月前（妊娠前）发现 HPV52 感染，TCT 正常，外院阴道镜活检为慢性炎症，可见凹空细胞。现在发现早孕 7 周，当地医生建议终止妊娠。来我院咨询是否需要终止妊娠及分娩方式。我院建议正常妊娠随诊，无须特殊处理。

病例 B

【主诉和现病史】患者，38 岁，G2P1。早孕 11 周，合并宫颈病变咨询。既往于 2013 年备孕前查体发现 HR-HPV（+），TCT 未见异常，未曾进一步诊治。2016 年 2 月发现早孕。早孕期经常出现同房后阴道少量出血，2016 年 4 月孕 9 周就诊于外院，TCT 示非典型鳞状细胞，HC2 10.23，HPV16（+）。2016-05-19 外院阴道镜活检病理示 CIN Ⅲ级，我院病理会诊为 CIN Ⅱ～Ⅲ级，累及腺体。因患者系离异再婚，想要此胎，因此建议孕期每 3 ～ 4 个月行阴道镜评价，2016-12-23 足月剖宫产分娩。产后 2 个月于我院行锥切术。术后病理：宫颈 2 点～ 5 点 CIN Ⅱ～Ⅲ级，累及腺体；余各点慢性宫颈及宫颈内膜炎；各切缘未见特殊。术后定期随诊，TCT、HPV 均正常。

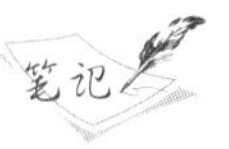

病例 C

【主诉和现病史】患者，39 岁，G1P0，LMP 2018-09-10。主因“孕 7 周，发现宫颈病变”就诊咨询。患者既往月经规律，停经 37 天，于当地查尿妊娠试验（+），孕 40 天超声提示宫内早孕。同时行 TCT、HPV 检测，结果发现 HPV16、HPV18、HPV33 感染，TCT 示高级别鳞状上皮内病变，HPV16（+）。当地医生建议终止妊娠。患者要求进一步治疗来我院就诊。我院阴道镜检查满意，活检病理：CIN Ⅱ～Ⅲ级，6 点方位不除外微小浸润癌。建议锥切术，除外浸润癌的风险。遂于孕 8 周时行诊断性小锥切术，术中出血尚可，术后病理为 CIN Ⅱ～Ⅲ级，累及腺体，切缘未见异常。因患者结婚 6 年，未避孕未孕 5 年，本次妊娠珍贵，要求继续妊娠，于是嘱咐患者孕期每 3 个月定期阴道镜评估及产科随诊直到 39 周，最后顺利剖宫产分娩。产后 42 天复查，其中 TCT 示非典型鳞状细胞，HPV16（+）；阴道镜活检，6 点 CIN Ⅰ级，行激光治疗。激光治疗后 6 个月随诊复查 TCT、HPV 均为阴性。

临床讨论

1. 病例特点

以上 3 例患者均为育龄妇女，且妊娠合并宫颈 HPV 感染或宫颈病变。病例 A：在孕前行阴道镜活检，病理仅为 HPV 感染；当地医生建议终止妊娠，而患者本人想要此胎，担心会传染给胎儿。病例 B：非典型鳞状细胞，HPV16（+），孕期阴道镜活检提示 CIN Ⅱ～Ⅲ级，要求孕期每 3～4 个月随诊阴道镜，最后安全分娩，产后行锥切术。病例 C：早孕发现高级别鳞状上皮内病变，

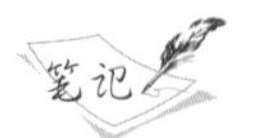

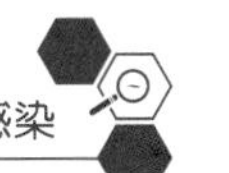

HPV16（+），妊娠期阴道镜活检提示 CIN Ⅱ～Ⅲ级，不除外有微小浸润癌，孕期行诊断性锥切术除外宫颈癌，之后定期随诊阴道镜直到安全分娩。

2. 诊疗要点

（1）育龄妇女是性生活最活跃的人群，因此，也是最容易感染 HPV、发生宫颈病变的人群。所以 TCT 异常在育龄妇女中发生率最高。妊娠合并宫颈癌前病变的发生率占总妊娠数的 0.08% ～ 5%。行常规筛查的妇女，在妊娠期间一般很少行宫颈涂片检查，因为此时期宫颈的糜烂面较重、炎症充血，容易误诊，原因是异形细胞和蜕膜细胞的出现等均可导致检查结果解读困难。只有以下几种情况：如长期没有筛查者、曾有异常宫颈涂片者或妊娠期间阴道出血怀疑由宫颈因素引起者，在妊娠期间才行涂片检查，且应尽早进行，以便及时发现宫颈浸润癌。妊娠早期初次检查时，应常规进行妇科阴道检查，包括清洁度，可以不做双合诊。现在也有很多指南建议所有妇女在诊断妊娠时，常规进行宫颈细胞学检查。

（2）妊娠期尽量不做阴道镜活检：妊娠作为生育年龄女性的特殊生理时期，宫颈及阴道上皮受雌激素和孕激素的影响，表现为宫颈及移行带增大，宫颈黏液增多、黏稠，使得阴道镜检查比较困难，特别是随着孕周增大，对宫颈的评价更为困难。同时妊娠期宫颈血管形成丰富，易导致过度诊断，此外，阴道镜下活检还会导致出血等并发症发生率明显增加。

（3）在妊娠期间行阴道镜检查时机：除外浸润性疾病后采取保守治疗直到分娩之后。活检通常尽量不做，除非高度怀疑有浸润癌时方进行。妊娠期尖锐湿疣也非常常见，妊娠期增大明显，血管粗大但一般呈良性改变，如果与 CIN 共存，应行阴道镜下活

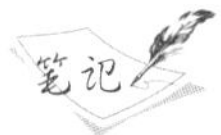

检，处理一般推迟到产后，疣状物也会明显缩小。

（4）国际指南（按照循证医学的证据强度）对于妊娠期间进行细胞学检查结果异常的管理和处理如下。

1）妊娠期 TCT 为不能明确意义的非典型鳞状细胞：其发生浸润癌的风险相对低，因此不主张将产前的阴道镜检查加入常规管理中。

2）妊娠期 TCT 为低级别鳞状上皮内病变：非青春期孕妇应该做阴道镜检查评价（B Ⅱ）或延迟到生产后 6 周行阴道镜检查（B Ⅲ）；对细胞学、阴道镜检查没有 CIN Ⅱ～Ⅲ级、宫颈癌者延迟到产后随访（B Ⅲ）；妊娠期间应避免颈管内搔刮以免诱发流产（E Ⅲ），妊娠期间也不应该进行不必要的阴道镜检查和细胞学检查。

3）妊娠期 TCT 为高级别鳞状上皮内病变：应积极进行阴道镜检查（A Ⅱ），并建议由有经验的阴道镜医生进行评估——阴道镜检查是更好的管理办法（B Ⅲ）；在阴道镜评价疑为 CIN Ⅱ～Ⅲ级或癌病变时应进行活检；只有在细胞学、阴道镜或活检疑为浸润癌时，才建议常规行诊断性锥切，否则是不可接受的（E Ⅱ）；对于未诊断为 CIN Ⅱ～Ⅲ级的高级别鳞状上皮内病变，重新评估细胞学和阴道镜检查时间不短于产后 6 周（C Ⅲ）。

4）妊娠期 TCT 细胞学为不典型腺细胞：妊娠期细胞学为不典型腺细胞的初始评估应该有别于非妊娠期，不进行宫颈管搔刮和子宫内膜活检（B Ⅱ）。

（5）妊娠期只怀疑浸润癌，则推荐诊断性锥切（B Ⅱ）；除非确诊为浸润癌，才采取进一步治疗，否则治疗是不可接受的（E Ⅱ），推荐产后 6 周行细胞学、阴道镜重新评估（C Ⅲ）。

（6）妊娠合并宫颈病变的转归：妊娠合并低级别鳞状上皮内病变的发生率为 60%，30% 在妊娠期间没有改变，发展为高级病

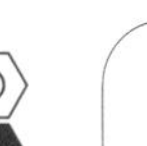

变（CIN Ⅲ级）的情况很少，且很少超过 6%。妊娠期间高度病变，如 CIN Ⅲ级发生退变降级的比例很低，约 30%，发生进一步升级的约 10%。如果没有浸润癌的证据，妊娠期间一般不建议治疗，所有的治疗均放在分娩以后，但需要每 3 个月行阴道镜评估，对怀疑有加重的病变处应重复活检。

病例点评

宫颈 HPV 感染或宫颈癌前病变不是妊娠的绝对禁忌证。临床中很多患者因为 HPV 感染或宫颈病变而禁欲，或不敢妊娠，因为担心妊娠后会加重病情或传染给新生儿。而医生如果此时没有很好地传递正确的咨询信息，还会导致患者错误选择或终止妊娠。此外，有些患者把妊娠期间的阴道不规则出血均视为与妊娠有关的先兆流产，而不去做妇科检查，担心妇科检查会诱发流产，结果到妊娠中晚期出血症状加重或产后才做相关检查，最后为时已晚。因此，孕期出现阴道不规则出血，一定要积极检查和评估，以除外宫颈病变。

【参考文献】

[1] UEDA Y，ENOMOTO T，MIYATAKE T，et al. Postpartum outcome of cervical intraepithelial neoplasia in pregnant women determined by route of delivery. Reprod Sci，2009，16（11）：1034-1039.

[2] MEDEIROS L R，ETHUR A B，HILGERT J B，et al. Vertical transmission of the human papillomavirus：a systematic quantitative review. Cad Saude Publica，2005，21（4）：1006-1015.

[3] CASON J，MANT C A. High-risk mucosal human papillomavirus infections during infancy & childhood. J Clin Virol，2005，32（1）：S52-S58.

（金力）

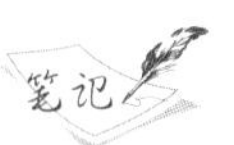

053 妊娠合并弓形虫感染

病历摘要

患者，26 岁，G1P0。LMP 2021-03-15。主因“停经 46 天，发现弓形虫抗体 IgM 阳性”就诊咨询。

患者既往月经规律，（5 ～ 6）天 /30 天，量中，痛经（–）。停经 43 天自测尿妊娠试验阳性，就诊于当地医院，TORCH 示弓形虫抗体 IgM 阳性、IgG 阴性。要求复查来我院就诊。曾有家里宠物小猫接触史。其他无任何特殊不适。

患者于我院复查弓形虫抗体 IgM 阴性、IgG 阴性。1 个月后复查弓形虫抗体 IgM 和 IgG 也均为阴性。中孕期超声检查未发现胎儿异常。

临床讨论

1. 病例特点

本病例特点：①初孕、早孕发现弓形虫抗体 IgM 阳性、IgG 阴性。②家里曾有小猫接触史。③咨询应针对相关的病理生理、母婴传播、合并症、预防 / 治疗措施等方面。④如果是早孕期感染，胎儿先天性疾病或新生儿疾病会严重。

2. 诊疗要点及病例分析

如何明确诊断或解读筛查结果是临床中的难点；如何避免假阳性检查结果，减少不必要的焦虑和终止妊娠也是临床中的难点。

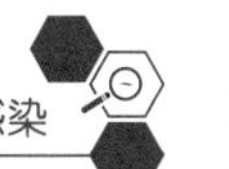

在美国和英国，原发母体感染弓形虫的发生率为 0.01% ～ 0.1%。因发生率低和诊断困难，无法提供可靠的治疗服务，诊断后终止妊娠、胎儿的假阳性风险高，故产前及新生儿筛查仍有争议。国内的一些大样本数据研究显示，对于孕前特别是一些有不良孕史者行 TORCH 筛查具有一定的临床意义。

弓形虫是细胞内寄生虫。它可以感染任何哺乳动物，充当中间宿主，最终的宿主是猫（猫是唯一能够同时支持其有性或无性繁殖的哺乳动物）。

抗体 IgM 的出现被认为是最近感染的标志，它能在感染的 2 周内通过 EIAs 检测出来。抗体 IgM 阳性可持续 1 ～ 2 年。而 IgG 抗体在感染后 6 ～ 8 周达峰值，然后在接下来的 2 年内下降但仍保持阳性。若连续检测显示发生了 IgM 和 IgG 血清转化，则可以非常确定为近期弓形虫感染。Sabin—Fcldman 染色试验被认为是诊断的金标准，它能检测出特异性抗体的存在，超过 250 U/mL 考虑为近期感染。当孕妇高亲和力抗体被检测出来时，意味着感染已经至少存在 3 ～ 5 个月。

本例患者重复检查弓形虫抗体 IgM 和 IgG 均呈阴性。患者 2 个月后再次复查也均为阴性。因此，基本除外弓形虫感染的可能。反之，如果在 2 个月后复查，出现了双阳性，高度怀疑母亲有近期感染的可能性。

诊断和评估胎儿先天性感染的首要方法依据特异性抗体检测和免疫反应。母体血清要送到特定实验室检测以诊断母亲是否感染，结果的正确解读对降低不必要的顾虑及终止妊娠具有重要的意义。最好搜集至少相隔 4 周以上的 2 个血清样本进行诊断。

胎儿有无感染则需要通过羊水穿刺进行羊水 PCR 检测以明确

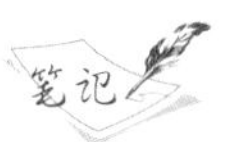

诊断。羊水 PCR 检测的特异性和阳性预测值接近 100%，敏感性为 70% ～ 80%，当感染发生在孕 17 ～ 21 周时，羊水样本最好。羊水 PCR 试验应在孕 15 周实施，但若羊水 PCR 结果呈阴性，也不能完全排除。

如怀疑有弓形虫感染，关注超声检查，胎儿出现颅内钙化、小头畸形、心室扩张、脑积水、腹水、肝大、宫内生长受限及胎盘增厚等。如果是母亲感染被特定实验室证实，应口服螺旋霉素。

病例点评

最好的预防弓形虫感染的方法就是避免食用任何未加工的、未煮熟的肉或蛋类；避免接触未加工的肉类或土壤；水果或蔬菜要清洗干净后再食用；不要接触猫用过的物品，在接触猫后要洗手，不要让自家养的猫出屋外等。

如果妊娠期确认感染，应在积极治疗的同时，根据不同的孕周、个人生育要求，积极治疗孕妇或宫内感染的胎儿，如有明确的胎儿畸形，应积极终止妊娠。

参考文献

[1] QI Y，ZHU S，LI C，et al. Seroepidemiology of TORCH antibodies in the reproductive-aged women in China. Eur J Obstet Gynecol Reprod Biol，2020，254：114-118.

[2] WANG L C，YAN F，RUAN J X，et al. TORCH screening used appropriately in China? — three years results from a teaching hospital in northwest China. BMC Pregnancy Childbirth，2019，19（1）：484.

[3] 文森佐 . 母胎医学循证指引 . 陈敦金，刘慧姝，译 . 广州：广东科学技术出版社，2012：366-367.

（金力）

笔记